Formação Humana em Geriatria e Gerontologia

Thieme Revinter

Formação Humana em Geriatria e Gerontologia

Uma Perspectiva Interdisciplinar

Terceira Edição

Renato Peixoto Veras
Médico
Pós-Doutor em Epidemiologia
Professor Titular do Departamento de Epidemiologia do Instituto de Medicina Social da Universidade do Estado do Rio de Janeiro (UERJ)
Diretor da Universidade Aberta da Terceira Idade (UnATI-UERJ)

Roberto Alves Lourenço
Médico Especialista em Geriatria pela Sociedade Brasileira de Geriatria e Gerontologia e Associação Médica Brasileira (SBGG/AMB)
Doutor em Saúde Coletiva
Professor-Associado da Faculdade de Ciências Médicas da Universidade do Estado do Rio de Janeiro (UERJ)

Maria Angélica Sanchez
Assistente Social Especialista em Gerontologia pela Sociedade Brasileira de Geriatria e Gerontologia (SBGG)
Doutora em Ciências
Pesquisadora do Laboratório de Pesquisa em Envelhecimento Humano da Universidade do Estado do Rio de Janeiro (UERJ)

Thieme
Rio de Janeiro • Stuttgart • New York • Delhi

Dados Internacionais de Catalogação na Publicação (CIP)

SA211f

Veras, Renato Peixoto
Formação Humana em Geriatria e Gerontologia: Uma Perspectiva Interdisciplinar/ Maria Angélica Sanchez, Renato Peixoto Veras & Roberto Alves Lourenço – 3. Ed. – Rio de Janeiro – RJ: Thieme Revinter Publicações, 2019.

344 p.: il; 16 x 23 cm.

Inclui Índice Remissivo e Bibliografia
ISBN 978-85-5465-193-0

1. Geriatria. 2. Gerontologia. I. Sanchez, Maria Angélica. II. Lourenço, Roberto. III. Título.

CDD: 618.97
CDU: 616-053.9

Contato com o autor:
RENATO PEIXOTO VERAS
veras@uerj.br

Nota: O conhecimento médico está em constante evolução. À medida que a pesquisa e a experiência clínica ampliam o nosso saber, pode ser necessário alterar os métodos de tratamento e medicação. Os autores e editores deste material consultaram fontes tidas como confiáveis, a fim de fornecer informações completas e de acordo com os padrões aceitos no momento da publicação. No entanto, em vista da possibilidade de erro humano por parte dos autores, dos editores ou da casa editorial que traz à luz este trabalho, ou ainda de alterações no conhecimento médico, nem os autores, nem os editores, nem a casa editorial, nem qualquer outra parte que se tenha envolvido na elaboração deste material garantem que as informações aqui contidas sejam totalmente precisas ou completas; tampouco se responsabilizam por quaisquer erros ou omissões ou pelos resultados obtidos em consequência do uso de tais informações. É aconselhável que os leitores confirmem em outras fontes as informações aqui contidas. Sugere-se, por exemplo, que verifiquem a bula de cada medicamento que pretendam administrar, a fim de certificar-se de que as informações contidas nesta publicação são precisas e de que não houve mudanças na dose recomendada ou nas contraindicações. Esta recomendação é especialmente importante no caso de medicamentos novos ou pouco utilizados. Alguns dos nomes de produtos, patentes e design a que nos referimos neste livro são, na verdade, marcas registradas ou nomes protegidos pela legislação referente à propriedade intelectual, ainda que nem sempre o texto faça menção específica a esse fato. Portanto, a ocorrência de um nome sem a designação de sua propriedade não deve ser interpretada como uma indicação, por parte da editora, de que ele se encontra em domínio público.

© 2019 Thieme
Todos os direitos reservados.
Rua do Matoso, 170, Tijuca
20270-135, Rio de Janeiro – RJ, Brasil
http://www.ThiemeRevinter.com.br

Thieme Medical Publishers
http://www.thieme.com

Capa: Thieme Revinter Publicações Ltda.
Imagem da capa: ©AdobeStock/Kzenon

Impresso no Brasil por Zit Editora e Gráfica Ltda.
5 4 3 2 1
ISBN 978-85-5465-193-0

Todos os direitos reservados. Nenhuma parte desta publicação poderá ser reproduzida ou transmitida por nenhum meio, impresso, eletrônico ou mecânico, incluindo fotocópia, gravação ou qualquer outro tipo de sistema de armazenamento e transmissão de informação, sem prévia autorização por escrito.

APRESENTAÇÃO

Não se pode pensar em assistência à população que envelhece sem qualificação profissional. Inadmissível, nesse momento, em que 13% da população se encontra com 60 anos ou mais, ousar desenvolver ações sem se debruçar na teoria, sem conhecer os resultados das pesquisas, sem compreender como esse estrato etário necessita ser acompanhado. Buscar especialização nessa área é a melhor estratégia para se destinar cuidados e atenção com excelência.

Este ano, o Curso de Especialização em Geriatria e Gerontologia da Universidade do Estado do Rio de Janeiro completa quinze anos. Com uma grade preparada com muito profissionalismo, o corpo docente brinda-nos com um conteúdo de qualidade, trazendo informações atualizadas sobre o processo de envelhecimento, seus fatores associados e o desenvolvimento de ações na prática.

É com grande satisfação que organizamos a terceira edição do livro Formação Humana em Geriatria e Gerontologia, um compilado das aulas ministradas ao longo do curso. Este material é composto por quatorze módulos, cinco capítulos por módulo, perfazendo um total de 75 capítulos sobre os mais variados temas.

O primeiro módulo apresenta os conceitos básicos em gerontologia, levando o leitor a compreender os principais aspectos da trajetória histórica da gerontologia. No segundo módulo, o leitor entra em contato com as razões que ocasionaram o aumento da expectativa de vida e o impacto desse processo na saúde, na família e na previdência social.

O módulo três chama atenção para os desafios das políticas públicas de saúde, trazendo à tona a necessidade de reformulação do atual modelo assistencial. O quarto módulo discorre sobre a avaliação geriátrica ampla, apontando ambientes para sua utilização, bem como os instrumentos que compõem a avaliação de um idoso com indicadores de fragilidade. Já o módulo cinco apresenta os conceitos voltados para a promoção de saúde e a prevenção de doenças, considerados hoje como a grande estratégia para se alcançar um envelhecimento saudável.

Como em toda pós-graduação os conteúdos para a elaboração do trabalho de conclusão de curso são imprescindíveis, o módulo seis destina-se a fornecer informações gerais sobre metodologia científica, objetivando auxiliar o aluno na construção de seu trabalho final. O sétimo módulo aborda os conceitos sobre economia e saúde, fundamentais para o gerenciamento dos indivíduos e de suas doenças. Buscando conhecer um pouco mais sobre o funcionamento do corpo que envelhece, o oitavo módulo foi estruturado em torno do envelhecimento biológico, abordando algumas patologias mais prevalentes na população idosa.

Partindo da premissa de que a discussão sobre o envelhecimento conta com o aporte das diversas categorias profissionais e as possibilidades de ações destinadas as pessoas que estão envelhecendo, o módulo nove trata das especificidades em gerontologia, apresentando alguns modelos de ações na prática gerontológica.

O que se preconiza na política nacional de saúde da pessoa idosa é o foco na manutenção da capacidade funcional. Procurando seguir as suas diretrizes, a grade segue na linha de gerar informações sobre diagnósticos e tratamento das principais síndromes que podem influenciar no desempenho das atividades diárias. No módulo dez são apresentados os principais aspectos da neuropsicologia, bem como alguns instrumentos de rastreio do declínio cognitivo. O módulo onze trata especificamente da reabilitação motora, neuromotora, física, osteoarticular e cardiopulmonar. No módulo doze são apresentadas algumas síndromes geriátricas que podem acarretar prejuízo na capacidade funcional, com importante discussão sobre como investigar, diagnosticar e tratar. Seguindo na mesma direção, o módulo treze faz uma abordagem sobre os distúrbios neuropsiquiátricos de maior prevalência na população que envelhece.

Por fim, o módulo quatorze trata de algumas situações especiais que merecem atenção de todos os profissionais que atuam na área do envelhecimento; porém, em alguns espaços, podem ser negligenciadas.

Boa Leitura!

Maria Angélica Sanchez
Roberto Alves Lourenço
Renato Peixoto Veras

PREFÁCIO

Particularmente, gosto muito de Prefácios.
Sempre os leio, antes de me dedicar ao livro que se segue, e, frequentemente, volto a ele após terminar a leitura da obra, para verificar se minha opinião coincide ou diverge da do prefacista.

Sempre que convidado, tenho prazer em redigi-los, embora com a especial atenção e responsabilidade de quem sabe que outros poderão ter o mesmo gosto meu e atentar a este prenúncio do livro para sensibilizar a sua leitura.

Começo pelos Organizadores: Sanchez, Lourenço e Veras formam um conjunto complementar de conhecimentos e olhares que resulta naquilo que o Título promete e o Livro cumpre – a Formação Humana.

Sigo pela divisão dos Módulos: do básico à sofisticação do que poderia passar desapercebido, no passado, mas que agora torna-se imprescindível para bem entender esta nova composição etária da população e, consequentemente, do nosso ambiente de convivência, desempenho profissional e, mais que isso, de existência.

O envelhecer, antes destino de poucos, era reservado apenas para quem fazia muito por merecê-lo. Em breve, só não envelhecerá quem fizer muito esforço para encerrar precocemente sua existência. Só este aspecto já deve ser entendido como uma enorme mudança de paradigma. Ontem, lutávamos para ficar no rol dos sobreviventes aos riscos de morte prematura. Amanhã, teremos que definir quais nossas diretivas de vontade para que a vida não seja prolongada indiscriminadamente.

Procurei dentre as aulas uma cuja ausência me parecesse inexplicável, e não encontrei. Os Organizadores cuidaram para que cada Módulo ficasse "redondo", sem arestas ou quebras de continuidade.

Assim deve ser um conteúdo didático: funcional.

Sem a preocupação de ser completo ou perfeito, mas com as bases bem alicerçadas para que a construção do saber seja segura, principalmente, nos seus fluxos de aquisição e de novas demandas.

Cabe ao leitor, no direito que lhe é pleno, interagir com o texto como se estivesse diante do autor/palestrista, concordando ou divergindo, questionando ou acrescendo, mas, fundamentalmente, opinando.

A obra é viva e torna-se melhor se cada um de nós aproveitá-la para integrar nosso patrimônio cultural ao mesmo tempo que fazemos dela uma parceira de dúvidas ou de possíveis encaminhamento das soluções.

Desejo que tenham, caros leitores, o mesmo prazer ao ler este livro que eu tive em prefaciá-lo e, caso voltem a este texto depois disso, que também possam comparar a vossa opinião com a minha e informar-me no que concordamos ou não, o que certamente fará de mim um prefacista melhor.

Wilson Jacob Filho
Professor Titular de Geriatria da Faculdade de Medicina da
Universidade de São Paulo (FMUSP)
Diretor do Serviço da Geriatria do HC-FMUSP
Diretor da Unidade de CardioGeriatria do INCOR-HC-FMUSP

COLABORADORES

AUTORES

RENATO PEIXOTO VERAS
Médico
Professor Titular do Departamento de Epidemiologia do Instituto de Medicina Social da Universidade do Estado do Rio de Janeiro (UERJ)
Diretor da Universidade Aberta da Terceira Idade da UERJ
Mestre em Saúde Coletiva pelo Instituto de Medicina Social da UERJ
Mestre em Saúde Coletiva (Community Medicine) pela London School of Hygiene and Tropical Medicine (LSHTM).
Doutor (PhD) pelo Guys Hospital da Universidade de Londres
Coordenador do Curso de Especialização em Geriatria e Gerontologia da UERJ
Editor da Revista Brasileira de Geriatria e Gerontologia da UERJ
Consultor da Organização Pan-Americana de Saúde e da Agência Nacional de Saúde
Coordenador do Grupo de Pesquisa Envelhecimento e Saúde da Universidade Aberta da Terceira Idade da UERJ

ROBERTO ALVES LOURENÇO
Médico
Título de Especialista em Geriatria pela Sociedade Brasileira de Geriatria e Gerontologia (SBGG) e Associação Médica Brasileira (AMB)
Mestre e Doutor em Saúde Coletiva pelo Instituto de Medicina Social da Universidade do Estado do Rio de Janeiro (UERJ)
Professor-Associado da Disciplina de Geriatria do Departamento de Medicina Interna da Faculdade de Ciências Médicas da UERJ
Coordenador do Laboratório de Pesquisa em Envelhecimento Humano da Faculdade de Ciências Médicas da UERJ
Professor do Programa de Pós-Graduação em Ciências Médicas (Mestrado e Doutorado) da UERJ
Coordenador Adjunto do Curso de Especialização em Geriatria e Gerontologia da UERJ
Coordenador de Pós-Graduação *Stricto Sensu* e Professor Titular da Disciplina de Geriatria do Departamento de Medicina da Pontifícia Universidade Católica do Rio de Janeiro (PUC-Rio)
Membro Titular do Comitê Executivo da Academia LatinoAmericana de Medicina del Adulto Mayor (ALMA)
Membro Titular da European Academy for Medicine of Ageing
Membro Titular da Academia Brasileira de Medicina de Reabilitação (ABMR)
Membro Honorário da Academia Amazonense de Medicina
Editor do Geriatric Gerontology and Aging – Periódico Oficial da Sociedade Brasileira de Geriatria e Gerontologia (SBGG)

MARIA ANGÉLICA SANCHEZ
Título de Especialista em Gerontologia pela Sociedade Brasileira de Geriatria e Gerontologia (SBGG)
Especialização em Planejamento e Saúde do Idoso pela Escola Nacional de Saúde Pública da Fundação Oswaldo Cruz (Fiocruz)
Mestre e Doutora em Ciências pelo Programa de Pós-Graduação em Ciências Médicas da Universidade do Estado do Rio de Janeiro (UERJ)
Professora Colaboradora do Curso de Especialização em Geriatria e Gerontologia da UERJ
Pesquisadora Colaboradora do Laboratório de Pesquisa em Envelhecimento Humano da Faculdade de Ciências Médicas da UERJ
Coordenadora do Curso de Pós-Graduação em Gestão Geriátrica e Gerontológica da Pontifícia Universidade Católica do Rio de Janeiro (PUC-Rio)
Membro do Conselho Consultivo da Sociedade Brasileira de Geriatria e Gerontologia (SBGG)
Membro do Corpo Editorial do Geriatric Gerontology and Aging – Periódico Oficial da Sociedade Brasileira de Geriatria e Gerontologia (SBGG)

COLABORADORES

ADRIANA DE ANDRADE GOMES
Nutricionista
Doutora em Ciências
Professora da Universidade Estácio de Sá

ANA AMÉLIA CAMARANO
Demógrafa
Phd
Pesquisadora do DISOC - IPEA

ANA CAROLINA LIMA CAVALETTI
Fisioterapeuta
Mestre em Ciências
Assistente de Editoração Científica na Revista Brasileira de Geriatria e Gerontologia da Universidade Aberta da Terceira Idade da Universidade do Estado do Rio de Janeiro (UERJ)

ANA CAROLINA MONNERAT FIORAVANTI
Psicóloga/Professora
Pós-Doutora
Professora Adjunta do Departamento de Psicologia da Universidade Federal Fluminense (UFF)

ANA CLARA DE MELO SOUZA TOLENTINO
Enfermeira
Doutora
Professora Colaboradora no Curso de Pós-Graduação em Geriatria e Gerontologia da Universidade do Estado do Rio de Janeiro (UERJ)

ANA CLÁUDIA BECATTINI-OLIVEIRA
Médica
Pós-Doutora
Professora Colaboradora no Curso de Pós-Graduação em Geriatria e Gerontologia da Universidade do Estado do Rio de Janeiro (UERJ)

ANDRÉ DA SILVA BRITES
Enfermeiro com Especialização em Geriatria e Gerontologia
Mestre em Educação
Enfermeiro do Hospital Universitário Antônio Pedro da Universidade Federal Fluminense (HUAP-UFF)

ARTHUR MOREIRA DA SILVA NETO
Pedagogo
Doutor em Educação
Professor Colaborador da Pós-Graduação em Geriatria e Gerontologia da Universidade do Estado do Rio de Janeiro (UERJ)

CLAUDIA FEIO DA MAIA LIMA
Enfermeira
Doutora em Enfermagem
Professora Adjunta do Curso de Enfermagem da Universidade Federal do Recôncavo da Bahia (UFRB)

DALIA ELENA ROMERO
Professora
Doutora em Saúde Pública
Pesquisadora do Laboratório de Informações em Saúde do Instituto de Comunicação e Informação Científica e Tecnológica em Saúde da Fundação Oswaldo Cruz (Fiocruz)

DANIEL GROISMAN
Psicólogo
Doutor em Serviço Social
Professor da Escola Politécnica de Saúde Joaquim Venâncio da Fundação Oswaldo Cruz (Fiocruz)

DANIELE AGUIAR LIMA
Médica Especialista em Geriatria pela Sociedade Brasileira de Geriatria e Gerontologia (SBGG/AMB)
Mestre em Ciências Médicas
Chefe de Clínica do Serviço de Geriatria do Hospital Federal dos Servidores – Ministério da Saúde

DANIELLI SANTOS DO CARMO
Assistente Social
Mestre em Saúde Coletiva
Preceptora da Residência Multiprofissional em Saúde do Idoso do Núcleo de Atenção ao Idoso da Universidade Aberta da Terceira Idade da Universidade do Estado do Rio de Janeiro (UERJ)

DULCINEA DA MATA RIBEIRO MONTEIRO
Psicóloga e Professora de Filosofia Especialista em Gerontologia pela Sociedade Brasileira de Geriatria e Gerontologia (SBGG)
Mestre em Educação

FLÁVIA MOURA MALINI DRUMMOND
Fisioterapeuta Especialista em Gerontologia pela Sociedade Brasileira de Geriatria e Gerontologia (SBGG)
Doutora em Saúde Coletiva
Fisioterapeuta do Serviço de Geriatria Professor Mario Antônio Sayeg da Universidade do Estado do Rio de Janeiro (UERJ)

GLAUCIA CRISTINA DE CAMPOS
Nutricionista Especialista em Gerontologia pela Sociedade Brasileira de Geriatria e Gerontologia (SBGG)
Doutora em Saúde Coletiva
Pesquisadora do Laboratório de Pesquisa em Envelhecimento Humano da Universidade do Estado do Rio de Janeiro (UERJ)

GUSTAVO GONÇALVES CARDOZO
Professor de Educação Física
Mestre em Ciências da Atividade Física

Profissional de Educação Física da Unidade de Prevenção e Reabilitação Cardiovascular e Metabólica – UnitedHealth Group (AMIL-RJ)

HELENICE CHARCHAT-FICHMAN
Psicóloga
Doutora em Neurociências e Comportamento
Professora do Departamento de Psicologia da Pontifícia Universidade Católica do Rio de Janeiro (PUC-Rio)

IRIS MARIA DE SOUZA CARVALHO
Bibliotecária
Mestre em Ciência da Informação e Inserção Profissional
Bibliotecária do Sistema Integrado de Bibliotecas do Instituto Nacional de Câncer José Alencar Gomes da Silva – Ministério da Saúde (INCA)

IVONE RENOR DA SILVA CONCEIÇÃO
Enfermeira
Mestre em Saúde do Idoso
Coordenadora de Enfermagem do Núcleo de Atenção ao Idoso da Universidade do Estado do Rio de Janeiro (UERJ)

JULIANA PEREIRA BORGES
Professora de Educação Física
Doutora em Ciências
Professora Adjunta do Instituto de Educação Física e Desportos da Universidade do Estado do Rio de Janeiro (UERJ)

KARYNNE GRUTTER LISBOA LOPES DOS SANTOS
Fisioterapeuta e Professora de Educação Física
Doutora em Fisiopatologia Clínica e Experimental
Pesquisadora do Laboratório de Atividade Física e Promoção da Saúde da Universidade do Estado do Rio de Janeiro (UERJ)

LAURA MURTA AMARAL
Biomédica
Mestre em Ciências Médicas pela Universidade do Estado do Rio de Janeiro (UERJ)

LEIGH JONATHAN PASSMAN
Médico/Pesquisador
M.D., Ph.D
Professor-Associado Adjunto de Medicina da Universidade da Califórnia – Los Angeles, EUA

LILIANE CARVALHO PACHECO
Nutricionista com Especialização em Saúde do Idoso e Envelhecimento
Nutricionista no Núcleo de Atenção ao Idoso da Universidade Aberta da Terceira Idade da Universidade do Estado do Rio de Janeiro (UERJ)

LÍVIA PEREIRA COELHO
Médica
Mestre em Ciências Médicas
Coordenadora Médica do Programa de Atenção Domiciliar ao Idoso da Secretaria Municipal de Saúde da Prefeitura do Rio de Janeiro

LUCIANA BRANCO DA MOTTA
Médica Especialista em Geriatria pela Sociedade Brasileira de Geriatria e Gerontologia (SBGG/AMB)
Doutora em Saúde Coletiva
Geriatra do Núcleo de Atenção ao Idoso da Universidade Aberta da Terceira Idade da Universidade do Estado do Rio de Janeiro (UERJ)

LUCIENE DE FÁTIMA ROCINHOLI
Psicóloga
Doutora em Psicobiologia
Professora Adjunta do Departamento de Psicologia da Universidade Federal Rural do Rio de Janeiro (UFRRJ)

LUIZ EDUARDO D'ALMEIDA MACHADO SAMPAIO
Médico Especialista em Geriatria pela Sociedade Brasileira de Geriatria e Gerontologia (SBGG/AMB)

MARCO ANTÔNIO MELLO GUIMARÃES
Professor
Pós-Doutor em Bioquímica
Professor-Associado da Faculdade de Ciências Médicas do Departamento de Patologia e Laboratórios da Universidade do Estado do Rio de Janeiro (UERJ)

MARIA HELENA DE JESUS BERNARDO
Assistente Social
Mestre em Serviço Social
Professora da Faculdade de Serviço Social da Universidade do Estado do Rio de Janeiro (UERJ)

MARIANGELA PEREZ
Médica Especialista em Geriatria pela Sociedade Brasileira de Geriatria e Gerontologia e Associação Médica Brasileira (SBGG/AMB)
Doutora em Medicina
Geriatra do Serviço de Geriatria Professor Mario Antônio Sayeg da Policlínica Piquet Carneiro da Universidade do Estado do Rio de Janeiro (UERJ)

MÔNICA DE ASSIS
Assistente Social com Especialização em Saúde Pública
Doutora em Saúde Pública
Coordenação de Prevenção e Vigilância do Instituto Nacional de Câncer José Alencar Gomes da Silva – Ministério da Saúde (INCA)

PATRÍCIA CRISTINA DOS SANTOS FERREIRA
Médica
Mestre em Ciências Médicas
Pesquisadora do Laboratório de Pesquisas em Envelhecimento Humano da Universidade do Estado do Rio de Janeiro (UERJ)

PAULO DE TARSO VERAS FARINATTI
Educador Físico
Doutor em Educação Física
Professor-Associado da Universidade do Estado do Rio de Janeiro (UERJ)

PAULO NADANOVSKY
Cirurgião-Dentista
Pós-Doutor em Teoria da Evolução e Comportamento Humano
Professor Titular do Departamento de Epidemiologia do Instituto de Medicina Social da Universidade do Estado do Rio de Janeiro (UERJ)

RENATO DE OLIVEIRA MASSAFERRI
Professor de Educação Física
Doutor em Ciências
Professor do Programa de Pós-Graduação *Strictu* em Desempenho Humano e Operacional pela Universidade da Força Aérea

ROBERTA BENITEZ FREITAS PASSOS
Médica
Doutora em Epidemiologia
Professora Adjunta de Epidemiologia Clínica do Departamento de Medicina Geral da Universidade Federal do Estado do Rio de Janeiro (UNIRIO)

ROBERTO IRINEU DA SILVA
Professor do Ensino Básico, Técnico e Tecnológico
Doutor em Ciências
Professor do Departamento de Biologia e Ciências do Colégio Pedro II

ROMULO DELVALLE
Enfermeiro Especialista em Gerontologia pela Sociedade Brasileira de Geriatria e Gerontologia (SBGG)
Mestre em Enfermagem Assistencial
Perito do Grupo de Apoio Técnico Especializado do Ministério Público do Rio de Janeiro

SANDRA REGINA BOIÇA DA SILVA
Médica
Doutora em Ciências Médicas
Professora da Disciplina de Patologia da Faculdade de Ciências Médicas na Universidade do Estado do Rio de Janeiro (UERJ)

SÉRGIO BAPTISTA DANTAS
Economista
Doutor em Saúde Coletiva pela Universidade do Estado do Rio de Janeiro (UERJ)
Professor Adjunto da Faculdade de Administração e Finanças da UERJ

SERGIO TELLES RIBEIRO FILHO
Médico Especialista em Geriatria pela Sociedade Brasileira de Geriatria e Gerontologia e Associação Média Brasileira (SBGG/AMB)

TANIA CRISTINA GUERREIRO MARTINS
Médica
Doutora em Ciências Biomédicas
Diretora do Instituto de Pesquisa e Estudos da Cognição – Oficina da Memória® – Rio de Janeiro, RJ

THAINÁ ALVES MALHÃO
Nutricionista
Doutora em Saúde Coletiva
Nutricionista da Área Técnica de Alimentação, Nutrição, Atividade Física e Câncer da Coordenação de Prevenção e Vigilância do Instituto Nacional de Câncer José Alencar Gomes da Silva – Ministério da Saúde (INCA)

VIRGÍLIO GARCIA MOREIRA
Médico Especialista em Geriatra pela Sociedade Brasileira de Geriatria e Gerontologia e Associação Médica Brasileira (SBGG/AMB)
Doutor em Medicina
Pesquisador do Laboratório de Pesquisa em Envelhecimento Humano da Universidade do Estado do Rio de Janeiro (UERJ)

WALLACE HETMANEK DOS SANTOS
Psicólogo Especialista em Gerontologia pela Sociedade Brasileira de Geriatria e Gerontologia (SBGG)
Coordenador de Oficinas na Universidade Aberta da Terceira Idade da Universidade do Estado do Rio de Janeiro (UERJ)

WENDELL LEITE BERNARDES
Fisioterapeuta
Mestre em Ciência da Atividade Física
Sócio Proprietário da Clínica CIRD (Centro Integrado de Reabilitação & Clínica Especializada), RJ

SUMÁRIO

MÓDULO I ▪ CONCEITOS BÁSICOS EM GERONTOLOGIA

CAPÍTULO 1 Conceitos Gerais no Envelhecimento 3
Arthur Moreira da Silva Neto

CAPÍTULO 2 Desenvolvimento Humano e Envelhecimento 7
Arthur Moreira da Silva Neto

CAPÍTULO 3 Desenvolvimento Histórico e Teórico da Gerontologia 11
Daniel Groisman

CAPÍTULO 4 Aspectos Psicológicos do Envelhecer – Processo de
Desenvolvimento 15
Dulcinea da Mata Ribeiro Monteiro

CAPÍTULO 5 Trabalho Colaborativo Interprofissional na Atenção ao Idoso. . . . 21
Luciana Branco da Motta

MÓDULO II ▪ EPIDEMIOLOGIA DO ENVELHECIMENTO

CAPÍTULO 1 Demografia e Epidemiologia – Noções Introdutórias de Demografia . . 27
Ana Amélia Camarano

CAPÍTULO 2 Família e Proteção Social para a População Idosa 31
Ana Amélia Camarano

CAPÍTULO 3 Políticas de Renda – Seguridade Social. 35
Ana Amélia Camarano

CAPÍTULO 4 Informação em Saúde da População Idosa. 41
Dalia Elena Romero

CAPÍTULO 5 Noções de Epidemiologia e sua Relevância para a Geriatria e
Gerontologia. 45
Dalia Elena Romero

MÓDULO III ▪ POLÍTICAS DE ATENÇÃO AO IDOSO

CAPÍTULO 1 Modelos de Atenção à Saúde do Idoso – Desafios para a
Prática Assistencial. 51
Lívia Pereira Coelho

CAPÍTULO 2 Qualidade em Serviços de Saúde – Algumas Metáforas 57
Sérgio Baptista Dantas

CAPÍTULO 3 Organizações de Manutenção da Saúde (HMOs) e
Gerenciamento da Assistência à Saúde (*Managed Care*) 61
Leigh Jonathan Passman

CAPÍTULO 4 Desafios Atuais – Política Nacional de Saúde do Idoso,
Conceitos e Práticas Assistenciais 65
Renato Peixoto Veras

CAPÍTULO 5 As Instâncias Intermediárias e os Modelos Contemporâneos de
Cuidados para com o Idoso 69
Renato Peixoto Veras

MÓDULO IV ▪ AVALIAÇÃO GERIÁTRICA FUNCIONAL

CAPÍTULO 1 Rastreamento, Diagnóstico e Tratamento da Fragilidade em
Idosos – Conceitos Atuais 75
Roberto Alves Lourenço

CAPÍTULO 2 Avaliação Funcional 79
Virgílio Garcia Moreira

CAPÍTULO 3 Rastreamento Cognitivo e seus Instrumentos 83
Mariangela Perez

CAPÍTULO 4 Avaliação Geriátrica Ampla – Conceito e Estruturas Operacionais .. 87
Sergio Telles Ribeiro Filho

CAPÍTULO 5 Avaliação Geriátrica Ampla em Ambiente Multidisciplinar 91
Maria Angélica Sanchez

MÓDULO V ▪ PROMOÇÃO DE SAÚDE E PREVENÇÃO DE DOENÇAS ENTRE IDOSOS

CAPÍTULO 1 Saúde, Qualidade de Vida e Envelhecimento 97
Mônica de Assis

CAPÍTULO 2 Promoção da Saúde e Atenção ao Idoso 101
Mônica de Assis

CAPÍTULO 3 Prevenção do Câncer e Promoção da Alimentação Saudável ... 105
Thainá Alves Malhão

CAPÍTULO 4 Prevenção e Promoção na Assistência ao Idoso............... 109
Daniele Aguiar Lima

CAPÍTULO 5 Ações Educativas em Promoção da Saúde no
Envelhecimento – Uma Experiência com idosos do NAI/UnATI............ 113
Liliane Carvalho Pacheco ▪ Maria Helena de Jesus Bernardo

MÓDULO VI ▪ METODOLOGIA DE PESQUISA CIENTÍFICA

CAPÍTULO 1 Medicina Baseada em Evidência 119
Paulo Nadanovsky

CAPÍTULO 2 Desenhos de Estudos Epidemiológicos.................... 123
Paulo Nadanovsky

CAPÍTULO 3 Pesquisa Bibliográfica e suas Diferentes Formas – Acesso do
Pesquisador às Fontes de Informação............................127
Iris Maria de Souza Carvalho

CAPÍTULO 4 Introdução ao Método Qualitativo e Quantitativo........... 129
Glaucia Cristina de Campos

CAPÍTULO 5 Como Preparar o Trabalho de Conclusão de Curso........... 133
Maria Angélica Sanchez

MÓDULO VII ▪ TÓPICOS EM ECONOMIA E SAÚDE

CAPÍTULO 1 Introdução à Economia da Saúde........................ 139
Ana Clara de Melo Souza Tolentino

CAPÍTULO 2 Avaliações de Tecnologias em Saúde..................... 143
Laura Murta Amaral

CAPÍTULO 3 Revisão da Literatura para Avaliação de Tecnologias em Saúde.. 147
Roberta Benitez Freitas Passos

CAPÍTULO 4 Qualidade de Vida e Análises de Custo-Utilidade............ 151
Roberta Benitez Freitas Passos

CAPÍTULO 5 Gerenciamento de Pacientes Crônicos – Visão Econômica..... 155
Ana Clara de Melo Souza Tolentino

MÓDULO VIII ▪ BIOLOGIA DO ENVELHECIMENTO

CAPÍTULO 1 Teorias Biológicas para o Envelhecimento.................. 161
Sandra Regina Boiça da Silva ▪ Marco Antonio Mello Guimarães

CAPÍTULO 2 Sistema Osteomuscular e sua Correlação com o Risco de
Quedas no Idoso.. 165
Sandra Regina Boiça da Silva

CAPÍTULO 3 Metabolismo, Inflamação, Diabetes e Envelhecimento......... 169
Sandra Regina Boiça da Silva

CAPÍTULO 4 Câncer e Envelhecimento.............................. 173
Roberto Irineu da Silva

CAPÍTULO 5 Aterosclerose e Envelhecimento......................... 177
Marco Antônio Mello Guimarães

MÓDULO IX ▪ ESPECIFICIDADES DA GERONTOLOGIA

CAPÍTULO 1 Centro de Convivência – Uma Modalidade de Integração Social.. 183
Wallace Hetmanek dos Santos

CAPÍTULO 2 Enfermagem Gerontológica no Contexto Interdisciplinar...... 187
Ivone Renor da Silva Conceição

CAPÍTULO 3 Tendência em Pesquisa no Campo da Geriatria e Gerontologia . 191
Ana Carolina Lima Cavaletti

CAPÍTULO 4 Memória e Otimização Cognitiva 197
Tania Cristina Guerreiro Martins

CAPÍTULO 5 Avaliação Nutricional no Idoso 201
Adriana de Andrade Gomes

MÓDULO X ▪ NEUROPSICOLOGIA E ENVELHECIMENTO

CAPÍTULO 1 Sistema Nervoso e Organização do Córtex Cerebral 209
Luciene de Fátima Rocinholi

CAPÍTULO 2 Atenção. 213
Ana Carolina Monnerat Fioravanti

CAPÍTULO 3 Memória 217
Ana Carolina Monnerat Fioravanti

CAPÍTULO 4 Funções Executivas. 221
Ana Carolina Monnerat Fioravanti

CAPÍTULO 5 Bateria Breve de Rastreio Cognitivo 225
Ana Cláudia Becattini-Oliveira ▪ Helenice Charchat-Fichman

MÓDULO XI ▪ REABILITAÇÃO E ENVELHECIMENTO

CAPÍTULO 1 Exercício, Potência Aeróbia e Envelhecimento. 231
Renato de Oliveira Massaferri ▪ Juliana Pereira Borges

CAPÍTULO 2 Exercício, Força Muscular e Envelhecimento 235
Renato de Oliveira Massaferri

CAPÍTULO 3 Reabilitação Osteoarticular e Envelhecimento. 239
Karynne Grutter Lisboa Lopes dos Santos ▪ Paulo de Tarso Veras Farinatti

CAPÍTULO 4 Reabilitação Cardiopulmonar e Envelhecimento 243
Gustavo Gonçalves Cardozo

CAPÍTULO 5 Reabilitação Neuromotora, Acidente Vascular Encefálico e
Envelhecimento 247
Wendell Leite Bernardes

MÓDULO XII ▪ SÍNDROMES NA PRÁTICA GERIÁTRICA

CAPÍTULO 1 Síndromes Geriátricas na Prática Clínica 253
Virgílio Garcia Moreira

CAPÍTULO 2 Instabilidade Postural e Quedas 257
Flávia Moura Malini Drummond

CAPÍTULO 3 Insuficiência Cerebral – *Delirium* e Demência. 261
Luiz Eduardo D'Almeida Machado Sampaio

CAPÍTULO 4 Incontinência Urinária 265
Patrícia Cristina dos Santos Ferreira

CAPÍTULO 5 Alterações Farmacológicas do Envelhecimento e
Prescrição Segura... 269
Mariangela Perez

MÓDULO XIII ▪ DISTÚRBIOS NEUROPSIQUIÁTRICOS EM IDOSOS

CAPÍTULO 1 Manejo Terapêutico das Síndromes Demenciais.............. 275
Virgílio Garcia Moreira

CAPÍTULO 2 Diagnóstico da Síndrome Demencial e da Demência de
Alzheimer... 279
Roberto Alves Lourenço

CAPÍTULO 3 Desordens do Movimento: Doença de Parkinson e
Outras Síndromes... 283
Mariangela Perez

CAPÍTULO 4 Depressão e Ansiedade no Idoso......................... 287
Ana Cláudia Becattini-Oliveira

CAPÍTULO 5 Cuidados Paliativos e o Debate sobre a Morte............. 291
Virgílio Garcia Moreira

MÓDULO XIV ▪ TÓPICOS ESPECIAIS EM GERONTOLOGIA

CAPÍTULO 1 Cuidado em Família no Contexto Gerontológico............ 297
Ivone Renor da Silva Conceição

CAPÍTULO 2 Violência Contra a Pessoa Idosa......................... 301
Danielli Santos do Carmo

CAPÍTULO 3 Tecnologias de Cuidado a Distância no Contexto da Geriatria e
Gerontologia.. 305
André da Silva Brites ▪ *Ivone Renor da Silva Conceição*

CAPÍTULO 4 Cuidados de Longa Duração............................. 309
Romulo Delvalle

CAPÍTULO 5 Sexualidade e Envelhecimento.......................... 313
Claudia Feio da Maia Lima

Índice Remissivo.. 317

Formação Humana em Geriatria e Gerontologia

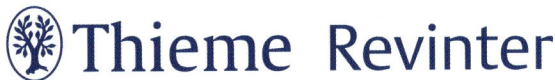

Módulo I Conceitos Básicos em Gerontologia

CONCEITOS GERAIS NO ENVELHECIMENTO

CAPÍTULO 1

Arthur Moreira da Silva Neto

INTRODUÇÃO

Como outras áreas do conhecimento, a gerontologia também possui o seu próprio jargão ou léxico. Quando o assunto é envelhecimento, velhice e gerontes, seniores, pessoas velhas ou idosas, há termos e expressões que utilizamos com mais frequência.

Neste capítulo, abordaremos palavras-chave e princípios em gerontologia, nomeadamente aqueles que norteiam os paradigmas do envelhecimento populacional enquanto fenômeno mundial e progressivo, da multidimensionalidade do processo de envelhecimento humano e do envelhecimento ativo, propostos pela Organização Mundial da Saúde (OMS), Organização das Nações Unidas (ONU), e as três categorias das teorias psicológicas do envelhecimento segundo Neri.

O público idoso possui inúmeras demandas, que são estudadas sob diferentes prismas, por uma grande gama de profissionais, que atuam buscando o seu atendimento. Sendo assim, veremos, a seguir, alguns conceitos e paradigmas amplamente utilizados pela gerontologia.

GERONTOLOGIA E GERIATRIA: CONCEITOS

A gerontologia pode ser definida como um amplo campo disciplinar e profissional que abriga numerosos temas, interesses e questões relacionadas ao idoso, à velhice e ao envelhecimento. Também podemos considerar que a gerontologia é o estudo do processo de envelhecimento, do sujeito idoso e da velhice, em diferentes pontos de vista e considerando diversos profissionais que atuam em seu benefício.

A geriatria é o ramo da medicina responsável, de uma maneira geral, pelos aspectos clínicos, terapêuticos, preventivos e sociais da saúde e doença das pessoas idosas. Na realidade, a geriatria está contida na gerontologia, que é bem mais abrangente e reúne diversas áreas de estudo e profissionais. Na formação pós-graduada no Brasil existem alguns formatos que permitem ao profissional uma capacitação multidisciplinar, como por exemplo os cursos de especialização em geriatria e gerontologia, onde os profissionais das diversas áreas do conhecimento dividem o espaço de educação continuada. Tal formação é de suma importância para todos os profissionais perceberem a necessidade de um trabalho integrado em função da multidimensionalidade do sujeito idoso, que, sendo multifacetado e vivenciando situações multifatoriais, merece um atendimento multiprofissional sob uma ótica holística. No tocante a titulação de especialista em geriatria, cabe ressaltar que o médico recebe essa denominação após concluir a residência médica em Geriatria, credenciada pela Comissão Nacional de Residência Médica, ou após ter sido aprovado no concurso para obtenção de título de "Especialista em Geriatria" pela Sociedade Brasileira de Geriatria e Gerontologia e Associação Médica Brasileira (SBGG/AMB). A especialização em gerontologia destina-se a diferentes profissionais (direito, serviço social, pedagogia, educação física, terapia ocupacional, fonoaudiologia, psicologia, arquitetura, nutrição, fisioterapia etc.) que atuam ou pretendem atuar com o público idoso, no âmbito do processo de envelhecimento e da velhice, a última etapa desenvolvimental.

Também ressaltamos que no Brasil, como em Portugal, já há formação graduada em Gerontologia. São intitulados Gerontólogos os egressos dos cursos de graduação em gerontologia. Os demais profissionais das diversas áreas do conhecimento, ao concluírem a pós-graduação, recebem o título de especialização em geriatria e gerontologia, ou especialização em envelhecimento humano, ou outra conforme a especificidade de cada curso.

No Quadro 1, são apresentados alguns ramos da gerontologia conforme o foco de atuação.

No ramo da geriatria, também são encontradas subespecialidades como a cardiogeriatria, neurogeriatria, neuropsicogeriatria, nutrogeriatria, oftalmogeriatria, odontogeriatria (especialidade da odontologia).

IDADES: BIOLÓGICA, PSICOLÓGICA E SOCIAL

O ser humano, considerando diversos aspectos, pode apresentar idades distintas e variáveis, além da idade cronológica calculada conforme a data de nascimento do sujeito. A idade biológica está relacionada às questões orgânicas e funcionais; a idade psicológica, às competências comportamentais mobilizadas em função do ambiente e a idade social, aos papéis e *status* que a sociedade nos atribui.

Quanto aos conceitos de autonomia, dependência e independência, o Quadro 2 apresenta um resumo.

Quadro 1. Ramos da Gerontologia e Foco de Atuação

Ramos da gerontologia	Foco de atuação
Gerontologia Social	Estuda especificamente o envelhecimento de um sujeito dentro de uma sociedade específica. Reúne campos como economia, antropologia, sociologia, psicologia ou ciências familiares
Gerontologia Educativa	Geragogia ou Gerontopedagogia: ramo focado no processo ensino-aprendizagem das pessoas mais velhas. ONU, OMS e outros organismos internacionais têm enfatizado a educação permanente e da aprendizagem ao longo da vida (ALV)
Gerontologia Biomédica	Focada no fenômeno do envelhecimento, do ponto de vista molecular e celular (biogerontologia), enveredando pelos caminhos de estudos populacionais e de prevenção de doenças associadas
Gerontopsicologia ou Psicogerontologia	Focada nas questões emocionais, comportamentais e cognitivas do sujeito idoso, sempre avaliando o que é decorrente do processo de envelhecimento e/ou típico da velhice ou comum a quaisquer faixas etárias. Aliada à neuropsicologia poderá atuar na avaliação neuropsicológica de déficits cognitivos, quadros demenciais e na promoção de atividades de estimulação cognitiva
Enfermagem Gerontológica	Especialidade da enfermagem focada na área assistencial e de cuidados destinados às pessoas idosas

Quadro 2. Conceitos e Autonomia, Dependência e Independência

Autonomia
▪ Capacidade que o indivíduo tem para tomar suas próprias decisões ▪ Uma pessoa pode não ser autônoma, mas ser independente, se sofre alguma incapacidade, tendo sua situação funcional preservada
Dependência
▪ Situação funcional ou de necessidade de ajuda na realização das atividades básicas da vida diária ▪ Uma pessoa pode ser dependente e autônoma: tem alguma incapacidade física, mas sem ter déficit cognitivo
Independência
▪ Capacidade de realizar algo por seus próprios meios

ATIVIDADES BÁSICAS E INSTRUMENTAIS DE VIDA DIÁRIA

Atividades da vida diária (AVD) ou atividades básicas da vida diária (ABVD) – tarefas básicas de autocuidado, como: alimentar-se, ida ao banheiro, escolha de roupas, cuidados de higiene pessoal, controle esfincteriano, vestir-se, andar e deslocar-se.

Atividades instrumentais da vida diária – habilidades complexas necessárias para se viver de modo independente, como: gestão das finanças, direção de veículo ou uso de transporte público, realização de compras, preparo de refeições, uso de telefone, gestão da sua medicação e da manutenção da própria casa e gestão dos afazeres domésticos. As AVDs (ou ABVDs) e AIVDs normalmente são consideradas na avaliação da funcionalidade do idoso.

Quanto aos conceitos de velho, velhice e envelhecimento, o Quadro 3 apresenta algumas nomenclaturas utilizadas para defini-los.

ENVELHECIMENTO ATIVO

A OMS traçou uma política de saúde buscando otimização nas condições de vida da população idosa, denominada Envelhecimento Ativo, baseada em quatro pilares observados na Figura 1.

Além dos quatro pilares, interessa ainda ao paradigma do envelhecimento ativo outros fatores determinantes: pessoais, sociais, econômicos, comportamentais, de serviços sociais e de saúde e ambiente físico, sempre condicionados pelas questões culturais e de gênero.

Quadro 3. Conceitos Utilizados para Definir Velho, Velhice, Envelhecimento, Senescência e Senilidade

Nomenclatura	Definição
Velhos, idosos ou gerontes	Indivíduos assim denominados em um dado contexto sociocultural, em virtude das diferenças que exibem em aparência, força, funcionalidade, produtividade e desempenho de papéis sociais primários em comparação com adultos não idosos
Velhice	Última fase do ciclo vital e um produto da ação concorrente dos processos de desenvolvimento e envelhecimento
Envelhecimento ou senescência	Processo universal, determinado geneticamente para os indivíduos da espécie, motivo pelo qual é também chamado de envelhecimento normal
Senilidade	Caracterizada por modificações determinadas por afecções que frequentemente acometem a pessoa idosa é, por vezes, extremamente difícil

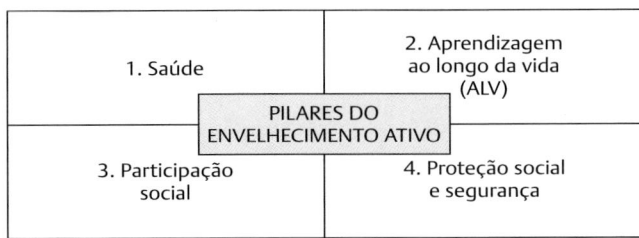

Fig. 1. Pilares do envelhecimento ativo. Fonte: Envelhecimento Ativo ILCBrasil/OMS.

IATROGENIA E POLIFARMÁCIA

Eis duas questões bastante comuns no âmbito do envelhecimento que podem comprometer a qualidade de vida do sujeito idoso. Podemos considerar iatrogenia todo e qualquer ato equivocado que resulte em prejuízo à saúde e ao bem-estar do idoso. Pode ser, por exemplo, inadequação da dosagem da medicação e/ou de procedimentos realizados, por diagnóstico equivocado.

A polifarmácia, como indica o nome, seria a prescrição de diversos medicamentos a serem tomados concomitantemente, com base na sintomatologia decorrente de diferentes queixas apresentadas pelo idoso a um ou mais médicos, podendo ocasionar efeitos secundários indesejáveis e/ou antagônicos.

PRINCIPAIS TEORIAS PSICOLÓGICAS DO ENVELHECIMENTO

Há uma infinidade de teorias que nos auxiliam a compreender diferentes aspectos do processo de envelhecimento, características comuns aos sujeitos idosos e mecanismos de adaptação e reação observáveis durante a velhice. Alguns pesquisadores da área gerontológica subdividem as teorias do envelhecimento em três grupos: Biológicas, Sociológicas e Psicológicas.

Diferentemente, Neri, considerando três paradigmas (ciclos de vida, curso de vida e desenvolvimento ao longo de toda a vida), opta por agrupá-las em três categorias: teorias clássicas, de transição e contemporâneas.

CONSIDERAÇÕES FINAIS

Em síntese, o processo de envelhecimento é complexo e multidimensional, assim como a velhice é uma etapa repleta de demandas, vivenciadas de diversas maneiras segundo as singularidades de cada sujeito idoso. O longeviver é bastante heterogêneo.

BIBLIOGRAFIA

Guillen & Reuss (Dir). Diccionario LID geriatría y gerontología. Madrid; 2007.
OMS. Envelhecimento ativo: um marco político em resposta à revolução da longevidade. Rio de Janeiro: ILC Brasil; 2015. p. 42-48 (atualização do documento da OMS, 2002).
Neri AL. Conceitos e teorias sobre o envelhecimento. In: Fuentes, Malloy-Diniz LF, Fuentes D, Cosenza RM. (orgs.) Neuropsicologia: teoria e prática. Porto Alegre: Artmed; 2014. p. 17-42.
Papaléo Netto M. O estudo da velhice no século XX: histórico, definição do campo e termos básicos. In: Freitas EV. (orgs.) Tratado de geriatria e gerontologia. 4. ed. Rio de Janeiro: Guanabara Koogan; 2016. p. 2-12.
Silva Neto AM. Educação pró-reforma: a caminho do envelhecimento saudável. In: Alves JS & Silva Neto AM (orgs.). Decisão: percursos e contextos. Porto: Eu Edito; 2012. p. 207-16.

DESENVOLVIMENTO HUMANO E ENVELHECIMENTO

Arthur Moreira da Silva Neto

INTRODUÇÃO

Nem se quiséssemos conseguiríamos abordar satisfatoriamente o processo de desenvolvimento humano dissociado do processo de envelhecimento. Afinal, são processos que andam lado a lado, percorrendo todas as fases da vida, da infância à velhice. São processos paralelos, concomitantes e contínuos. Simultaneamente, nós nos desenvolvemos e também envelhecemos.

Paradigma Bio-ecológico do desenvolvimento ou ecologia do desenvolvimento

«A ecologia do desenvolvimento humano é o estudo científico da acomodação progressiva e mútua, ao longo do ciclo de vida, entre um ser humano ativo e em desenvolvimento, e os contextos imediatos e em transformação em que a pessoa vive, sendo este processo afetado pelas relações que se estabelecem entre estes contextos"[1]

O desenvolvimento é visto como "uma mudança duradoura na maneira pela qual uma pessoa percebe e lida com o seu ambiente". Como uma matriosca*, o ambiente ecológico deve ser entendido enquanto "uma série de estruturas encaixadas umas dentro das outras".

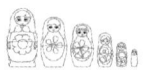

(*) 6 bonecas russas de vários tamanhos que cabem umas dentro das outras.

Todo ser vivo nasce, desenvolve-se e morre. Todos experimentam, simultânea e paralelamente, o desenvolvimento e o envelhecimento. Apesar de nas primeiras etapas da vida haver maior crescimento e mais ganhos que perdas, também há mudanças positivas e ganhos na velhice. Ou seja, há desenvolvimento humano durante toda a vida.

Desenvolvimento humano e envelhecimento: estudo fascinante, necessário e complexo, num universo repleto de peculiaridades e possibilidades.

Do nascimento à morte, todas as etapas ou faixas etárias são importantes e possuem significados para quem as vivencia, assim como para aqueles que estão à sua volta. Conhecer o desenvolvimento humano é fundamental para uma melhor compreensão da maneira de ser e de estar das pessoas nos diversos contextos em que atuam. Estudar a meia-idade e a velhice é tentar conhecer mais sobre estas importantes etapas da vida, suas vicissitudes, possibilidades e dificuldades.

A riqueza de características humanas e a pluralidade de comportamentos individuais atraem a atenção dos seus investigadores e estudiosos, mas também provocam certa perplexidade, dúvidas e incertezas diante de um universo tão vasto de possibilidades.

Inúmeras teorias enfatizam aspectos biopsicossociais, buscando compreender e explicar como nós nos desenvolvemos e envelhecemos, variando o foco biológico, psicológico ou social em função da visão e formação de quem realiza o estudo.

Antes de o profissional pensar em recolher dados e traçar um plano de ação no âmbito do envelhecimento, torna-se fundamental que conheça as teorias, tanto para ter acesso a novos conhecimentos como para poder compará-los e compreender aquilo que se aplica ou não em cada situação.

Mesmo teóricos ilustres no âmbito do desenvolvimento humano, como Freud e Piaget, desconsideraram a meia-idade e a velhice em seus estudos e teorias, como se fossem etapas desprezíveis ou menores. Entretanto, nem todos desprestigiaram a segunda metade da trajetória humana. Jung (1875-1961) e Erikson (1902-1994) lembraram-se de incluir nos seus estudos tanto a meia-idade como a velhice. Jung valorizou muito todas as etapas do ciclo vital, tal como Erikson, e não foi por acaso que disse que "o entardecer da vida humana é tão cheio de significação quanto o período da manhã. Só diferem quanto ao sentido e a intenção".

TEORIAS PSICOLÓGICAS SOBRE O ENVELHECIMENTO
Teorias Clássicas

- *Desenvolvimento psicológico ao longo da vida:* Jung valoriza o desenvolvimento (do nascimento à morte), sendo o ser humano visto como um todo, desde que nasce, e compreendido a partir de seu contexto sociocultural. Ressalta o papel das transições entre as diversas etapas do desenvolvimento, principalmente a meia-idade. Ele nos fala ainda de uma Revisão de Vida, Autoconhecimento e Autoaceitação, favorecendo a Individuação. Transcender a experiência material e desenvolver a espiritualidade, por meio de investimentos no sagrado, no belo, na justiça, no bem-estar da humanidade ou na continuidade cultural (aqui pelas memórias e sabedoria), ajuda os idosos a encontrar sentido na vida e na morte e a ganhar em ajustamento pessoal.

- *Desenvolvimento ao longo da vida:* Buhler defende fases desenvolvimentais marcadas por processos: dos 25 aos 45 anos, o sujeito vivencia uma culminância do desenvolvimento; dos 45 aos 65 anos, enfrenta um conflito entre a expansão e a contração, por meio de

uma revisão de vida e uma reelaboração de metas; a partir dos 65 anos, vivencia uma contração, com senso de realização ou de fracasso e metas de curto prazo.
- *Tarefas evolutivas:* desafios normativos associados à idade cronológica e produzidos conjuntamente por maturação biológica, pressão cultural da sociedade e desejos, aspirações e valores da personalidade.
- *Atividade:* segundo esta teoria, para se sentir feliz, o sujeito precisa sentir-se ativo e útil.
- *Afastamento:* elaine Cummings e William Henry defendem que há um afastamento ou desvinculação da sociedade em relação ao idoso e deste em relação à sociedade.
- *Estações da vida adulta:*
  - Transição para a vida adulta: após a adolescência, o sujeito explora possibilidades da vida adulta e faz escolhas preliminares.
  - Entrada no mundo adulto: cria estrutura de vida, estabelece vínculos e explora opções para a vida adulta delineadas na adolescência.
  - Transição dos 30 anos: trabalha a estrutura de vida, avalia escolhas e corrige rumos
  - Estabilidade: trabalha, cria, produz; segue modelos.
  - Transição para a meia-idade: faz uma Revisão de Vida.
  - Entrada na velhice: redefine seus papéis familiares e profissionais; atua como modelo; estabelece uma nova e final estrutura de vida.

Teorias de Transição
- *Psicossocial do desenvolvimento da personalidade ao longo da vida:* Erik Erikson, grande psicanalista, descreveu o desenvolvimento humano por meio de uma sequência de oito etapas normativas, previamente determinadas, e todas elas marcadas por uma crise de ordem psicossocial. Quando o sujeito consegue superar tal crise ou dilema, sente-se fortalecido e em condições de enfrentar a etapa/crise seguinte. Se, entretanto, o sujeito não tem condições para resolver bem a crise, acaba por assimilar traços neuróticos, tendo dificuldades para enfrentar as crises subsequentes.
  Sobre as duas últimas etapas normativas, Erikson escreveu:
  Na Maturidade, há um conflito ou dilema entre a Geratividade e a Estagnação, ou seja, o sujeito tem a oportunidade de gerar filhos, ideias e valores e de transmitir conhecimentos e valores à geração seguinte. O cuidado é a qualidade do ego. Do contrário, sentir-se-á estagnado.
  Na Velhice, o dilema é entre a Integridade do Ego e o Desespero, ou seja, o sujeito sente uma integração dos temas anteriores do desenvolvimento; autoaceitação; formação de um ponto de vista sobre a morte; preocupa-se em deixar um legado espiritual e cultural. A sabedoria é a qualidade do ego. Se tais objetivos falharem, surgirá um grande desespero.
- *Social-interacionista do desenvolvimento no curso de vida.*

Teorias Contemporâneas
- *Desenvolvimento ao longo da vida (life span):* o paradigma de desenvolvimento ao longo de toda a vida identifica três tipos de influências sobre o desenvolvimento:
  - Graduadas por idade, cuja atuação é mais forte na infância, quando é identificada com a maturação, e no envelhecimento ou senescência.

- Graduadas por história, aquelas que afetam de forma característica os indivíduos nascidos em um mesmo período histórico (coorte).
- Não normativas ou idiossincrásicas, cuja época de ocorrência é imprevisível, razão pela qual demandam mais recursos de enfrentamento do indivíduo e da sociedade.

"As pessoas tendem a viver as mudanças normativas acompanhadas por seu grupo de idade, gênero e condição social, o que lhes assegura apoio social e senso de normalidade, ao passo que as idiossincrásicas são geralmente vividas de forma solitária ou como eventos únicos."

- *Dependência comportamental ao longo da vida:* a dependência comportamental é aprendida porque os comportamentos envolvidos têm forte probabilidade de ser reforçados socialmente, conforme as regras que vigoram no microambiente social.

- *Seletividade socioemocional ao longo da vida:* Laura Carstensen, investigadora e docente estadunidense no âmbito da gerontologia, defende uma seleção dos contatos sociais segundo objetivos que se alteram ao longo da vida. Suas investigações no sentido de perceber a maneira como as pessoas idosas estabelecem seu mundo social indicaram que as pessoas se tornam mais seletivas à medida que envelhecem. Entre a meia-idade e o início da velhice, segundo Carstensen, as pessoas não precisam de muitos amigos, pois, sendo experientes e vividas, carecem de menos informações, que também poderiam ser obtidas por meio da leitura ou de outros métodos. A referida investigadora também ressalta uma provável predileção do sujeito que envelhece pelos próprios familiares em detrimento de outras amizades.

- *Controle primário e secundário ao longo da vida.*

- *Eventos críticos ao longo da vida:* Diehl enfatiza os eventos críticos do curso de vida e o seu papel na subordinação do desenvolvimento do adulto e do idoso às estruturas micro e macrossociais do ambiente sociocultural mais próximo.

BIBLIOGRAFIA
Bronfenbrenner U. Ecological system theory. *Ann Child Develop* 1989;6:87-249.
Fernández-Ballesteros R. *Envejecer bien: qué es y como lograrlo*. Madrid: Pirámide; 2002. p. 24-5.
Neri AL. Conceitos e teorias sobre o envelhecimento. In: Malloy-Diniz LF, Fuentes D, Cosenza RM. (orgs.) *Neuropsicologia: teoria e prática*. Porto Alegre: Artmed; 2014. p. 17-42.
Neri AL. Teorias psicológicas do envelhecimento: percurso histórico e teorias atuais. In: Freitas EV. (orgs.) *Tratado de geriatria e gerontologia*. 4. ed. Rio de Janeiro: Guanabara Koogan; 2016. p. 154-80.
da Silva Neto AM. *Da vida laboral à reforma: expectativas de ocupação*. Tese de Doutoramento em Educação, orientada pela Prof.ª Drª Zaida Azeredo. Porto: Universidade Portucalense, p. 22-32. Disponível em: http://hdl.handle.net/11328/593, consultado em 15/11/2018.

DESENVOLVIMENTO HISTÓRICO E TEÓRICO DA GERONTOLOGIA

Daniel Groisman

INTRODUÇÃO

A gerontologia pode ser entendida como um campo de saber que estuda o processo de envelhecimento, a partir de uma perspectiva ampla. Usualmente se afirma que tal abordagem é "biopsicossocial", ou seja, tenta abranger a multidimensionalidade da pessoa idosa e do fenômeno do envelhecimento, incorporando e dialogando com saberes de diversas disciplinas.

O QUE É GERONTOLOGIA?

Mais do que um campo de conhecimento, a gerontologia pode ser entendida também como um aglomerado de tecnologias, na medida em que seus saberes são frequentemente traduzidos em discursos e práticas que interferem diretamente no cotidiano do seu objeto. Assim, a gerontologia parece ter uma dupla missão: compreender o processo de envelhecimento e seus desdobramentos para os indivíduos e a sociedade e, ao mesmo tempo, aplicar tais conhecimentos pretensamente em benefício dessa mesma população.

Muito se discute, por outro lado, quanto à robustez do corpo teórico de conhecimentos da gerontologia. Alguns autores argumentam que esta não adquiriu, ainda, o *status* de disciplina, sendo até então muito dependente, por conseguinte, dos conhecimentos advindos de outras disciplinas. Entretanto, tal fragilidade não vem sendo um empecilho para o crescente fortalecimento do discurso e das práticas gerontológicas na sociedade – diga-se de passagem, uma sociedade cada vez mais envelhecida e ávida por demandar por soluções aos desafios trazidos pelas transformações demográficas.

GERONTOLOGIA E A HISTÓRIA DA VELHICE

A história da gerontologia enquanto campo de conhecimentos e de intervenção está intimamente relacionada à própria "história da velhice", ou seja, à forma como a sociedade moderna e contemporânea vem conferindo significados sociais e culturais para as "idades da vida". Toda sociedade tem uma forma de divisão do curso de vida e usa de algum modo a idade, seja cronológica ou não, para demarcar diferentes *status* sociais. O que é singular, na sociedade ocidental, é a importância que a idade ganhou para estabelecer identidades e diferenças sociais entre grupos e indivíduos. No curso da vida moderna, as fases da vida seriam autonomizadas e estariam atreladas a normas, convenções e instituições sociais.

O estabelecimento de mecanismos sociais e institucionais destinados a melhor delimitar e estabelecer diferenças etárias na sociedade pode ser observado pelo surgimento de legislações, instituições, ritos sociais, direitos e políticas públicas associadas às idades e, ainda, pelo desenvolvimento de saberes e discursos específicos sobre as etapas da vida, tais como a pedagogia e a pediatria para a infância e a gerontologia e a geriatria no que diz respeito à velhice. Assim, o surgimento de um interesse científico sobre a questão do envelhecimento é também o produto da história de como a nossa sociedade vem delimitando as fases da vida e, particularmente, está associada a um processo paulatino de "descoberta" da velhice como problema social e dos idosos como um segmento populacional a receber intervenções e consumir serviços.

SURGIMENTO DAS CIÊNCIAS SOBRE O ENVELHECIMENTO

O homem sempre se interessou, de alguma forma, pelas questões da velhice. Na história da literatura ocidental, há obras de autores como o romano Cícero (106 a.C. – 43 a.C.) e o grego Hipócrates (460 a.C. – 370 a.C.), textos de filósofos medievais e até mesmo referências na bíblia. Mas não se pode tratar essa literatura, muito popular em períodos passados, como de cunho científico.

Foi somente a partir dos séculos XVIII e XIX que trabalhos científicos sobre o envelhecimento começaram a surgir. Dentre estes, destacam-se as produções de autores da medicina e de campos relacionados. Os trabalhos produzidos nesse período caracterizavam o envelhecimento principalmente como um processo de deterioração das funções físicas e mentais. Dentro dessa perspectiva, as doenças eram vistas como inerentes à velhice e, frequentemente, incuráveis.

Foi Ignatz L. Nascher, um médico austríaco e residente nos Estados Unidos quem introduziu o termo "geriatria", na comunidade médica, por meio de um artigo publicado em 1909. A esse artigo seguiu-se a publicação do seu livro, em 1914, intitulado "Geriatria: as doenças da velhice e seus tratamentos". Nascher defendia que era preciso separar a "doença" da "velhice" e tratar os pacientes idosos como pessoas com doenças. Seu objetivo era que a geriatria se tornasse uma especialidade médica, assim como ocorrera com a pediatria, fundada alguns anos antes.

Embora a geriatria ainda demorasse algumas décadas para se firmar como especialidade, o fato é que Nasher se transformou num importante defensor da qualidade da assistência à saúde dos idosos. Ele escreveu inúmeros artigos, apelos e petições para a implantação do ensino e assistência geriátrica e trabalhou incansavelmente pela divulgação da causa.

A origem do termo "gerontologia" remonta a um cientista experimental: foi o médico russo Elie Metchnikoff, cientista do instituto Pasteur, quem introduziu a palavra em um de seus livros de "Ensaios Otimistas", publicado em 1903. Para Metchnikoff, a gerontologia tinha como principal finalidade a busca pelo aumento da longevidade humana. Ele acreditava ser possível encontrar uma "cura" para a velhice e sonhava com o dia em que a humanidade estaria livre de qualquer patologia.

O desdobramento da gerontologia em uma área multidisciplinar remete-se a trabalhos surgidos nos anos 1930, 1940 e 1950, principalmente no pós-guerra e em países como Estados Unidos, Inglaterra e França. É nesse período que começam a se universalizar, sobretudo nos países desenvolvidos, os sistemas de seguridade social e saúde, sendo as características demográficas e epidemiológicas das populações uma questão a ser levada em conta por gestores e planejadores de políticas públicas. Dessa forma, a velhice passa a ser vista basicamente como um problema de ordem social e econômica, e profissionais de diferentes disciplinas começam a se voltar para a produção de conhecimento sobre o assunto.

Em 1939, Edmund Cowdry publicaria um livro intitulado "Problemas do envelhecimento", em que proporia que as questões da velhice fossem abordadas de maneira multidisciplinar. Desde a década de 1920 que autores da psicologia estudavam o envelhecimento, assim como ocorria em alguns outros campos, como a medicina e a biologia. Mas é somente a partir da década de 1940 que um modelo de abordagem multidimensional para os "problemas da velhice" tomaria a forma com que se estabeleceria institucionalmente o campo da "gerontologia" – a ciência do envelhecimento, a qual adotaria uma perspectiva "biopsicossocial".

DESENVOLVIMENTO TEÓRICO DA GERONTOLOGIA E DESAFIOS CONTEMPORÂNEOS

O crescimento da produção no campo gerontológico apenas vem aumentando, década após década.*

De certo modo, esta vem espelhando valores e visões sobre a sociedade e a pessoa idosa e fornecendo referenciais e ferramentas para a atuação de profissionais afins à gerontologia e disseminação de conhecimentos de forma geral. Assim como os significados atribuídos ao processo de envelhecimento se modificam ao longo do tempo e de acordo com o contexto cultural, as teorias gerontológicas também evoluem e espelham, de certa forma, determinados modos de se enxergar as questões do envelhecimento em cada época.

Nas décadas de 1950 e 1960 surge a primeira geração das teorias sociológicas da gerontologia, sendo exemplos dessas as teorias do desengajamento e da atividade. Num contexto onde a entrada na velhice era constantemente associada a um afastamento das atividades sociais e laborais, essas teorias buscavam explicar tal afastamento, ora defendendo-o como desejável, ora reiterando a importância de se manter uma rotina ativa, substituindo antigos hábitos por novos.

Nas décadas de 1970 e 1980, ganham força as abordagens que pensam a relação do indivíduo com as estruturas sociais, tais como as teorias da continuidade, da troca e a análise político-econômica das questões do envelhecimento. A teoria da continuidade visa pensar as condições de ajuste psíquico e social dos indivíduos às etapas da vida e, mais especificamente, na velhice. Além disso, no bojo dessa segunda geração de teorias, destacam-se também os autores que denunciam a desvalorização do idoso numa sociedade que valoriza a produtividade e o consumo, o que coincide com um período de crescimento de movimentos de luta por direitos humanos e sociais.

Uma terceira e uma quarta geração de teorias, dos anos 1990 em diante, congregam abordagens que incorporam referenciais de campos como a filosofia e as ciências sociais, tais como o construcionismo social, a perspectiva do curso da vida e, ainda, as perspectivas que orientaram a criação da gerontologia crítica, a qual congregou autores influenciados por pensadores do feminismo, filósofos da teoria crítica e do pós-modernismo, dentre outros. Parte dessa produção não apenas fortaleceu a militância em torno de questões como a luta por direitos e o combate à discriminação e estigmatização, como também questionou a forma como a própria gerontologia e geriatria se estabeleceram no mercado e na sociedade.

CONSIDERAÇÕES FINAIS

A reflexão sobre a história da gerontologia é fecunda por nos permitir pensar também sobre como, histórica e culturalmente, o processo de envelhecimento vem sendo socialmente construído na nossa sociedade. Aos gerontólogos, mais do que serem reprodutores de

---

* Aqui fazemos uma abordagem bastante sintética ao panorama das teorias gerontológicas. Para um maior aprofundamento, vide Bibliografia ao final.

técnicas e discursos, cabe fundamentalmente o papel de produzir novos conhecimentos e desenvolver uma consciência crítica quanto à sua possibilidade de participação na luta por uma sociedade mais inclusiva, tolerante e amigável com todas as idades e, particularmente, em relação aos mais velhos.

BIBLIOGRAFIA

Caldas CP. Teorias sociológicas do envelhecimento. In: Papaleo Netto M. *Tratado de gerontologia*. 2. ed. São Paulo: Atheneu; 2007. p. 77-84

Debert GG. A dissolução da vida adulta e a juventude como valor. *Horizontes Antropológicos* 2010;16(34):49-70.

Doll J, et al. *Atividade, desengajamento, modernização: teorias sociológicas clássicas sobre o envelhecimento. Estudos interdisciplinares sobre o envelhecimento*. Porto Alegre; 2007. v. 12, p. 7-33.

Groisman D. A velhice, entre o normal e o patológico. *História, Ciências, Saúde – Manguinhos*, Rio de Janeiro 2002 Jan-Abr 9 (1):61-78.

Hendricks J, Powell JL. Theorizing in social gerontology: the raison d'être. *Int J Sociol Soc Policy* 2009;29(1/2):5-14.

ASPECTOS PSICOLÓGICOS DO ENVELHECER – PROCESSO DE DESENVOLVIMENTO

CAPÍTULO 4

Dulcinea da Mata Ribeiro Monteiro

INTRODUÇÃO

Envelhecer é uma realidade que perfaz a todos nós seres humanos, mas a principal questão que se coloca é, como cada um de nós envelhece? Esse é um processo singular! "O que é a vida senão a arte de nascer, crescer e colocar frutos na terra, costurar a colcha dos dias com retalhos de sonhos e realidades e procurar viver a cada segundo como se fosse o último". A vida requer sempre fazer escolhas! Liberdade e livre arbítrio são responsabilidade pessoal. Nosso envelhecimento, nossa saúde física e mental dependerá dos hábitos e atitudes que foram incorporados ao estilo de vida, principalmente após a meia-idade, época de metanoia, de mudanças de mentalidade. Escolhas e decisões incorporadas na maturidade fazem toda diferença no processo de envelhecimento, portanto, na qualidade e expectativa de vida! A palavra responsabilidade expressa a habilidade de resposta; é a chance de escolher e optar entre os diversos modos de enxergar o mesmo sistema/realidade. Jung afirma que transferir-se são e salvo para a segunda metade da vida requer despertar o "revolucionário" dentro de si e manter a libido investida em projetos.

Numa perspectiva histórica vários paradigmas buscam explicar este processo com *nuances* fisiológicas, psicológicas e sociológicas. A tradição organicista-evolucionista expressa a natureza estrutural e quantitativa das transformações sofridas pelo sujeito, correlacionava **idade e desempenho**, portanto a correlação feita foi – **velhice e declínio**. A teoria da natureza da progressão das mudanças evolutivas e as influências interativas expressa os determinantes normativos: idade/biologia, processos sociais, e também balizada pelas passagens sócio-históricas; e integra determinantes não normativos de caráter biológico ou ambiental que não atingem igualmente a todos. Algumas teorias se destacam: Freud-1905 (fases oral, anal, fálica, genital), Piaget-1925 (pensamento concreto, operacional, abstrato...), Bulher-1935 (criança dependente, expansão, culminância, conflito, contração), Erikson-1950 (infância, brinquedo, escolar, adolescência, adulto, maturidade, velhice e gerotranscendência).

Atualmente se fazem dominantes os modelos do Paradigma Dialético e Desenvolvimento ao Longo da Vida *(Life Span)*. Jung foi o precursor deste modelo de desenvolvimento por toda vida, ele o explicitou como processo de individuação, processo de desenvolvimento de si mesmo: atualizar o potencial único, original e originário que cada um de nós traz ao nascer, culminando com a morte. Baltes, Reese, Lipsitt delineiam os percursos da vida numa visão dialética do processo biológico, psicológico e social onde mudanças ocorrem sempre, visto que cada experiência de envelhecer é altamente ligada à biografia individual. Apresentam o Meta – Modelo de Desenvolvimento: Plasticidade Comportamental/Capacidade

Adaptativa – como alocar e realocar recursos interiores e exteriores para **otimizar** ganhos e **compensar** perdas. Eles propõem a dinâmica teoria S O C: Seleção, hierarquizar metas; Otimização, aquisição de meios; Compensação, alternativas necessárias. SOC: ser/fazer o melhor possível com recursos disponíveis implica escolhas e determinação. Relembrando V. Frankel: "Tudo na vida pode ser tirado de você, exceto uma coisa. Sua liberdade de escolha, como responder à situação."

A vida se faz perenemente num jogo de perdas e ganhos, e isto perfaz todas as idades, desde o nascimento começamos este processo, perdemos a segurança do útero, depois o seio materno, a segurança da casa materna ao ir para a escola... Assim é a vida! Portanto, mister se faz a aceitação do inevitável e o envelhecer inserido no processo de desenvolvimento exige este aprendizado! "Viver é um rasgar-se e remendar-se", dizia C. Drummond de Andrade

Numa visão bem ampla, podemos afirmar que duas visões se apresentam com diferentes interpretações: linear/orgânica, compreensão como crescimento, culminância e contração, foco na Biologia e circular/sistêmica, trazendo a possibilidade de singularidade e originalidade, foco na Biografia. Poeticamente Eduardo Galeano diz: "Os cientistas dizem que somos feitos de átomos, mas um passarinho me contou que somos feitos de histórias."

As marcas e provações do tempo manifestam-se no corpo, na alma, nos afetos, na sexualidade... Há inexoravelmente um **declínio do corpo**: estatura, capacidade visual, auditiva, mobilidade, atividade física, funções, sexualidade; **perdas afetivas**: separação/morte do cônjuge, parentes e amigos, contatos e referências; **perda de papéis sociais e financeira**: aposentadoria... Podemos explicar o envelhecimento pela Biologia e Economia, mas também podemos compreender pela Psicologia e Caráter! Este processo, inexoravelmente, implica elaborar os lutos: afinal de quantas mortes é feita uma vida? Os lutos são cotidianos! Jung afirma o como é difícil se desprender do corpo, ficar nu e vazio do mundo! Em toda realidade há um começo e um fim, somos, portanto, seres devenientes, de passagem. Esta constatação também nos remete a duas questões básicas: a espiritualidade, vista como a busca de sentido para todo esse mistério da vida, e a finitude e morte, como um fenômeno constituinte de todos os seres vivos.

PERSONALIDADE E DESENVOLVIMENTO POR TODA VIDA

O processo vital se faz dividido em fases: infância, adolescência, maturidade e velhice. Viver é um processo *in fieri*, um *opus*, obra que dura por toda vida. Para Jung (OC.vol.VIII/2), a psicologia do desenvolvimento divide-se em duas fases vitais: 1ª metade da vida é chamada de natural e/ou de diástole e a 2ª metade da vida é a cultural e/ou de sístole. Diástole implica uma expansão egoica no mundo externo, muitas conquistas, adquirir dinheiro, mais pautada nos valores materiais e físicos. Sístole implica maior abertura ao autoconhecimento, ao mundo inconsciente, aos valores internos/alma, com diferenças individuais de desempenho e realização.

Jung foi o precursor da visão *life span*, isto é, desenvolvimento em todo curso da vida. Esta teoria afirma que os investimentos libidinais, isto é, nossa energia psíquica, são orientados pela pluralidade de desejos e espaços, pela busca de sentido existencial e finalmente pelo confronto com a finitude.

"Para o segundo objetivo contamos com pouca ou nenhuma ajuda. Frequentemente reina um falso orgulho que o velho tem que ser como o jovem, ou pelo menos fingir que é. É por isso que a passagem da fase natural para a cultural é tão tremendamente difícil e amarga para tanta gente, agarram-se às ilusões da juventude ou aos seus filhos para assim salvar um resquício de juventude (...) não é de admirar que muitas doenças graves se manifestam no inicio do outono da vida..., mas antigas receitas não servem mais para resolver os problemas que se colocam nesta idade. Tal relógio não permite girar os ponteiros para trás. O que a juventude encontrou fora, o homem no entardecer da vida tem que encontrar dentro de si... Muitas vezes é necessário perceber o engano de convicções definidas até então de reconhecer e sentir a inverdade de verdades aceitas até o momento, de reconhecer e sentir toda a resistência e mesmo a inimizade do que até então julgávamos amar."

Jung defende a ideia que cada um de nós nasce com seu código genético psicológico, a que chamou de célula original e originária – *self*. O corpo traz a pré-história anatômica de milhões de anos, assim como a psique. Viver é um processo de individuação, isto é, tornar-se o que está destinado a ser: **único** e **singular**. É o processo de constituição e particularização da essência individual e original de cada um de nós, o desenvolvimento do *individuum*, como um ser diferenciado do todo. Do nascimento à morte, os porquês se farão presentes, e o que vai se modificando são as respostas e as ressignificações que se fazem.

Jung diz que: "O homem que envelhece deveria saber que sua vida não está em ascensão nem em expansão, mas num processo interior inexorável que produz uma contração da vida. (...) para o homem que envelhece é um dever e uma necessidade dedicar atenção séria ao seu próprio *self*. Depois de haver esbanjado luz e calor sobre o mundo, o sol recolhe os seus raios para iluminar-se a si mesmo. Em vez de fazer o mesmo, muitos idosos tornam-se hipocondríacos, avarentos, dogmáticos e louvadores do passado ou até mesmo eternos adolescentes, lastimosos sucedâneos da iluminação do *self*, consequência inevitável da ilusão de que a segunda metade da vida deve ser regida pelos mesmos princípios da primeira."

A passagem da diástole para a sístole foi denominada por Jung de Metanoia, e implica uma mudança de mentalidade, de orientação de vida, de valores; há um redirecionamento da libido voltando-se, cada vez mais, do mundo externo para o mundo interno, para o *self* ou para o si mesmo. Podemos conservar ou/não antigos os valores, mas, cada vez mais, percebendo os aspectos contrários de toda realidade e ampliando a nossa compreensão da realidade. Sabedoria da velhice?

As soluções ao envelhecimento podem ter três possibilidades:

- *Vir de dentro:* permissão para se sentir em sintonia com a sabedoria do corpo e das experiências vividas; há um equilíbrio entre limitações e possibilidades vitais. Vive-se o Desapego Elaborativo. Esta solução pode ser qualificada como Reação Evolutiva – Sabedoria. Expressa uma aprovação da vida, permite os excessos da alma independentemente dos acontecimentos ou das razões de ser; expressa a alegria de viver em sintonia com a realidade que se tem! Montaigne valida esta opinião ao dizer que, de nossas doenças, a mais selvagem é a de menosprezar nosso ser, é não ter uma fidelidade incondicional à própria experiência do real. Viver na realidade presente, valorizar a própria **biografia**, é a mais linda e difícil das artes!
- *Vir de fora:* busca por implantes, plásticas, hiperatividade, proezas heroicas. Enfim, vive a negação da passagem do tempo e a busca pela juventude perdida; vive-se um arremedo de juventude e a gerontofobia. Ser chamado de velho(a) é um xingamento inadmissível. Schopenhauer alerta que estas pessoas "têm esperança de encontrar em consomês e em drogas farmacêuticas a saúde e vigor cuja verdadeira fonte é a própria fonte vital". Expressa uma falta de sintonia com o processo vivido. Talvez a antiga canção carnavalesca seja a expressão dessa atitude: "O velho na porta da Colombo, é um assombro,

sassaricando..." Esta solução pode ser qualificada como uma Reação Involutiva, Hiperpositiva ou Maníaca.
- *Não vir:* envelhecer significa contabilizar perdas, reina o saudosismo, a tudo se refere "no meu tempo", isto é, a juventude, este é o tempo da vida, depois, nada mais...Vive o materialismo senil, só computar as perdas, e o tempo é sentido como o que acaba com o velho, e não o que dá o acabamento! Sente-se obsoleto, inútil, deteriorado. Vive uma insignificância intrínseca, sem sentido. As atitudes mais comuns são: desinteresse amoroso no mundo exterior, nenhuma atividade física é praticada com a desculpa que está – com dor..., um narcisismo negativo que é a antecâmara da morte, apego às pessoas/coisas/ideias gerando ressentimento, que pode ser considerado o cupim da alma! Geralmente são estes velhos que chegam aos nossos consultórios com depressão. Esta é uma Reação Negativa ou Depressiva.

QUAL O SENTIDO DA VELHICE?

Jung afirma que necessitamos forjar um ego que seja capaz de suportar a verdade. A biologia da velhice é um processo que leva à inutilidade, mas se em vez de pensarmos a velhice como processo a considerarmos como uma **estrutura**? Esta é a questão proposta por Hillman. Ela permite a mais plena autorrealização de nossa totalidade, de nossa alma ou caráter. A grande questão que se impõe é: **Qual o sentido da velhice?** Para Jung, seria dar um maior burilamento à alma, à personalidade ou ao caráter. Será decadência e/ou autorrealização? Será só transformação e/ou individuação? Será flexibilidade e/ou rigidez de papéis e identificação? O aspecto psicológico básico do processo de envelhecer é o balanço entre os limites e perdas e a abertura para novas possibilidades existenciais. Envelhecer é uma grande experiência que põe à prova a nossa caminhada existencial! Viver é o estar a cada momento diante de encruzilhadas, as escolhas definem nossa vida e são sempre de nossa responsabilidade. Precisamos perceber com o que nos identificamos e o que é que expressa nossa natureza mais íntima: as estruturas da fisiologia com as limitações do corpo ou as estruturas da psicologia e do caráter? Construir o **caráter** aumenta a longevidade, pois permite **ser o que se é**, e nada além ou diferente. Assim Dom Quixote afirma "Eu tirei o máximo de mim mesmo. Esta é a melhor vitória que se pode desejar".

Gerodinâmica ou Envelhecimento Ativo requer despertar o **"revolucionário"** dentro de si e manter a libido investida em projetos. Expressar a dignidade do envelhecer com seus enfrentamentos onde a resiliência se faz um marcador de sucesso.

"Mas o que pode haver de positivo em ficar velho?" Pergunta Lya Luft. Ela nos responde: As qualidades interiores vão sobressaindo, afirmando-se sobre as físicas. Ao contrário da pele, cabelos, brilho do olhar e firmeza de carnes, elas tendem a se aprimorar: inteligência, bondade, dignidade, escutar o outro. Capacidade de compreender. Mas é preciso que exista algo interior para sobressair: o desgaste físico será compensado pelo brilho de dentro.

CONSIDERAÇÕES FINAIS

Finalizando, vital se faz perceber a diferença entre **velhice** e **caráter**. A velhice faz ou tende a reforçar os hábitos/temperamento da pessoa. Assim os atributos negativos são **próprios** da **pessoa**, não do velho. Verdade fundamental é que o **velho** receberá os adjetivos que cultivou ao longo de sua vida: positivos ou negativos. A velhice não faz o que a maturidade não fez! E salve Shakespeare que nos fez este alerta vital: "Tu não devias ter ficado velho antes de ter ficado sábio".

BIBLIOGRAFIA

Hillman J. *A força do caráter.* Rio de Janeiro: Objetiva; 2001.
Jung CG. *Memórias, sonhos e reflexões.* Rio de Janeiro: Nova Fronteira; 1975.
Luft L. *Perdas e ganhos.* Rio de Janeiro: Record; 2003.
Monteiro DMR. *Dimensões do envelhecer.* (org). Rio de Janeiro: Revinter; 2004.
Neri AL. Teorias psicológicas do envelhecimento. In: Freitas EV, *et al.* (org). *Tratado de geriatria e gerontologia.* Rio de Janeiro: Guanabara Koogan; 2002.

TRABALHO COLABORATIVO INTERPROFISSIONAL NA ATENÇÃO AO IDOSO

Luciana Branco da Motta

INTRODUÇÃO

Este capítulo pretende abordar a discussão do trabalho em equipe numa perspectiva teórica. A Organização Mundial da Saúde aponta a formação profissional como base para o desenvolvimento do trabalho em equipe interprofissional, colaborativo, com objetivo de garantir uma melhor assistência a partir das demandas individuais e como forma de enfrentamento dos desafios colocados para a atenção à saúde no século XXI.

MARCOS TEÓRICOS NECESSÁRIOS

"Educação interprofissional ocorre quando estudantes de duas ou mais profissões aprendem sobre os outros, com os outros e entre si para possibilitar a colaboração eficaz e melhorar os resultados em saúde".

"Prática colaborativa acontece quando vários profissionais de saúde com diferentes experiências profissionais trabalham com pacientes, famílias, cuidadores e comunidades para prestar assistência da mais alta qualidade. Ela permite que sejam integrados quaisquer indivíduos cujas habilidades possam auxiliar na conquista de saúde local".

"Equipe interprofissional detém níveis de cooperação, coordenação e colaboração que caracterizam as relações entre os profissionais no cuidado centrado no paciente".

"Cuidado baseado em equipe interprofissional corresponde ao cuidado oferecido por equipes de saúde intencionalmente criadas, com reconhecida identidade e que dividem responsabilidade sobre um grupo de pacientes".

"Competências Interprofissionais no cuidado em saúde são conhecimentos, habilidades, atitudes e valores que definem o trabalho colaborativo entre profissionais de saúde, pacientes, famílias e comunidade com o objetivo de melhorar os resultados".

Em 2016, a IPC atualizou a matriz da Competência da Colaboração Interprofissional como um domínio, orientado para a população e comunidade e centrado no paciente e sua família, e quatro núcleos de competência, apontando para a necessidade deste desenvolvimento ocorrer durante a graduação no treinamento prático.

No núcleo "Valores e Ética" é ressaltada a importância de trabalhar com outros profissionais mantendo respeito mútuo e valores: interesse dos pacientes e populações estão no centro do cuidado, assim como respeito a dignidade e privacidade dos pacientes e manutenção da confidencialidade; a diversidade cultural e diferenças individuais que caracterizam os pacientes, as comunidades e as equipes; o respeito à cultura, valores e papéis e saberes; trabalhar em cooperação com quem recebe e prove o cuidado; desenvolver uma relação de confiança; ter conduta ética; saber manejar conflitos; agir com integridade; manter sua competência centrada no seu papel como profissional.

Em "Papéis e Responsabilidade" é apontada a importância de, conhecendo seu papel e o dos outros profissionais, avaliar as necessidades de cuidado em saúde dos pacientes e trabalhar de forma a promover a saúde das populações, esclarecendo os diferentes papéis da equipe para pacientes, famílias e comunidade; reconhecer suas limitações; articular conhecimentos e habilidade dos componentes da equipe com o objetivo de prover cuidado; discriminar com clareza as responsabilidades de cada componente no cuidado.

O núcleo "Comunicação" é a interface com pacientes, famílias, comunidades e profissionais de saúde de forma a garantir a resposta e a responsabilidade no suporte ao trabalho em equipe na promoção e manutenção da saúde, assim como na prevenção e tratamento das doenças: ter comunicação efetiva utilizando diferentes instrumentos e tecnologias; garantir a compreensão das informações, tanto dos pacientes como dos diferentes profissionais; ter escuta ativa; fornecer *feedback* para a equipe; usar linguagem respeitosa; reconhecer a importância única de cada componente da equipe.

Em "Equipes e Trabalho em Equipe" aplicar valores construídos em conjunto e os princípios dinâmicos do trabalho em equipe com o objetivo de planejar, oferecer e avaliar cuidado centrado no paciente e programas e políticas de saúde pública em relação a sua segurança, eficiência, efetividade e equidade: conhecer os processos do desenvolvimento de papéis e práticas para o trabalho efetivo; desenvolver consensos éticos; engajar a equipe no cuidado centrado no paciente e na resolução de problemas da comunidade; integrar conhecimento e experiência; usar práticas de liderança a fim de suportar a efetividade da equipe; engajar a equipe na solução de conflitos; dividir a responsabilidade social com todos; refletir sobre a melhora de desempenho individual e da equipe; usar evidências para informar as práticas; trabalhar como equipe em diferentes cenários.

É sabido que o trabalho em colaboração interprofissional (IPC) melhora o cuidado ao paciente e à família, além do acesso, coordenação de serviços a partir das necessidades e uso racional dos recursos disponíveis. Também se associa a redução de complicações, duração de internação, tensão e conflito entre profissionais, rotatividade profissional, erros médicos, número de internações e taxa de mortalidade.

O trabalho em equipe interprofissional é baseado em seis dimensões: objetivo claro, sendo o principal o cuidado ao paciente; compartilhamento de identidade e de compromisso; papéis e responsabilidades claros; interdependência entre os membros; integração a partir do trabalho. Estas dimensões foram ampliadas contemplando abordagem democrática, esforço pela quebra de estereótipos e barreiras, tempo reservado para o desenvolvimento da equipe para além do trabalho, comunicação, compartilhamento do local de trabalho, compreensão mútua dos papéis individuais, desenvolvimento de protocolos de trabalho e treinamento, prioridades consensuadas para além dos limites profissionais, encontros da equipe regulares e efetivos, respeito e valorização entre seus membros e boa gestão.

Uma equipe deve trabalhar de forma a se modificar a partir das diferentes necessidades dos usuários, o que a coloca em uma organização horizontalizada do processo de trabalho. Nesse caso, é necessário reorganizar-se internamente para dar respostas às demandas dos usuários, para que seu trabalho permita que o cuidado seja centrado na pessoa e não no profissional.

Reeves *et al.* agrupam os fatores intervenientes em quatro domínios: relacional, processual, organizacional e contextual (Fig. 1).

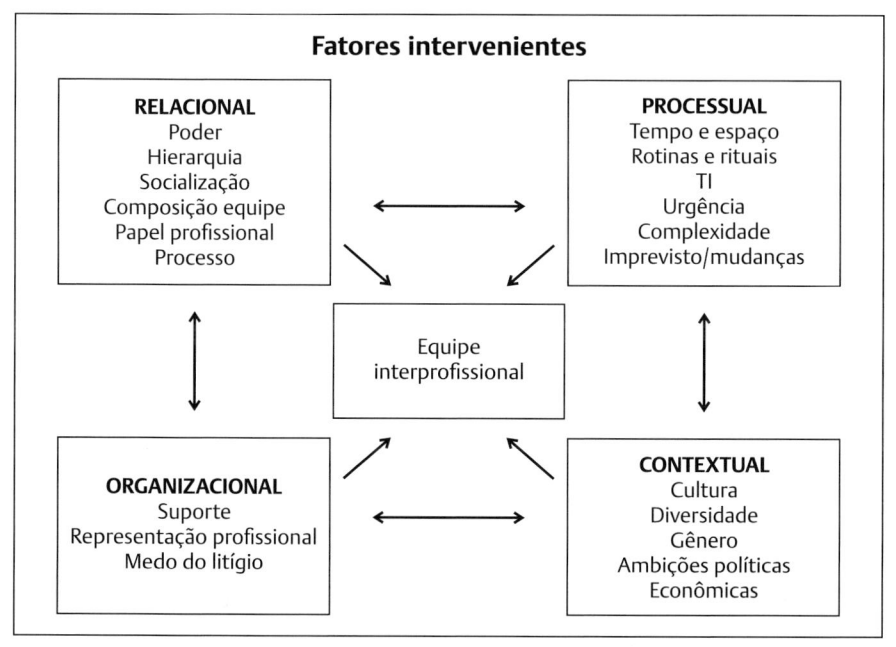

```
                        Fatores intervenientes
    ┌─────────────────────────────┐    ┌─────────────────────────────┐
    │         RELACIONAL          │    │         PROCESSUAL          │
    │           Poder             │    │       Tempo e espaço        │
    │         Hierarquia          │    │      Rotinas e rituais      │
    │        Socialização         │◄──►│             TI              │
    │      Composição equipe      │    │          Urgência           │
    │      Papel profissional     │    │        Complexidade         │
    │          Processo           │    │     Imprevisto/mudanças     │
    └─────────────────────────────┘    └─────────────────────────────┘
                 ▲                              ▲
                 │      ┌──────────────┐        │
                 │      │    Equipe    │        │
                 ▼      │interprofissional│     ▼
                        └──────────────┘
    ┌─────────────────────────────┐    ┌─────────────────────────────┐
    │       ORGANIZACIONAL        │    │         CONTEXTUAL          │
    │          Suporte            │    │          Cultura            │
    │  Representação profissional │◄──►│        Diversidade          │
    │       Medo do litígio       │    │          Gênero             │
    │                             │    │      Ambições políticas     │
    │                             │    │         Econômicas          │
    └─────────────────────────────┘    └─────────────────────────────┘
```

Fig. 1. Fatores intervenientes nos domínios relacional, processual, organizacional e contextual.
Fonte: Esquema elaborado pela autora com base nos pressupostos de Reeves *et al.* (2010).

CONSIDERAÇÕES FINAIS

Como as equipes trabalham no mundo real, onde estão sujeitas à imprevisibilidade, elas precisam lidar com questões individuais, profissionais, organizacionais, educacionais e estruturais, as quais interferem na construção do seu trabalho. Isto implica no desenvolvimento da capacidade, por parte da equipe, de reconhecer a necessidade de construção contínua da integração no processo de trabalho em saúde, como forma de enfrentar a complexificação dos quadros de saúde dos usuários do sistema.

É importante para a construção da prática colaborativa a compreensão de que é necessário haver intencionalidade, pois ela envolve do micro ao macro, do profissional aos serviços e instituições. Além disto, também é fundamental que haja disponibilidade em cada um dos componentes da equipe para, na prática diária, garantir e estruturar este processo de trabalho.

BIBLIOGRAFIA

Bernardo MHJ, Motta LB. *Cuidado e interprofissionalidade: uma experiência de atenção integral à saúde da pessoa idosa* (Núcleo de Atenção ao Idoso/UnATI-HUPE-UERJ). Curitiba: CRV; 2016. p. 520.
Interprofessional education collaborative (IPC). *Core competencies for interprofessional collaborative practice: 2016 update*. Washington, DC: Interprofessional Education Collaborative; 2016.
Reeves S, Lewin S, Espin S, Zwarenstein M. *Interprofessional teamwork for health and social care. Promoting partnership for health*. Oxford UK: John Wiley & Sons; 2010.
WHO. *Marco para ação em educação interprofissional e prática colaborativa*. 2010. Disponível em: <http://www.who.int/hrh/nursing_midwifery/en/>. Acesso em: 02 set. 2015.

Módulo II Epidemiologia do Envelhecimento

DEMOGRAFIA E EPIDEMIOLOGIA – NOÇÕES INTRODUTÓRIAS DE DEMOGRAFIA

CAPÍTULO 1

Ana Amélia Camarano

INTRODUÇÃO

Estamos todos inseridos numa população e a sua dinâmica impacta vários aspectos da vida, no espaço onde vivemos, em vários momentos no tempo. O envelhecimento da população é uma questão que afeta a sociedade como um todo. No tocante à formulação de políticas públicas, por exemplo, coloca para os seus formuladores a necessidade de se dar mais ênfase aos serviços de atenção à saúde, de cuidados e de benefícios previdenciários para idosos, enquanto uma população jovem requer a expansão de serviços como educação, habitação e maiores oportunidades de emprego.

A dinâmica de uma população, ou seja, o seu movimento, depende do número de nascimentos e de mortes. Por exemplo, a Organização das Nações Unidas (ONU) estima que acontecem 3 nascimentos por segundo, ou 180 por minuto. Como resultado, a população mundial cresce a um ritmo de 1,2% por ano. Estimou-se que em 1 de julho de 2018, a terra teria uma população de 7,5 bilhões de habitantes.* Estimou-se para o Brasil, nessa mesma data, uma população de 209,1 milhões de habitantes.**

Populações podem ser abertas ou fechadas. No caso da população mundial e mesmo da brasileira, podemos considerá-las populações fechadas. Ou seja, populações que não sofrem influências de entradas e/ou saídas de migrantes. Às vezes se considera fechada uma população cujas as entradas compensam as saídas. Ou seja, o saldo é nulo. Unidades espaciais menores, como estados e municípios, são consideradas abertas.

O QUE VEM A SER DEMOGRAFIA?

Pressat e Wilson, no seu dicionário de demografia, versão inglesa, definiram demografia como: "o estudo das populações humanas em relação a mudanças causadas pela inter-relação entre nascimentos, mortes e migração".

ALGUNS CONCEITOS BÁSICOS

Esperança ou expectativa de vida ao nascer (e_0^0) – indica o número médio de anos que um recém-nascido pode esperar viver, dadas condições vigentes de mortalidade.

Por causa das grandes diferenças na esperança de vida por sexo, idade, raça, classes sociais etc., este indicador pode ser calculado separadamente para cada uma dessas cate-

---

* http://www.agenciadanoticia.com.br/noticias/exibir.asp?id=59435&noticia=quantas_pessoas_morrem_e_nascem_no_mundo, acessado em 27/11/2008.
** Dado retirado da página do IBGE, acessado em 26/11/2018.

gorias. A esperança de vida ao nascer da população masculina brasileira era de 71,9 anos em 2015 e a da feminina, 79,0 anos.

Salienta-se que baixos valores de esperança de vida ao nascer são, em grande parte, devidos a elevadas taxas de mortalidade infantil. Como se viu, a esperança de vida de um recém-nascido brasileiro do sexo masculino era de 71,2 anos, em 2010. Se essa criança alcançar o primeiro ano de vida, pode esperar viver mais anos, o que, dado que ela já viveu um ano, seriam 73,3 anos vividos no conjunto. A esperança de vida é uma medida condicional. Quanto mais se vive, mais se tem a viver, o que é ilustrado na Figura 1, que apresenta a esperança de vida nas várias idades. Mostra, também, que a esperança de vida feminina é sempre mais alta que a masculina independente da idade.

COMPOSIÇÃO DA POPULAÇÃO

- *Populações "jovens" e "velhas"*: as populações podem ser classificadas como demograficamente jovens ou velhas, dependendo da proporção de pessoas nas faixas etárias extremas. Em 1950, a população brasileira podia ser considerada jovem, 52,8% da população tinha menos de 20 anos, 42,0% menos de 15 anos e apenas 5,8% tinham mais de 60 anos. Outras populações são demograficamente velhas, como a população japonesa atual.
- *Pirâmide populacional*: uma pirâmide populacional representa graficamente a composição etária e por sexo de uma população. As barras horizontais apresentam os valores absolutos ou proporções de homens e mulheres, separadamente, em cada idade. As idades podem ser individuais ou agregadas em grupos quinquenais. O somatório de todos os grupos de idade e sexo na pirâmide é igual ao total da população ou a 100% da mesma.

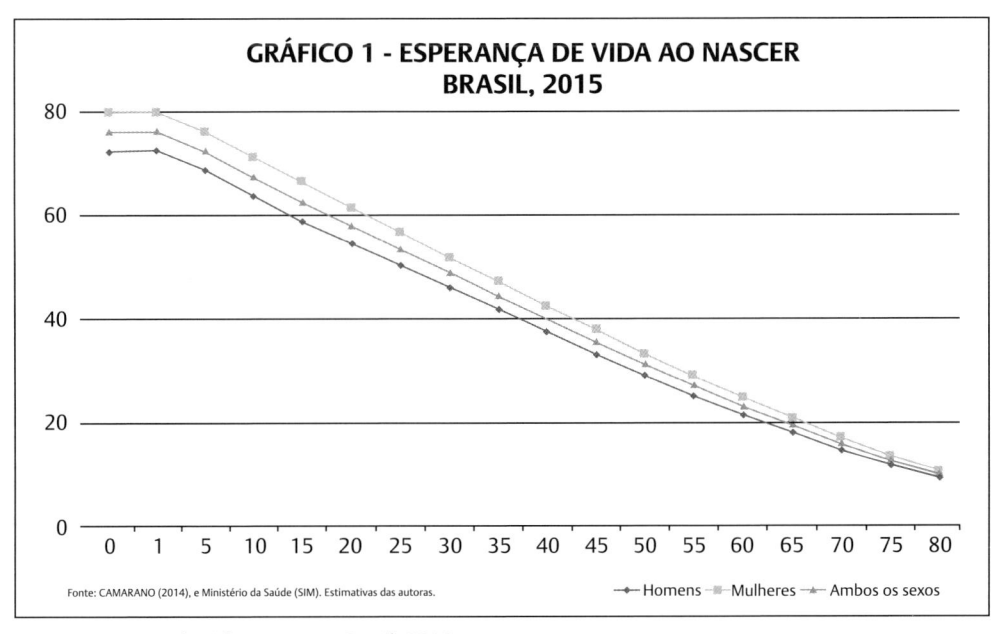

Fig. 1. Esperança de vida ao nascer, Brasil, 2015.

ENVELHECIMENTO INDIVIDUAL E POPULACIONAL

Um indivíduo envelhece à medida que a sua idade aumenta. Este é um processo irreversível e heterogêneo. As pessoas envelhecem diferentemente. Já o envelhecimento populacional ocorre quando aumenta a participação da população em idades mais avançadas no total da população. É acompanhado pelo aumento da idade média da população. É um processo que pode ser reversível se a fecundidade aumentar.

A Figura 2 apresenta as pirâmides populacionais brasileiras dos anos 1950 e 2010. Pode-se observar o "encolhimento" da base e o "alargamento" das barras nas idades mais avançadas, do topo. Isto significa que a população envelheceu.

Sob o ponto de vista demográfico, o envelhecimento populacional é ocasionado, sobretudo, pela queda da fecundidade, que leva a uma redução na proporção da população jovem e a um consequente aumento na proporção da população em idades mais avançadas. Isso resulta num processo conhecido como envelhecimento pela base. A redução da mortalidade infantil acarreta um rejuvenescimento da população, dada uma sobrevivência maior das crianças. Por outro lado, a diminuição da mortalidade nas idades mais avançadas contribui para que esse segmento populacional, que passou a ser mais representativo no total da população, sobreviva por períodos mais longos, resultando no envelhecimento pelo topo. Este altera a composição etária dentro do próprio grupo, ou seja, a população idosa também envelhece. Em 2010, a proporção da população "mais idosa", de 80 anos e mais, representava 14,3% do total da população idosa. Observa-se que o envelhecimento pelo topo foi mais expressivo entre as mulheres, dada à maior mortalidade masculina. Verifica-se, também, que as mulheres predominam entre os idosos, o que originou a expressão "feminização da velhice".

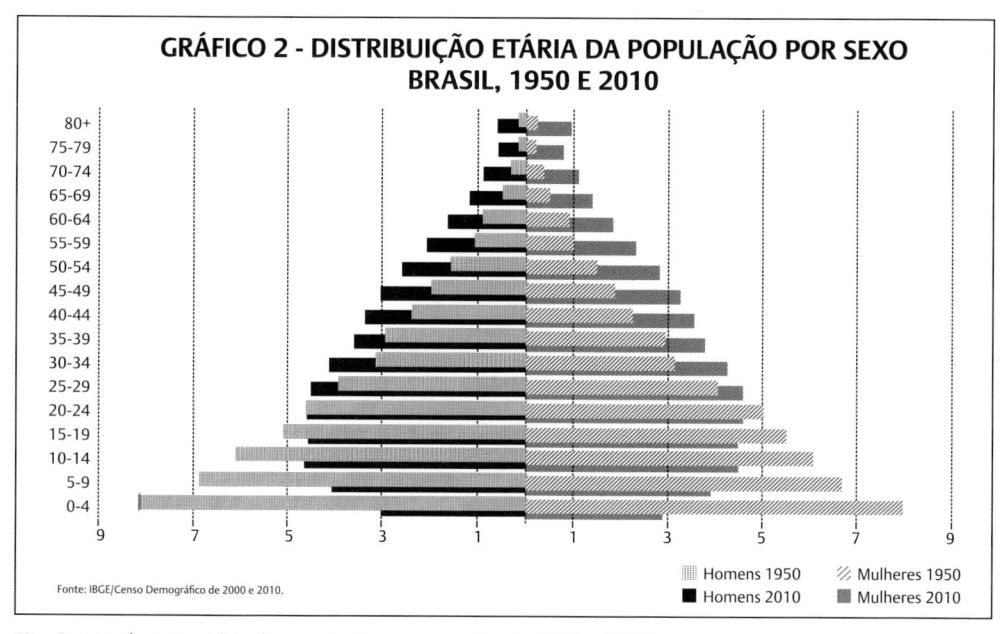

Fig. 2. Distribuição etária da população por sexo, Brasil, 1950 e 2010.

TRANSIÇÃO DEMOGRÁFICA

Um instrumental utilizado pelos demógrafos para entender o processo de envelhecimento é a teoria da transição demográfica. Consiste em descrever as tendências de longo prazo da fecundidade e mortalidade, explicar essas tendências e prever mudanças futuras, especialmente em países em desenvolvimento.

Assume-se que o processo de transição se iniciou na Europa Ocidental no final do século XVIII e início do século XIX, sendo seguido pelos Estados Unidos e outros países não europeus. De uma forma geral, a mortalidade declinou primeiro, sendo seguida com uma certa defasagem pela redução da fecundidade. Esta defasagem resultou em um período de crescimento populacional intenso antes da queda da fecundidade. Desde o final da Segunda Guerra Mundial, a queda da mortalidade e da fecundidade tornou-se um fenômeno global. Atualmente, mais da metade da população mundial vive em regiões/países onde a fecundidade já atingiu o nível de reposição ou abaixo deste e a esperança de vida atingiu valores superiores a 70 anos.

BIBLIOGRAFIA

Camarano AA, Kanso S, Fernandes D. A população brasileira e seus movimentos ao longo do século XX. In: Camarano AA. (org). *O novo regime demográfico: nova relação entre população e desenvolvimento econômico?* Rio de Janeiro: IPEA; 2014.

Camarano AA, Kanso S. Envelhecimento da população brasileira: uma contribuição demográfica. In: Freitas EVF., Py L. (Org.). *Tratado de geriatria e gerontologia.* Rio de Janeiro: Guanabara Koogan; 2016.

Camarano AA, Kanso S. *Noções introdutórias de demografia.* 2007 (mimeo).

Pressat R, Wilson C. *The dictionary of demography.* New York: Basil Blackwell; 1985.

Veras R, Lourenço R. *Formação humana em geriatria e gerontologia: uma pesquisa interdisciplinar.* Rio de Janeiro: DOC Editora; 2010.

FAMÍLIA E PROTEÇÃO SOCIAL PARA A POPULAÇÃO IDOSA

Ana Amélia Camarano

INTRODUÇÃO

Um dos pontos importantes na formulação de políticas públicas é a definição do público-alvo. Este pode ser definido pela coorte etária ou por necessidades. O Estado brasileiro definiu a coorte etária para a formulação de suas políticas, por isto foram aprovados os Estatutos do Idoso, da Juventude, da Criança e do Adolescente.

O Estatuto do Idoso e a Política Nacional do Idoso consideram como população idosa a de 60 anos e mais. Esta definição resulta numa heterogeneidade desse segmento populacional, pois o referido intervalo contempla pessoas de 60 a mais de 90 anos. Além da heterogeneidade etária, esse segmento apresenta outras heterogeneidades por gênero, raça, grupos sociais etc.

QUEM PRECISA?

Assume-se que a falta de autonomia para lidar com as atividades básicas do cotidiano e a perda da capacidade laborativa caracterizam o grupo que demanda algum tipo de proteção, independentemente da idade. Dado isso, as políticas mais importantes para a população idosa são a de geração de renda (previdência e assistência social), de saúde, de cuidados de longa duração e acessibilidade (meio ambiente favorável). Aqui serão discutidas as políticas de cuidados e os arranjos familiares como formas de proteção social.

Em 2013, 9,3% dos idosos brasileiros não eram capazes de lidar com as atividades básicas do cotidiano, como comer/tomar banho e/ou ir ao banheiro sozinhos. Isto significa aproximadamente 2,7 milhões de idosos, dos quais 62,5% eram mulheres. Outros 78,2% não trabalhavam, 75,5% recebiam benefícios da Seguridade Social e 8,6% não tinham renda em 2015. Nesta última situação, encontrava-se 2,5 milhões de idosos brasileiros, onde, também, predominavam as mulheres, 82,5%. Cerca de 11% moravam na casa de filhos, genros e outros parentes, dos quais 72,4% eram mulheres. Estes dados configuram um quadro de dependência dos idosos sobre o Estado e a família, mais acentuado entre as mulheres.

POLÍTICAS, MITOS E ESTEREÓTIPOS

As políticas dirigidas à população idosa dependem fundamentalmente da visão que se tem dela. Pode-se falar de duas visões polarizadas. A primeira e predominante é carregada de uma percepção negativa. A população idosa é vista como dependente e vulnerável, tanto do ponto de vista econômico quanto de sua capacidade funcional, sem papéis sociais, que apenas vivencia perdas. A segunda é baseada no empoderamento dessas pessoas.

Em quase todo o mundo, a redução da mortalidade associada às melhores condições de saúde, bem como à ampliação da cobertura da Previdência Social, tem levado a uma mudança de percepção do que vem a ser a população idosa. A visão de que esta apenas vivencia perdas está sendo substituída pela consideração de que experimenta um momento propicio para novas conquistas e busca de satisfação pessoal. Vive a idade do "preenchimento" de acordo com Laslett. Esta percepção tem norteado as políticas em prol do envelhecimento saudável.

Enquanto a primeira é uma visão estática que ignora os grandes avanços tecnológicos, principalmente na medicina, e a ampliação da cobertura dos serviços de saúde e da Seguridade Social, a segunda não oferece instrumentos capazes de ajudar no entendimento da decadência de habilidades cognitivas e controles físicos e emocionais que fazem parte do ciclo natural da vida. No entanto, a visão tradicional foi responsável pela realização de conferencias nacionais e internacionais sobre envelhecimento, a legitimação de vários direitos sociais, como a universalização da Seguridade Social, a garantia de assentos nos transportes públicos etc.

MECANISMOS DE PROTEÇÃO SOCIAL PARA IDOSOS FRÁGEIS – POLÍTICAS DE CUIDADOS DE LONGA DURAÇÃO

Por cuidados de longa duração entende-se todo o tipo de atenção prestada a pessoas com doença crônica ou deficiência que não podem cuidar de si mesmas por longos períodos de tempo. Embora isto se refira às pessoas em qualquer idade, a população idosa é a maior demandante. Em geral, consistem em atividades não especializadas, tais como apoio para as atividades da vida diária, como comer, tomar banho e ir ao banheiro sozinho. O envelhecimento populacional está requerendo a inclusão de algum grau de cuidados de saúde nos programas de cuidados de longa duração. Isto exige profissionais qualificados para lidar com as múltiplas doenças crônicas associadas à população idosa. Podem ser fornecidos nos domicílios, na comunidade, nos centros-dia, nas instituições de longa permanência etc. Podem ser formais ou informais.

A Constituição de 1988 estabeleceu, no Art. 230, que "a família, a sociedade e o Estado têm o dever de amparar as pessoas idosas, assegurando sua participação na comunidade, defendendo sua dignidade e bem-estar e garantindo-lhes o direito à vida". Explicita que "os programas de amparo aos idosos serão executados preferencialmente em seus lares". Apenas na impossibilidade de a família cuidar é que instituições são consideradas uma modalidade de atendimento.

No nível federal, a política de cuidados para a população idosa faz parte da política de assistência social e o órgão responsável é o Ministério de Desenvolvimento Social e Agrícola. Além do atendimento oferecido pelas instituições especificas e do atendimento domiciliar, foram definidas as seguintes modalidades de cuidado: Família Acolhedora, Casa-Lar, República, Centro-Dia e Centro de Convivência.

A modalidade de Atendimento Integral Institucional é aquela realizada "em instituições acolhedoras conhecidas como: "abrigo, asilo, lar e casa de repouso, durante o dia e a noite, às pessoas idosas, em idosos em situação de abandono, sem família ou impossibilitadas de conviver com suas famílias". Podem ser instituições governamentais ou não governamentais destinadas a domicílio coletivo de pessoas com idade igual ou superior a 60 anos.

No Brasil, apesar de, constitucionalmente, a assistência social ser um direito, no que tange à dimensão do cuidado, esse direito não se realiza em ações governamentais consistentes e articuladas. As ações de cuidados são residuais e têm sido pautadas pelo abrigamento do idoso pobre. A sua origem não é resultado de uma política pública, mas da ausência desta, o que a faz ter uma relação forte com a filantropia e a religião. A sua origem é fruto da caridade cristã em todo o mundo ocidental. Isto também aconteceu no Brasil, onde se destaca o papel desempenhado pela Sociedade São Vicente de Paulo, que sempre assistiu idosos carentes em seus lares e/ou em asilos.

Como consequência, a proporção de idosos residentes em instituições é muito baixa; em torno de 1% e cerca de 10% do total de idosos tinha alguma dificuldade para as atividades da vida diária. A oferta de instituições brasileiras é muito baixa, o que pode ser reflexo da demanda reduzida ou vice-versa. Na segunda pesquisa IPEA de 2009, existiam intituições em 29% dos municípios brasileiros.

MECANISMOS DE PROTEÇÃO SOCIAL PARA IDOSOS FRÁGEIS: FAMÍLIAS

O envelhecimento populacional acarreta, também, mudanças nas famílias. Cresceu a proporção das famílias que continham, pelo menos, uma pessoa idosa; passou de 21,6% em 1980 para 32,1% em 2015.

A família é considerada a fonte de apoio informal mais direta e importante para a população idosa. Isto tem-se dado tanto pela corresidência como pela transferência de bens e recursos financeiros. Daí surgem uma gama variada de arranjos familiares.

Os dados da Pesquisa Nacional de Saúde de 2013 confirmam que a família brasileira tem desempenhado o papel de principal cuidadora dos seus membros idosos fragéis. Dentre os idosos que declararam não conseguir comer sozinhos, informaram receber alguma ajuda. No caso dos homens, cerca de 74% das pessoas que ajudam são familiares que residem no domicílio e não recebem nenhum tipo de remuneração. Provavelmente são esposas. A segunda fonte de ajuda vem de familiares que não residem no domicilio, mas também não são remunerados. Constituem 8,3% do total de cuidadores. Apenas 7,7% são cuidadores formais, o que somado aos empregados domésticos e a familiares que residem ou não no domicílio e são remunerados, conclue-se que apenas 15,7% dos cuidadores desses idosos são remunerados.

Entre os cuidadores das mulheres, também predominam os familiares que residem no domicílio e que não são remunerados, mas em proporção menor. Constituem 53,2% destes. Em segundo lugar, colocam-se os cuidadores formais que respondem por 23,0% do total de cuidadores e, em terceiro, familiares que não residem no domicílio, mas também não são remunerados, 12,5%. A proporção de cuidadores remunerados das mulheres é mais do que o dobro do que a observada para os homens, 33,6%. É provável que esta diferença seja explicada pelo fato das mulheres, como vivem mais que os homens, cuidarem dos seus maridos e, quando eles morrem, precisarem de cuidadores remunerados.

BIBLIOGRAFIA

Brasil. *Constituição federal de 1988*. Disponível em: <http://www.planalto.gov.br>.
Camarano AA. Políticas de cuidados da população idosa. Necessidades, contradições e resistências. In: Freitas EV., Py L. (Org.). *Tratado de geriatria e gerontologia*. Rio de Janeiro: Guanabara Koogan; 2016. p. 1237-46.
Laslett P. What is old age? Variation over time and between cultures. *International Studies in demography: health and mortality among the elderly, issues for assessment*. New York: Oxford University Press; 1996.
Lloyd-Sherlock P. Ageing, development and social Ppotection: generalizations, myths and Ssereotypes. In: Lloyd-Sherlock P (org). *Living longer: ageing, development and social protection*. London/Nova York: United Nations Research Institute for Social Development/Zed Books; 2004.

POLÍTICAS DE RENDA – SEGURIDADE SOCIAL

CAPÍTULO 3

Ana Amélia Camarano

INTRODUÇÃO

Embora a política de previdência seja uma política ligada ao mercado de trabalho, pois o seu objetivo é o de cobrir os riscos da incapacidade de trabalhar, ela se constitui na principal fonte de renda para a população idosa. A idade avançada leva à perda da capacidade de trabalhar. Em 2014, foi responsável por 55,5% da renda dos homens e 79,9% da renda das mulheres brasileiras.

A legislação previdenciária brasileira em vigor está estabelecida na Constituição de 1988, que recebeu quatro emendas desde então. Além disto, três leis recentes a complementam. Ressalta-se que os direitos relativos à Previdência Social podem ser considerados direitos sociais fundamentais, que têm adquirido uma força normativa crescente e atingiram o seu mais alto grau nessa Constituição. A Previdência Social foi inserida em um sistema de proteção social mais amplo. Esta, conjuntamente com a saúde e a assistência social, compõe o sistema de seguridade social, conforme estabelece o artigo 194, do capítulo da Constituição de 1988 que trata da Seguridade Social.

A Seguridade Social está definida no art. 194 da Constituição Federal, *caput*, como "um conjunto integrado de ações de iniciativa dos Poderes Públicos e da sociedade, destinadas a assegurar os direitos relativos à saúde, à previdência e à assistência social". Pode ser definida como sendo um conjunto de políticas e ações articuladas com o objetivo de amparar o indivíduo e/ou seu grupo familiar ante os eventos decorrentes de morte, doença, invalidez, idade, desemprego e incapacidade econômica em geral. É composta basicamente por três pilares: i) Seguro Social, também conhecido como Previdência Social; ii) Saúde; e iii) Assistência Social.

PREVIDÊNCIA SOCIAL

A Previdência Social é subdividida em Básica e Complementar, e a última subdividida em Aberta e Fechada. No Brasil, os trabalhadores da iniciativa privada são cobertos pelo RGPS (Regime Geral da Previdência Social), o maior deles, e os servidores públicos pelos RPPS (Regimes Próprios de Previdência Social). No último estão incluídos os servidores federais, estaduais e municipais. Ambos os regimes são públicos e de filiação compulsória. O terceiro regime é privado, de adesão facultativa, representado pela previdência complementar.

ASPECTOS GERAIS
Seguro e Equidade Individual *Versus* Redistribuição

Tecnicamente, em um "Seguro Puro", o valor presente esperado das contribuições iguala, sendo descontada uma taxa de administração, o valor presente esperado dos benefícios para cada participante. Embora a Previdência Social brasileira seja um seguro social, cujo principal objetivo é repor a renda do trabalhador (do segurado) ela apresenta certo grau de redistributividade, mas de caráter secundário. Busca manter a aparência de um seguro, enquanto efetua significativas transferências de renda entre gerações ou, frequentemente, dentro de uma mesma geração. No outro extremo da escala encontra-se a Assistência Social, de caráter não contributivo. Consiste em uma transferência de renda.

Compulsoriedade *versus* Poupança Voluntária
Como o Estado brasileiro aceitou a perda da capacidade laborativa como um risco social a ser assumido, a contribuição para a Previdência Social é obrigatória para todos aqueles que exercem alguma atividade econômica, seja no setor público ou privado. Consiste em uma poupança forçada, imposta ao cidadão para que este possua condições financeiras para manter a sua capacidade de consumo quando não mais possuir capacidade para trabalhar.

Contingências Previsíveis* *versus* Contingências Imprevisíveis**
Os benefícios previdenciários cobrem todos os riscos que impedem o indivíduo de trabalhar, sejam temporários ou definitivos. Alguns riscos são previsíveis estipulados via acordos sociais, por exemplo, idade avançada ou tempo de contribuição. Já as contingências imprevisíveis são situações de fato, como maternidade, desemprego, doenças temporárias ou definitivas, como invalidez ou morte.

Clientela Universal *versus* Clientela Restrita
A clientela da Previdência Social é universal. Além dos empregados nas diversas categorias, incluído aí os trabalhadores avulsos, a legislação previu o segurado especial e os segurados facultativos. A participação destes é voluntária e corresponde aos indivíduos com 16 anos ou mais de idade que se filiem ao RGPS, mediante contribuição, desde que não estejam exercendo atividade remunerada que os enquadrem como segurados obrigatórios ou estejam vinculados a outro regime de Previdência Social.

Taxa de Reposição
As taxas de reposição são muito díspares entre os países e, também, dentro de cada país, dependendo do valor do salário de contribuição, do tempo de contribuição e da categoria de segurado. Na maior parte dos países da OCDE, as taxas de reposição tendem a variar inversamente com o salário anterior. Dadas as evidências de que há uma relação inversa entre a taxa de reposição do benefício e a decisão de o trabalhador permanecer no mercado de trabalho, muitos países da OCDE têm introduzido esquemas de cálculo do benefício que vinculam a taxa de reposição à permanência no mercado de trabalho após a idade mínima para aposentadoria. No caso brasileiro, isto funcionou com o fator previdenciário.

Vínculo Contributivo
No Brasil, o recebimento do benefício é vinculado à contribuição. Alguns países adotam regimes previdenciários custeados pelos tributos em geral.

---
* Idade avançada, tempo de contribuição ou serviço.
** Morte, acidentes, doença – ligados ou não à atividade laboral, desemprego involuntário, responsabilidades familiares.

ASPECTOS BÁSICOS DE CUSTEIO

O financiamento da Previdência Social pode ocorrer pelo sistema de repartição simples ou de capitalização. No sistema da repartição simples, adotado no Brasil, os segurados contribuem para um fundo único, responsável pelo pagamento de todos os beneficiários do sistema. É baseado em um pacto intergeracional, onde os trabalhadores que se encontram em idade contributiva custeiam os benefícios daqueles que já estão aposentados. Mas o benefício de aposentadoria por tempo de contribuição funciona como um tipo de capitalização virtual, em decorrência da aplicação obrigatória de fator previdenciário ao seu cálculo. Atualmente, o regime de repartição tem sido muito criticado, pois é fortemente afetado pelo envelhecimento da população.

A Constituição Federal de 1988 estabelece que o financiamento da Previdência Social advenha de contribuições sociais de fontes diretas. Ou seja, são contribuições advindas do empregado, na forma de descontos sobre o salário ou ganhos do trabalhador, da empresa e da entidade empregadora que incide sobre a folha de salário e demais rendimentos do trabalho, a receita ou o faturamento e o lucro, do trabalhador e dos demais segurados da Previdência Social, e, também, sobre a receita de concursos de prognósticos e dos importadores de bens ou serviços do exterior. O custeio de forma indireta fica a cargo dos orçamentos fiscais da União, dos Estados, do Distrito Federal e Municípios.

BENEFÍCIOS EM VIGOR

Listam-se aqui apenas os benefícios monetários de longo prazo estipulados no sistema de previdência social brasileira. No Regime Geral de Previdência Social, os benefícios a que os segurados fazem jus são:

- *Aposentadoria por idade:* aos 65 anos para homens e 60 para mulheres. Quando instituída, em 1991, o período mínimo de contribuição exigido era de cinco anos tanto para homens quanto para mulheres. Este período foi aumentando paulatinamente e, em 2011, passou para 15 anos.
- *Por tempo de contribuição:* inicialmente tempo de serviço, mas em 1991 passou a ser por tempo de contribuição. Requer 35 anos de contribuição para os homens e 30 para as mulheres. Professores podem se aposentar com cinco anos de contribuição a menos.
- *Aposentadorias especiais:* a depender da natureza da ocupação. Por exemplo, mergulhadores, mineiros e trabalhadores em outras ocupações perigosas e insalubres precisam contribuir apenas 15 anos.
- *Aposentadoria por invalidez a qualquer idade:* são concedidas por acidentes, comprovadamente decorrentes do exercício do trabalho (acidentária) ou previdenciária, concedida independentemente da aferição de sua correlação com o exercício do trabalho.
- *Aposentadoria rural:* o seu requerimento depende da comprovação de trabalho no meio rural e uma idade mínima de 60 anos para homens e 55 para mulheres.
- *Pensões por morte:* as condições de acesso são as mesmas no RGPS e RPPS. Assume-se dependência do cônjuge. Além do cônjuge são elegíveis os filhos menores de 21 anos ou inválidos, pais e irmãos não emancipados, menores de 21 anos ou inválidos. A duração do benefício depende da idade do cônjuge e/ou do filho. O valor do benefício continua sendo 100% do valor da aposentadoria que o segurado recebia ou que teria direito quando se aposentasse. A MP 664 propôs mudanças na fórmula de cálculo do valor do benefício, mas estas não foram aprovadas pelo Legislativo.

Para os servidores ou RPPS:

- Cada ente federado (União, estado ou município) tem o seu regime, por isto é chamado de regime próprio. Mas, em qualquer um, requer-se uma idade mínima de 55 anos para mulheres e de 60 para homens. Requer-se, também, 30 e 35 anos de contribuição, para mulheres e homens, respectivamente.
- Previdência complementar facultativa, custeada por contribuição adicional.

Aposentadorias privadas:

- A cobertura é bastante baixa. Cobre aproximadamente 7,2 milhões de pessoas*, aí incluídos os participantes ativos, os beneficiários e os dependentes.

Benefício de Prestação Continuada (BPC):

- Não é um benefício previdenciário, mas assistencial, pela idade avançada. É destinado a idosos com 65 anos ou mais, condicionado a uma renda mensal domiciliar *per capita* inferior a ¼ do salário mínimo. Foi estabelecido em 1996 em substituição à Renda Mensal Vitalícia, cujas regras eram diferentes, mas beneficiavam um público similar. Embora sejam benefícios assistenciais, financiados pelo Fundo de Assistência Social, são pagos pelo Instituto Nacional do Seguro Social (INSS).

A Figura 1 apresenta a evolução dos benefícios ativos por espécie.

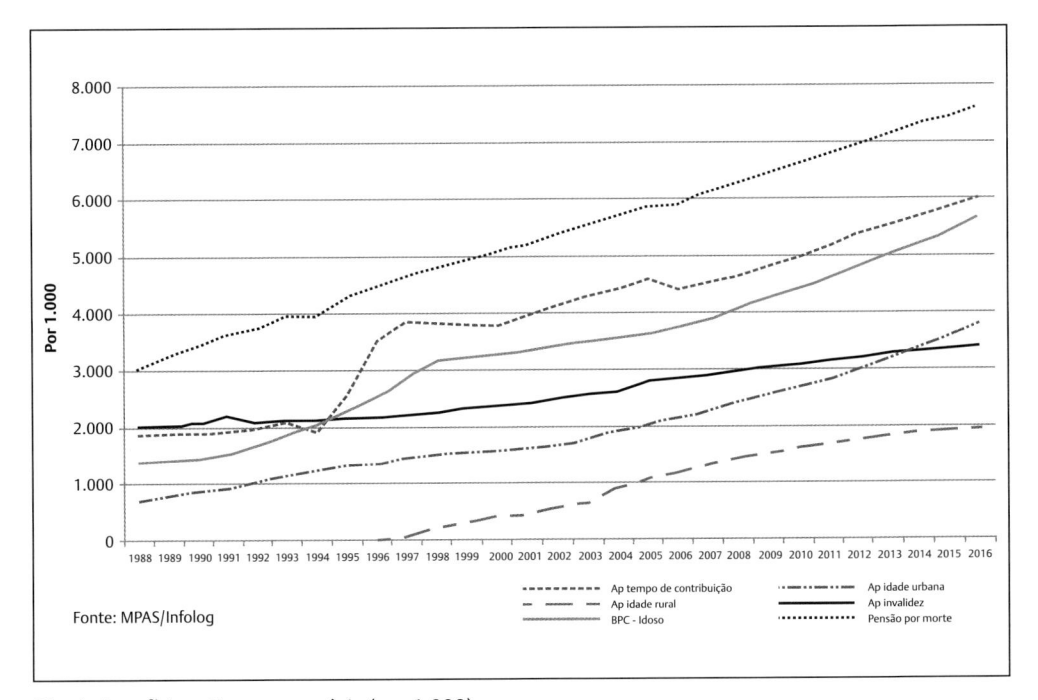

Fig. 1. Benefícios ativos por espécie (por 1.000).

---

* Fonte: Abrapp (2017).

BIBLIOGRAFIA

ABRAPP – associação brasileira das entidades fechadas de previdência complementar. *Consolidado estatístico*, 2017. Disponível em: < http://www.abrapp.org.br/consolidados/forms/allitems.aspx>.

Brasil. *Constituição federal de 1988*. Disponível em: <http://www.planalto.gov.br>.

Camarano AA, Fernandes D. A previdência social brasileira. In: Alcântara AO, Camarano AA, Giacomin K. (Orgs). *Política nacional do idoso: velhas e novas questões*. Rio de Janeiro: Ipea; 2016. p. 265-94.

Oliveira FEB, Beltrão K. *The Brazilian social security system*. Rio de Janeiro: Ipea; 2000. (Texto para Discussão, n. 775).

INFORMAÇÃO EM SAÚDE DA POPULAÇÃO IDOSA

CAPÍTULO 4

Dalia Elena Romero

INTRODUÇÃO

Os objetivos principais deste capítulo são: apresentar as principais fontes de informação epidemiológicas e populacionais, e familiarizar os alunos com pesquisas sobre estudos da saúde dos idosos brasileiros. Pretende-se incentivar a reflexão sobre os insumos que representam a informação e as pesquisas na área de planejamento, gestão e vigilância da saúde dos idosos.

INFORMAÇÃO PARA ESTUDOS EPIDEMIOLÓGICOS NO BRASIL

O conhecimento das condições de saúde da população depende, em grande medida, da realização de estudos e análises das informações disponíveis, especialmente as referentes ao conjunto de indicadores básicos selecionados para acompanhamento periódico. A precisão desse conhecimento, por sua vez, depende da qualidade dos dados gerados nos sistemas de informação de saúde, o que pode estar influenciado por múltiplos fatores técnicos e operacionais. O uso regular desses dados, por serviços e instituições acadêmicas da área de saúde, contribui decisivamente para o progressivo aprimoramento dos sistemas e bases de dados e, consequentemente, para a consistência das análises realizadas.

Sabe-se que as estatísticas vitais, em virtude de seu caráter contínuo e amplitude nacional, assim como pela disponibilidade de relevantes variáveis socioeconômicas e demográficas, constituem fontes de informação privilegiadas para o estudo e monitoramento das condições de saúde dos idosos assim como sobre sua desigualdade.

Sabe-se que as estatísticas vitais, em virtude de seu caráter contínuo e amplitude nacional, assim como pela disponibilidade de relevantes variáveis socioeconômicas e demográficas, constituem fontes de informação privilegiadas para o estudo e monitoramento da desigualdade em saúde. A Lei Orgânica da Saúde (Lei nº 8.080/90) prevê como competência e atribuição comum a União, Estados e Municípios, a organização e coordenação do Sistema Nacional de Informação em Saúde (SNIS). A Política Nacional de Informação e Informática em Saúde direciona-se para o acesso e qualidade da informação em saúde, estando em sintonia com as necessidades decorrentes da heterogeneidade e desigualdade das regiões e municípios brasileiros.

O Sistema de Informações sobre Mortalidade do Ministério da Saúde (SIM) constitui-se na fonte oficial de dados sobre óbitos para a área de saúde no país. Criado em 1976, a partir da implantação do modelo padronizado da declaração de óbito (DO) em todo o território nacional, é importante não só para o atendimento de exigências legais, mas com o objetivo principal de fornecer subsídios para traçar o perfil da mortalidade no país. O SIM/MS contém informações sobre o óbito, tais como: causa básica, data, local e município de ocorrência, assim como informações sobre o indivíduo que faleceu (idade, sexo, grau de escolaridade, ocupação e município de residência). As informações do SIM estão disponíveis no *site* do Datasus do Ministério da Saúde (www.datasus.gov.br).

O Sistema de Informações Hospitalares do SUS (SIH/SUS), gerido pelo Ministério da Saúde, fornece os dados sobre internações hospitalares do SUS. As unidades hospitalares participantes do SUS (públicas ou particulares conveniados) enviam as informações das internações efetuadas por meio da AIH – Autorização de Internação Hospitalar – para os gestores municipais ou estaduais. Estas informações, processadas, geram informe dos serviços prestados, o que constitui uma valiosa base de dados de morbidade hospitalar (www.datasus.gov.br). Entre suas limitações, citam-se: o cadastro é por internação e não por indivíduo, podendo-se ter várias internações do mesmo indivíduo em um determinado ano; o sistema não é universal, pois as internações em hospitais privados não são incluídas; a lógica do sistema é a de pagamento da internação, de forma que precauções devem ser tomadas ao analisar os dados do ponto de vista epidemiológico.

O conhecimento dos censos é fundamental já que constituem a única fonte de informação sobre a situação de vida da população nos municípios e localidades. As realidades locais, rurais ou urbanas dependem dos censos para serem conhecidas e atualizadas. Os censos produzem informações imprescindíveis para a definição de políticas públicas estaduais e municipais e para a tomada de decisões de investimento, sejam eles provenientes da iniciativa privada ou de qualquer nível de governo (http://www.ibge.gov.br/censo/importancia.shtm). Além disso, os censos do Brasil incluem perguntas sobre incapacidades funcionais.

A Pesquisa Nacional de Saúde (PNS) é um estudo de base domiciliar, de âmbito nacional, realizada pelo Ministério da Saúde em parceria com o IBGE em 2013. Tem como objetivo caracterizar a situação de saúde e os estilos de vida da população, bem como a atenção à sua saúde, quanto ao acesso e uso dos serviços, às ações preventivas, à continuidade dos cuidados e ao financiamento da assistência. O tamanho de amostra é de 80.000 domicílios e permitirá a estimação de alguns indicadores no âmbito das Unidades Federativas, capitais e regiões metropolitanas. No morador adulto selecionado, foram feitas aferições de peso, altura, circunferência da cintura e pressão arterial, bem como coleta de sangue para realização de exames laboratoriais para caracterizar o perfil lipídico, a glicemia e a creatinina plasmática. Uma coleta de urina foi feita visando obter dados de função renal e consumo de sal. Os exames laboratoriais foram feitos em uma subamostra de 25% dos setores censitários selecionados no plano de amostragem. A todos os idosos moradores do domicílio foi aplicado um conjunto de perguntas sobre estado funcional. Planeja-se que, em 2019, ocorra a segunda versão da PNS. A partir dessa fonte de informação, tem-se feito diversas pesquisas sobre a saúde do idoso para o Brasil e para diferentes unidades geográficas. Os dados da Pesquisa Nacional de Saúde (PNS) podem ser consultados no Portal eletrônico do DATASUS.

O ELSI-Brasil (Estudo Longitudinal de Saúde dos Idosos Brasileiros) é uma pesquisa longitudinal, de base domiciliar, conduzida em amostra nacional representativa de adultos mais velhos. A pesquisa tem por objetivo examinar os determinantes sociais e biológicos do envelhecimento e suas consequências para o indivíduo e a sociedade. A primeira divulgação de seus dados foi feita em outubro de 2018.

Será apresentada a página do DATASUS e do IBGE no que se refere aos dados disponíveis e suas formas de consulta, assim como os indicadores relevantes sobre envelhecimento e saúde da população idosa que tais *sites* contemplam.

PROBLEMÁTICAS RELEVANTES NA ÁREA EPIDEMIOLÓGICA
Por meio de exemplos mostram-se os principais desafios da pesquisa epidemiológica, o conhecimento da desigualdade espacial e social da saúde, dos fatores de risco, do padrão de morbimortalidade, assim como o financiamento e gasto do setor saúde.

EXEMPLOS DE PESQUISAS EPIDEMIOLÓGICAS SOBRE A SAÚDE DOS IDOSOS
Em aula serão analisados, junto com os alunos, artigos publicados em revistas cientificas da área de saúde pública e epidemiologia que utilizem as fontes de dados secundários para analisar a saúde dos idosos. Serão realizados exercícios para obter os dados e calcular indicadores utilizados no artigo no *site* do DATASUS com o objetivo que o aluno reconheça a grande potencialidade e acessibilidade dos Sistemas de Informação no Brasil.

BIBLIOGRAFIA
Barros MBA. A importância dos sistemas de informação e dos inquéritos de base populacional para avaliações de saúde. *Epidemiol Serv Saúde* [online] 2004;13(4):199-200.
de Gois ALB, Veras RP. Informações sobre a morbidade hospitalar em idosos nas internações do Sistema Único de Saúde do Brasil. *Ciênc saúde coletiva*, Rio de Janeiro, v. 15, n. 6, set. 2010. Disponível em <http://www.scielo.br/scielo.php?script=sci_arttext&pid=S1413-81232010000600023&lng=pt&nrm=iso>.
Lima-Costa MF. Envelhecimento e saúde coletiva: estudo longitudinal da saúde dos idosos brasileiros (ELSI-Brasil). *Rev Saúde Pública* [online] 2018; vol.52, suppl.2.
Organização Pan-Americana da Saúde (OPS) 2005. Informação para decisão de políticas de saúde. Disponível em: < http://www.bra.ops-oms.org/informacao/> Acesso em: 1 ago. 2005.
Romero DE *et al.* Metodologia integrada de acompanhamento de políticas públicas e situação de saúde: o SISAP-Idoso. *Ciênc saúde coletiva* [online] 2018; vol.23, n.8.

NOÇÕES DE EPIDEMIOLOGIA E SUA RELEVÂNCIA PARA A GERIATRIA E GERONTOLOGIA

CAPÍTULO 5

Dalia Elena Romero

INTRODUÇÃO

A epidemiologia é uma ciência de especial relevância para a saúde pública. Tem como o principal objeto o estudo dos problemas de saúde desde uma perspectiva coletiva. É estreita a relação entre a geriatria, gerontologia e epidemiologia. Esta última não apenas ajuda a entender a composição e causalidade das doenças e condições de saúde da população idosa, mas também nos brinda com ferramentas para o planejamento e formulação de políticas de saúde pública em favor do envelhecimento saudável.

CONCEITUAÇÃO DA EPIDEMIOLOGIA

Como afirma Rouquayrol e Goldbaum, não é simples a definição da epidemiologia. Além de ser uma ciência com temática complexa, seu objeto de estudo é dinâmico no tempo. Os primeiros registros da Epidemiologia registram-se na Grécia antiga (ano 400 a.C.) com Hipócrates, o qual tentava explicar as causas das doenças não mais por desígnios dos deuses, mas por razões do meio ambiente (vapores, ares e miasmas). Apenas no século XIX fundamentam-se as bases da epidemiologia com John Snow por ocasião de uma epidemia de cólera em Londres. Snow identifica a rede de processos que determinam a distribuição dessa doença nas condições concretas de vida da cidade londrina. Por muitas décadas, a epidemiologia concentrou-se nos modos de transmissão e o combate das epidemias. Já em inícios do século XX, a melhoria das condições de vida e a transição demográfica nos países desenvolvidos levaram a radicais mudanças na composição das principais causas de morbidade e mortalidade da população. Diversos epidemiologistas contribuíram para incorporar na epidemiologia o estudo de outras enfermidades de caráter não transmissível (doenças cardiovasculares, câncer, diabetes e outras) e, já a partir da segunda metade do século XX, essa ciência passa não apenas a incluir ferramentas estatísticas e metodológicas mais sofisticadas, mas também vai além do binômio saúde-doença e incorpora os determinantes sociais, culturais e contextuais.

Uma definição abrangente e adequada para aplicação no campo da saúde pública é a de J. Last: "Epidemiologia é o estudo da frequência, da distribuição e dos determinantes dos estados ou eventos relacionados à saúde em específicas populações e a aplicação desses estudos no controle dos problemas de saúde." Podemos assim dizer que a epidemiologia contribui com seu método científico com informações sobre as condições de saúde dos idosos e seus determinantes, assim como suas demandas e padrões de uso de serviços de saúde.

USOS DA EPIDEMIOLOGIA

A epidemiologia é uma ciência fundamental na compreensão das mudanças de paradigmas que demandam o envelhecimento populacional. As principais áreas de atuação da epidemiologia são: a pesquisa da Situação de Saúde, a Vigilância Epidemiológica, os Estudos de Natureza Causal, a Avaliação Epidemiológica de Serviços, o subsídio de políticas e estabelecimento das linhas de planejamento dos serviços de saúde. Estudos epidemiológicos, inclusive no Brasil, mostram que doenças e limitações não são consequências inevitáveis do envelhecimento, e que, pelo contrário, temos como desafio o uso de serviços preventivos, melhores condições de vida, eliminação de fatores de risco para alcançar o desejado aumento da população com envelhecimento saudável. Com o envelhecimento da população brasileira, o estudo epidemiológico sobre a evolução da mortalidade e condições de saúde da população idosa tornou-se fundamental para o planejamento das ações na área da saúde. Atualmente, mais de 60% dos óbitos do Brasil a cada ano são de pessoas de 60 anos ou mais.

TIPOS DE ESTUDOS EPIDEMIOLÓGICOS

Os estudos epidemiológicos classificam-se em experimentais e observacionais. As áreas de estudos epidemiológicos do envelhecimento centram-se nestes últimos, os quais podem ser classificados em descritivos e analíticos. Os descritivos buscam responder às perguntas: quando, onde e quem adoece? Permitem estimar a incidência (casos novos) ou a prevalência (casos existentes) de uma doença, fazem uso de fontes secundárias (como as de mortalidade e hospitalizações do SUS) e primárias (dados coletados em pesquisas amostrais), e ajudam na identificação de grupos de alto risco para fins de prevenção e na formulação de hipóteses explicativas. Já estudos analíticos são os delineados para examinar a associação entre exposição a fatores e uma doença ou condição relacionada à saúde. Os principais delineamentos de estudos analíticos são: a) ecológico; b) seccional (transversal); c) caso-controle (caso-referência); e d) coorte (prospectivo).

TRANSIÇÃO DEMOGRÁFICA E EPIDEMIOLÓGICA

A Teoria da Transição Epidemiológica (TE) tem estreita relação com a Transição Demográfica (TD). Entende-se por TE as mudanças ocorridas no tempo dos padrões de mortalidade e morbidade que caracterizam uma população, os quais, em geral, estão relacionados com outras mudanças demográficas, sociais e econômicas. O processo de TE implica na diminuição da frequência de doenças e mortes por causas infecciosas e parasitárias e no aumento das doenças não transmissíveis, de maneira que isso implica na diminuição da mortalidade infantil, no aumento da expectativa de vida e, assim, da proporção de idosos na população. Estima-se que em 1930, no Brasil, as doenças infecciosas e parasitárias foram responsáveis pela morte de quase 50% da população, enquanto que, em 2016, foram de 4,4%. Entre os idosos brasileiros para esse último ano, essa proporção é de 3%, enquanto as causas de morte por doenças do aparelho circulatório correspondem a 38%.*

INDICADORES DA EPIDEMIOLOGIA

Como sinalizado por Jannuzzi em termos gerais, os indicadores são medidas-síntese que contêm informação relevante sobre determinados atributos e dimensões do estado de

---

* Indicadores sobre a saúde do idoso, disponíveis no Sistema de Indicadores para Monitoramento de Políticas do Idoso (SISAP-Idoso). Acesso em novembro de 2018.

saúde, bem como do desempenho do sistema de saúde. A construção de um indicador é um processo cuja complexidade pode variar desde a simples contagem direta de casos de determinada doença, até o cálculo de proporções, razões, taxas ou índices mais sofisticados, como a esperança de vida ao nascer. Serão explicadas as medidas de Prevalência e de Incidência de doenças relevantes para a população idosa, assim como "indicadores-chave" para entender a saúde da população idosa, como a autoavaliação da saúde, taxa de internação de idosos e taxa de mortalidade, segundo as principais causas.

BIBLIOGRAFIA

Jannuzzi PM. *Indicadores sociais no Brasil: conceitos, fontes de dados e aplicações*. 5. ed. Campinas: Alínea; 2012. p. 160

Last JM. *A dictionary of epidemiology*. 3rd ed. Oxford: Oxford University Press; 1995.

Omran AR. The epidemiologic transition: a theory of the epidemiology of the population change. *Milbank Quarterly* 1971;49(4):509-38.

Romero DE *et al*. Prevalência, fatores associados e limitações relacionados ao problema crônico de coluna entre adultos e idosos no Brasil. *Cad Saúde Pública* [*on-line*] 2018; vol.34, n.2.

Rouquayrol MZ, Goldbaum M. Epidemiologia, história natural e prevenção de doenças. In: Rouquayrol MZ, Almeida Filho N. *Epidemiologia e saúde*. 5. ed. Rio de Janeiro: MEDSI; 1999.

Módulo III Políticas de Atenção ao Idoso

MODELOS DE ATENÇÃO À SAÚDE DO IDOSO – DESAFIOS PARA A PRÁTICA ASSISTENCIAL

CAPÍTULO 1

Lívia Pereira Coelho

INTRODUÇÃO

O Brasil experimenta hoje o impacto avassalador das transições demográfica e epidemiológica. Diferente dos países desenvolvidos, onde esses processos ocorreram de forma lenta, a rapidez com que o envelhecimento populacional brasileiro se instalou não permitiu os ajustes necessários no Sistema Único de Saúde e na Saúde Suplementar. O modelo de atenção à saúde atual ainda é uma herança da antiga construção que prioriza as doenças agudas, centrada na atenção hospitalar e no atendimento médico. Esse tipo de modelo, associado à sua extrema fragmentação, contribui não só para o aumento do custo dos sistemas de saúde, quanto para a perda de capacidade funcional dos usuários idosos. O declínio funcional gera o aumento das necessidades, tanto para o indivíduo dependente e sua família quanto para os serviços de saúde e assistência social na avaliação, diagnóstico, tratamento, reabilitação e suporte social.

A capacidade funcional, então, surge como um novo paradigma para o planejamento da saúde do idoso, sendo a manutenção da autonomia e independência as principais metas dos modelos de atenção voltados para esse grupo etário. É nesse contexto que a implementação de um sistema lógico que organize a assistência ao idoso se torna imperativa para o adequado planejamento das ações e alocação de recursos de saúde para essa população.

MODELOS DE ATENÇÃO À SAÚDE DO IDOSO

Antes de conceituar o "modelo de atenção à saúde do idoso", inicialmente é necessário compreender onde ele se encaixa na Rede de Atenção à Saúde (RAS). As RAS são conjuntos de serviços de saúde, vinculados entre si por uma missão única, por objetivos comuns e por ação cooperativa e interdependente, que permitem ofertar uma atenção contínua e integral a determinada população. A atenção à população deve ser coordenada pela Atenção Primária à Saúde (APS) e prestada no tempo certo, no lugar certo, com o custo certo, com a qualidade certa e de forma humanizada.

Quando a rede é voltada para a **população idosa**, são denominadas de Redes de Atenção a Idosos (RAI). As RAI são regidas por um **modelo de atenção à saúde do idoso** e com uma **estrutura operacional** que compreende recursos de saúde e de assistência social, voltados para a assistência integral dessa população.

Assim, os modelos de atenção à saúde do idoso são sistemas lógicos que regem a dinâmica das RAI, de forma a organizar e direcionar o fluxo de usuários em um sistema de saúde, passando pelos seus diversos níveis de complexidade, a partir da estratificação de risco e identificação das demandas dos usuários. A fim de atender toda a complexidade das demandas da população idosa, diversos países implementaram modelos de atenção à saúde do idoso em sua rede de atenção, como é o caso do Canadá, da Espanha, dos Estados Unidos da América e da Inglaterra. Alguns focam a comunicação entre os setores, com a melhoria dos processos de referência e contrarreferência entre os serviços, e outros, mais complexos, priorizam o fornecimento de recursos direcionados às demandas do idoso, a partir do diagnóstico multidimensional e oferta de serviços das áreas da saúde e assistência social (Quadro 1).

Quadro 1. Características de Modelos de Redes Assistenciais Integradas e Coordenadas para Idosos

Modelo	Estrutura	Processos	Resultados
PACE, Estados Unidos da América	Centro-dia (centraliza serviços médicos, sociais e funciona como moradia), paga pelos serviços que não possui	Serviços médicos e sociais com suporte de equipe interdisciplinar. A equipe faz a gestão do caso	Maior uso ambulatorial, menor uso hospitalar, menor tempo de permanência em asilos. Melhor percepção de saúde, qualidade de vida, satisfação com o cuidado e melhor percepção do estado funcional
PRISMA, Canadá	*Home Care*, serviços hospitalares, hospital-dia, centro-dia, serviço social, suporte voluntariado incluindo refeições em domicílio e transporte comunitário	Porta de entrada única, triagem de risco de fragilidade, confirmada por avaliação funcional, gestor de caso, plano de cuidados, prontuário eletrônico	Menor uso hospitalar, aumento da satisfação dos pacientes e cuidadores com a assistência recebida
Guided Care, Estados Unidos da América	Enfermagem treinada, médico de família, equipe multidisciplinar e prontuário eletrônico	Avaliação geriátrica ampla, plano de cuidado, gestão de caso e suporte ao cuidador	Menor uso de serviços domiciliares, hospitalar e serviços especializados de enfermagem. Menor gasto familiar, menos perda funcional e melhor percepção de saúde

Fonte: Veras, 2014.

CONCEITOS ESSENCIAIS PARA A IMPLEMENTAÇÃO DE UMA REDE DE ATENÇÃO AO IDOSO
Como comentado anteriormente, a RAI é constituída por três componentes: a população idosa a ser assistida; o modelo de atenção à saúde do idoso; e a estrutura operacional que irá constituir a RAI.

1. **População idosa assistida:** é conhecida a heterogeneidade da população idosa. Também é fácil chegarmos à conclusão de que um idoso que goza de plena autonomia e independência não necessita dos mesmos recursos de saúde que um idoso com dependência completa para as atividades básicas de vida diária. Partindo dessa premissa, alguns autores propuseram a estratificação da população idosa como forma de se realizar a hierarquização do cuidado a idosos. De um modo geral, os idosos podem ser divididos em três grupos distintos, com características e necessidades diferentes: idosos robustos, com plena autonomia e independência; idosos em risco de fragilização; e idosos frágeis, com declínio funcional instalado.
2. **Modelo de atenção à saúde do idoso:** os modelos de atenção regem a dinâmica da RAI. A partir da estratificação da população acompanhada na APS, pode-se definir a linha de cuidado que o idoso irá seguir, assim como suas metas terapêuticas. A definição das linhas de cuidado permite prever os recursos necessários para sua assistência (Figura 1). Além do levantamento das demandas da população assistida, os modelos de atenção baseiam-se em alguns pontos primordiais: o fortalecimento da APS, que deverá ter ampla abrangência e organizar o fluxo de idosos no sistema de saúde; a coordenação do cuidado por um gerente de caso (*case manager*), que ficará responsável pela elaboração do Projeto Terapêutico Singular (PTS), implementação e conferência das metas assistenciais acordadas; o foco na integração entre os serviços dos diferentes níveis de atenção, por meio da utilização de recursos da tecnologia da informação, entre outros; e, por fim, a utilização de protocolos clínicos e do incentivo ao autocuidado.
3. **Estrutura operacional:** a estrutura operacional de uma RAI são os recursos que a rede de atenção dispõe para que o modelo de atenção funcione, como os serviços de saúde da atenção primária, secundária e terciária, assim como estruturas de assistência social e elementos de apoio e logístico. O importante, portanto, não é a criação indiscriminada de serviços de saúde, mas a oferta coerente de ambulatórios, hospitais, serviços de reabilitação, instituições de longa permanência para idosos etc., de acordo com a necessidade da população assistida. Os sistemas de apoio (diagnóstico e terapêutico, assistência terapêutica e sistemas de informação à saúde) e logístico (sistema de regulação do acesso, prontuário eletrônico, transporte do paciente) perpassam os três níveis de atenção, sendo fundamentais para a ligação entre os pontos da RAI.

DESAFIOS NA PRÁTICA ASSISTENCIAL
Podemos dizer que, hoje, no Brasil, tanto o Sistema Único de Saúde (SUS) quanto a Saúde Suplementar representam sistemas fragmentados de saúde. No primeiro, apesar do crescimento da APS, com o fortalecimento da Estratégia Saúde da Família, os usuários enfrentam principalmente dificuldades no acesso a serviços da atenção secundária e terciária, assim como para a realização de exames. Já na Saúde Suplementar, a oferta de serviços de especialistas e de apoio diagnóstico é, muitas vezes, ampla, mas seus usuários experimentam a falta da organização do cuidado pela APS, cujo acesso é difícil e escasso. Em ambos os casos, a integração do cuidado é mínimo ou simplesmente não existe.

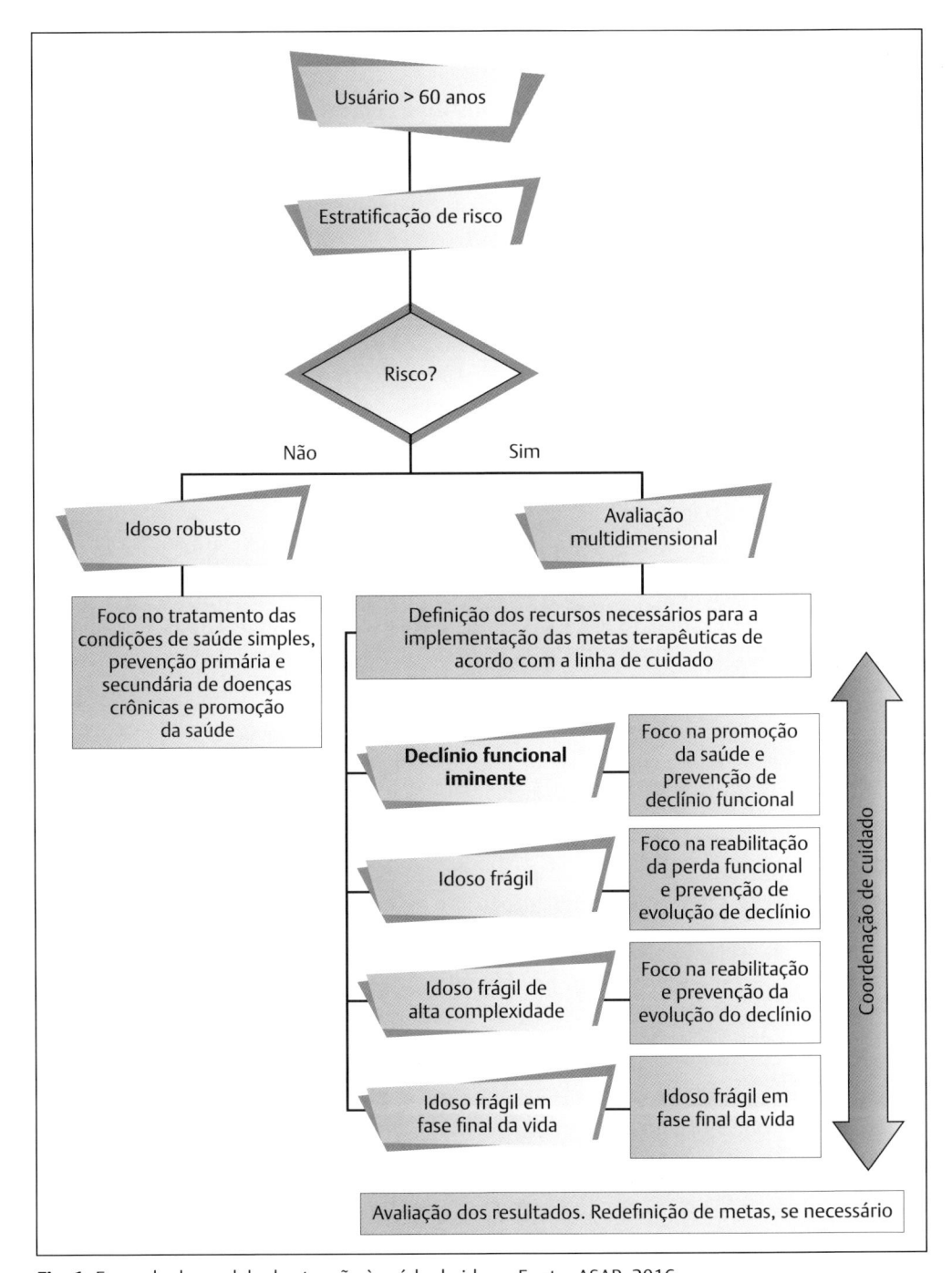

```
                    ┌─────────────────┐
                    │ Usuário > 60 anos│
                    └────────┬────────┘
                             │
                    ┌────────┴──────────┐
                    │Estratificação de risco│
                    └────────┬──────────┘
                             │
                          ╱ Risco? ╲
                       Não ╱      ╲ Sim
              ┌───────────┘        └──────────────┐
       ┌──────┴──────┐                    ┌───────┴────────┐
       │Idoso robusto│                    │   Avaliação    │
       └──────┬──────┘                    │ multidimensional│
              │                           └───────┬────────┘
   ┌──────────┴──────────┐         ┌──────────────┴──────────────┐
   │Foco no tratamento das│        │Definição dos recursos necessários para a│
   │condições de saúde simples,│   │implementação das metas terapêuticas de │
   │ prevenção primária e │        │    acordo com a linha de cuidado       │
   │secundária de doenças │        └────────────────────────────────────────┘
   │ crônicas e promoção  │
   │      da saúde        │
   └──────────────────────┘
```

Fig. 1. Exemplo de modelo de atenção à saúde do idoso. Fonte: ASAP, 2016.

Ramos da avaliação multidimensional:
- **Declínio funcional iminente** → Foco na promoção da saúde e prevenção de declínio funcional
- **Idoso frágil** → Foco na reabilitação da perda funcional e prevenção de evolução de declínio
- **Idoso frágil de alta complexidade** → Foco na reabilitação e prevenção da evolução do declínio
- **Idoso frágil em fase final da vida** → Idoso frágil em fase final da vida

Coordenação de cuidado

Avaliação dos resultados. Redefinição de metas, se necessário

Os sistemas fragmentados de saúde não só levam ao aumento do custo operacional para as organizações que os gerem, pela utilização inadequada dos recursos, como resultam na perda da capacidade funcional dos usuários idosos acompanhados. O declínio funcional, por sua vez, como uma bola de neve, acarreta em maior probabilidade e tempo de internações, maior utilização de serviços da rede secundária e terciária, maior mortalidade e mais gastos para o paciente, família e para o sistema.

CONSIDERAÇÕES FINAIS

Os desafios para a superação dos modelos vigentes são grandes, mas não impossíveis. Cabe a nós, profissionais de saúde, gestores e usuários, apontarmos a necessidade de mudança, até porque, com a implantação das redes de atenção à saúde, todos saem ganhando.

BIBLIOGRAFIA

Aliança para a Saúde Populacional (ASAP). *Gestão de saúde populacional: envelhecimento ativo*. Rio de Janeiro: ASAP; 2016. Disponível em: <http://asapsaude.org.br/>. Acesso em 13 out. 2018.

Coelho LP. Limites e potencialidades da assistência ao idoso na atenção primária à saúde: o caso de Piraí, Rio de Janeiro, RJ. 2015. Dissertação (Mestrado em Ciências Médicas) – Universidade do Estado do Rio de Janeiro, Rio de Janeiro.

Mendes EV. *As redes de atenção à saúde*. Brasília, DF: Organização Pan-Americana da Saúde; 2011. p. 549.

Moraes EN. *Atenção à saúde do idoso: aspectos conceituais*. Brasília, DF: Organização Pan-Americana da Saúde; 2012. p. 98

Veras, RP. *et al*. Integração e continuidade do cuidado em modelos de rede de atenção à saúde para idosos frágeis. *Rev Saúde Pública* 2014;48(2):357-65.

QUALIDADE EM SERVIÇOS DE SAÚDE – ALGUMAS METÁFORAS

CAPÍTULO 2

Sérgio Baptista Dantas

"O freguês pode escolher o carro na cor que desejar, desde que seja preto".
Henry Ford

INTRODUÇÃO

As palavras de Henry Ford acima soariam impróprias para os dias de hoje. A metáfora de uma colmeia em produção, como resultado do esforço diligente, ininterrupto e cotidiano dos seus componentes conforma-se com uma organização hospitalar comprometida com a qualidade na prestação de serviços em saúde. Tal qualidade é diligente por ser consequência de um trabalho aplicado e cuidadoso de todos os seus componentes. Numa visão sistêmica, o "todo" e a "totalidade" são fundamentais para a qualidade na prestação de serviços. Tal comprometimento precisa permear todas as pessoas, tarefas e atividades.

Aqui não se pretende discutir a capacidade técnica e as habilidades dos profissionais prestadores de serviços de saúde. Profissionais, como médicos, enfermeiros, fonoaudiólogos, fisioterapeutas e outros, são considerados, pela literatura, como trabalhadores de empresas profissionais. A técnica e as habilidades necessárias à prestação de serviços fazem parte da própria formação desses profissionais que as refinam no cotidiano da organização hospitalar.

O que se pretende discutir aqui é a forma como estes serviços são entregues aos pacientes. Imagine a seguinte situação: o paciente procura por um atendimento dentário e lhe é indicado um prédio na zona sul do Rio de Janeiro, com dezenas de gabinetes dentários. Ao chegar ao endereço ele, aleatoriamente, escolhe seu consultório. Ele poderia ter escolhido qualquer um das centenas de consultórios dentários ali existentes. Escolheu o seu. Isto é uma dádiva divina! Você não tem o direito de perdê-lo. Não tem razão para não fidelizá-lo por conta de um mau atendimento, que, geralmente, começa com o pessoal da linha de frente, responsável pela ligação entre a empresa e o cliente, do qual falaremos mais adiante.

Podemos definir o produto como algo concreto ou abstrato que satisfaz as necessidades e os desejos dos consumidores. É a produção central (um serviço ou um bem fabricado) realizada por uma empresa.

Um ato ou desempenho que cria benefícios para clientes por meio de uma mudança desejada pelo destinatário do serviço. É também um conjunto de atividades realizadas por alguém ou por uma empresa para responder às expectativas e necessidades do cliente. Os serviços apresentam atributos especiais, como, por exemplo, seus resultados são realizações intangíveis. Há maior envolvimento dos clientes no processo de produção. Há maior variabilidade nos insumos e produtos operacionais. É também de difícil avaliação pelos clientes.

DEFININDO QUALIDADE

A definição de qualidade depende do contexto em que se aplica. É produto de várias percepções por se tratar do alto grau de subjetividade e complexidade. Garvim define a qualidade pelas seguintes abordagens:

A) **Abordagem transcendental:** vê a qualidade como sinônimo de excelência inata. A reputação do produto no mercado e sua marca. O reconhecimento ocorre pela experiência. Está relacionada com a beleza, o gosto e o estilo do produto. Nas palavras de Garvim, um carro Rolls Royce é um carro de qualidade indiscutível. Um relógio de qualidade é um Rolex. Nessa abordagem, a qualidade é definida como absoluta.
B) **Baseada na manufatura:** nesta abordagem, a preocupação é produzir conforme as especificações para garantir a qualidade.
C) **Baseada no usuário:** assegura que o produto ou serviço está adequado ao seu objetivo. Preocupa-se com as especificações ao consumidor. A qualidade está naquele produto que melhor atende às necessidades e expectativas dos consumidores no momento que eles desejam. Reflete uma visão subjetiva da qualidade e enfrenta dois problemas: Como agregar ao produto preferências individuais altamente variáveis? Como distinguir atributos de um produto que sinalizem a qualidade percebida pelos consumidores?
D) **Baseada no produto:** o bem ou serviço tem todas as características requeridas pelo cliente. O bem possui algo que lhe acrescenta valor, que os produtos similares não possuem. É uma variável mensurável como: torque de motor de automóvel – de 0 a 100 quilômetros em 10 segundos. Automóvel consumindo 1 litro de combustível em cada 25 quilômetros rodados, etc.
E) **Baseada em valor:** a qualidade é definida em termos de custos e preços. A qualidade deve ser percebida em relação a preço.

QUALIDADE EM SERVIÇOS

"O consumidor escolhe o modelo e a cor, e nós fabricamos o carro".
Alfred Sloan

A resposta à Ford, pela General Motors, na figura de Alfred Sloan, já mostra o reconhecimento da força do consumidor. Em realidade, o termo "qualidade em serviços" é produto de uma evolução natural da preocupação com a qualidade ao longo dos tempos. Uma preocupação, a princípio centrada no bem, que, com o passar do tempo, centra-se na qualidade em serviço. O conceito de qualidade, inicialmente associado à definição de conformidade às especificações no ato de produzir, evolui posteriormente, até chegar à visão da satisfação do cliente, senão vejamos:

A) No início da produção em larga escala de produtos padronizados, por meio de linhas de montagem, no século XX, o conceito de qualidade restringia-se ao que era considerado apenas como setor de "inspeção e retrabalho". Inspecionava-se o produto acabado para decidir se ele seria enviado ao cliente ou passaria por um retrabalho.
B) Ao final da Segunda Guerra Mundial, com a ascensão da indústria aeronáutica, o conceito de qualidade evolui para o "controle estatístico do processo". Segurança e zero defeito.
C) O conceito evolui para "sistematização da qualidade", com a criação de manuais de qualidade para garantir os níveis de qualidade já atingidos.

```
┌─────────────────────────────────────────────────────┐
│  ┌──────────────────┐      ┌──────────────────────┐ │
│  │ Qualidade técnica│      │ Qualidade funcional  │ │
│  │ (o modo de fazer)│      │ (o modo de entregar) │ │
│  └──────────────────┘      └──────────────────────┘ │
│            └──────────┬──────────┘                  │
│              ┌────────────────┐                     │
│              │ Qualidade total│                     │
│              └────────────────┘                     │
│                      ↓                              │
│              ┌────────────────┐                     │
│              │Imagem da empresa│                    │
│              └────────────────┘                     │
└─────────────────────────────────────────────────────┘
```

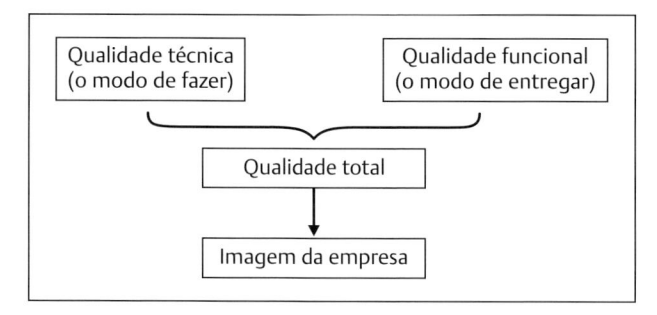

Fig. 1. A qualidade total e seu impacto na imagem da empresa.

D) Finalmente, já na década de 1960 do século passado, com a ampliação do mercado global e um maior número de pessoas efetivamente ocupadas em atividades de serviços, surge a qualidade total.

A presença ou ausência da qualidade impactará positiva ou negativamente os resultados da empresa (Fig. 1).

ATRIBUTOS DOS SERVIÇOS

A subjetividade da qualidade na prestação de serviços é um complicador para a definição da especificação na hora da prestação. Para uma cirurgia ortopédica, por exemplo, imagina-se que o cirurgião considera bom aquele procedimento em que sua realização ocorre sem maiores problemas e com a rápida recuperação do paciente. Para essa mesma cirurgia, um fisioterapeuta a considerará boa se o paciente consegue recuperar 100% da sua capacidade de movimentação depois do tratamento. Se considerarmos o olhar do administrador hospitalar, este certamente entenderá como um procedimento bom se este estiver dentro dos limites econômicos estabelecidos, sem complicações caras. Olhares diferentes sobre um mesmo procedimento visto por óculos diferentes trazem percepções diversas sobre um bom ou mau procedimento.

Então, para que prestar serviços de saúde com qualidade? Para encantar o cliente. Para que, encantado, ele volte. Para que ele sinta prazer em te recomendar. Para você ser o referencial do mercado e, finalmente, para que sua empresa seja desejada por funcionários e candidatos.

Utilizando agora a metáfora do iceberg e partindo do princípio de que a maior parte do mesmo (89%) fica submersa, podemos aceitar que a parte visível da qualidade, portanto não submersa, é formada por: objetivos, tecnologia, estrutura, competências e equipamentos. É a parte mais fácil de oferecer e reconhecer quando não está atendendo as expectativas. A parte submersa, de maior dificuldade em perceber sua carência, é formada por: normas de conduta da organização, cultura organizacional, clima organizacional, conflito e cooperação institucional, poder e política e, finalmente, ética e valores organizacionais.

Nesse ponto cabe uma pergunta: Quem é o responsável por fazer qualidade? Seria todo mundo? Alguém? Qualquer um? Ninguém? Vejamos a história de um trabalho que deveria ser feito por uma dessas quatro pessoas.

"**Todo mundo** pensou que **qualquer um** poderia fazer qualidade, mas **ninguém** imaginou que **todo mundo** não faria. No fim, **todo mundo** culpou **alguém** quando **ninguém** fez o que **qualquer um** poderia ter feito".

METÁFORA DA CORRENTE
A qualidade é responsabilidade de todos. Assim, outra forma metafórica de ver a qualidade e a responsabilidade de seus membros é por meio de uma corrente. Todos sabem que o ponto fraco de uma corrente é o seu elo mais fraco. Uma corrente é tão forte quanto o seu elo mais fraco. Ele é que determina o quanto e onde a corrente arrebenta. O sucesso depende de todos os elos e ninguém quer ser o elo mais fraco dentro da organização.

CARACTERÍSTICA DO PESSOAL DA LINHA DE FRENTE
As pessoas mais importantes em uma organização comprometida com a qualidade são aquelas que formam a linha de frente. Profissionais da linha de frente têm o primeiro contato com o cliente. São poderosos. Tal contato pode se dar em todos os meios disponíveis na mídia. Têm a capacidade de fidelizar ou perder o cliente.

Alguns atributos são essenciais para o profissional da linha de frente, como: flexibilidade para se ajustar as necessidades dos clientes; tolerância à ambiguidade; habilidade para monitorar e mudar de comportamento de acordo com as situações; empatia pelo cliente.

Uma última metáfora se faz necessário. Pense numa grande e infinita autoestrada. Uma daquelas que não têm ponto de chegada. Dá a impressão que não termina nunca. Isso é exatamente igual ao comportamento das empresas comprometidas com a qualidade. A qualidade não tem linha de chegada. Ela é um processo em construção, necessariamente contínuo, cumulativo e coletivo.

CONSIDERAÇÕES FINAIS
Finalmente, tenha claramente a noção de que para o cliente **você é a empresa**. Quando ele quer desqualificar a empresa ele não se referirá a você, como atendente. Ele usará toda sua ira contra a empresa e não contra você. Isso quer dizer que você carrega sua empresa no ombro. Ao travar contato com o cliente, você está representando a empresa como um todo. Não se esqueça de pedir desculpas quando errar. Ao final das contas, *Herrar é umano*.

BIBLIOGRAFIA
Slack N, *et al. Administração da produção*. São Paulo: Atlas; 1997.
Carlzon J. *A hora da verdade*. Rio de Janeiro: Cop; 1993.
Fitzsimmons AJ, Fitzsimmons JM. Administração de serviços. Operações, estratégia e tecnologia de informação. 2. ed. Porto Alegre: Bookman; 2000.

ORGANIZAÇÕES DE MANUTENÇÃO DA SAÚDE (HMOS) E GERENCIAMENTO DA ASSISTÊNCIA À SAÚDE (*MANAGED CARE*)

Leigh Jonathan Passman

O ADVENTO DO MODELO DE MANUTENÇÃO DA SAÚDE *(HEALTH MAINTENANCE)*

Nos anos 1970, nos Estados Unidos da América (EUA), defensores da promoção da saúde e da Medicina Preventiva promoveram um modelo de assistência que ficou conhecido como *health maintenance* (manutenção da saúde). Novos tipos de operadoras de planos de saúde (OPS) chamados *Health Maintenance Organizations* – HMOs (Organizações para a Manutenção da Saúde) surgiram para colocar essas ideias em prática. Esse modelo propunha intensificar os cuidados primários com ênfase na prevenção e promoção da saúde, por meio de mudanças de hábitos (dieta saudável, abandono do fumo, prática da atividade física) e tratamento continuado de doenças crônicas.

    Os HMOs introduziram outras inovações importantes. Em primeiro lugar, determinaram que todos os assegurados ou beneficiários do plano de saúde teriam de escolher um médico para prestação da assistência primária. Esse médico (normalmente um clínico geral ou geriatra para adultos, um ginecologista-obstetra para gestantes e pediatra para as crianças, ou médico formado em Medicina de Família) conheceria o histórico do paciente e seria o primeiro médico a quem esse paciente recorreria com queixas novas. Além disso, esse médico deveria ser capacitado para resolver a maioria dos problemas, fazendo com que o encaminhamento a um especialista só ocorresse em caso de real necessidade. No momento da inscrição, o paciente aceitaria receber assistência somente de profissionais credenciados pelo plano, abrindo mão da livre escolha de médico.

    Outra revolução empreendida pelos HMOs foi o método de remuneração dos médicos responsáveis pelo atendimento primário. Os HMOs introduziram a "capitação." Em vez de pagar honorários por cada serviço prestado, os médicos generalistas passaram a receber um pré-pagamento fixo e mensal para cada paciente na sua carteira, para quem proporcionassem todo o atendimento médico primário necessário. Segundo o modelo de manutenção da saúde, os médicos ganham para manter o paciente saudável e fora do hospital. Na remuneração por capitação, o médico recebe o mesmo pagamento mensal para cada paciente cadastrado como seu, independente de este paciente ter sido examinado por ele uma vez, cinco vezes ou mesmo nunca.

    Como seria de esperar num sistema novo, ocorreram problemas e abusos. Alguns pacientes se ressentiram de ter de consultar primeiro seu médico responsável pelos cuidados primários, em vez de ir direto para um especialista. Outros se queixaram de que a agenda do médico designado para eles estava sempre cheia e, por esse motivo, não conseguiram marcar uma consulta dentro de um prazo razoável. Os médicos, por sua vez, reclamavam que os pacientes queriam vê-los pelos motivos mais banais, o que só contribuía para lotar a agenda.

Enquanto médicos, hospitais e planos de saúde convencionais se ajustavam à concorrência dos HMOs e a remuneração pela capacitação, o governo federal – já o maior comprador de serviços de saúde no país – começou a buscar maneiras de reduzir despesas por meio de regulamentação. Inicialmente, o governo tentou reduzir a duração das hospitalizações dos idosos pagos por Medicare ao obrigar os hospitais a instituírem a *utilization review*, uma espécie de auditoria hospitalar, mas esta fiscalização se revelou polêmica e pouco eficaz.

ESTABELECIMENTO DE PREÇOS PELO GOVERNO

Em meados da década de 1980, após o fracasso da *utilization review*, o Congresso dos Estados Unidos impôs uma forma radical para pagamento das internações dos beneficiários do Medicare. O governo estabeleceu 468 *Diagnosis Related Groups – DRGs* para classificar as internações, com base no diagnóstico primário do paciente e nos principais procedimentos realizados durante a internação. O governo pagava um valor distinto para cada DRG, independente do tempo que o paciente permanecesse internado e dos recursos utilizados. Essa forma de pagamento – conhecido no Brasil como "pacote" – estimula os hospitais a reduzirem a duração de cada internação, recompensando aqueles hospitais que conseguissem maior rotatividade os seus leitos. A pressão para antecipar a alta hospitalar gerou, então, maior demanda por serviços de *home care*.

Nos anos seguintes, outras operadoras de planos de saúde adotaram as inovações introduzidas pelos HMOs, e geraram variações do modelo que passou a ser conhecido como *Managed Care*.

Managed Care

O *Managed Care* – Gerenciamento da Assistência à Saúde – é algo tão mal compreendido no Brasil que adquiriu até um *status* de proscrito. Muitos profissionais de saúde usam o termo sem realmente saber o que ele significa. O *Managed Care* baseia-se no paradigma segundo o qual a especialização médica e a tecnologia se tornaram tão complexas que o paciente não consegue navegar sozinho pelo labirinto dos serviços à saúde. Defensores do *Managed Care* partem da premissa de que o plano de saúde e, especialmente, o médico primário precisam ser pró-ativos na orientação do paciente. Além disso, como a tecnologia tornou os serviços muito mais caro e sofisticados, não convém deixar os pacientes circularem sozinhos nessa seara e utilizarem recursos médicos sem critério.

O *Managed Care* é um modelo de assistência à saúde que incorpora todos os ideais de *health maintenance*. Entretanto, acrescenta uma série de regras, restrições e incentivos para que os pacientes procurem serviços preventivos e curativos mais indicados para a promoção ou recuperação da saúde ao custo mais baixo. Ao mesmo tempo, impõe restrições ou copagamentos para desestimular pacientes a recorrer a serviços desnecessários ou cujo benefício é duvidoso.

A emergência de conflitos é inevitável quando médicos e pacientes se recusam a aderir às contingências do modelo ou a determinadas regras e restrições que limitam suas opções ou senso de autonomia.

Além das características descritas acima, associadas ao modelo de manutenção da saúde – médico generalista, prevenção e promoção da saúde, acompanhamento regular, capitação –, o *Managed Care* compreende também gestão de doenças, gerenciamento de casos, gestão de benefícios farmacêuticos, diretrizes vinculadas à Medicina Baseada em Evidências, copagamentos e outras formas de coparticipação financeira.

ATENÇÃO BÁSICA À SAÚDE NO BRASIL NO SISTEMA ÚNICO DE SAÚDE E NA SAÚDE SUPLEMENTAR

Com a Constituição do Brasil de 1988 e a Reforma de Saúde no Brasil veio a implantação do Sistema Único da Saúde. O desenho hierárquico e descentralizado visado pelos arquitetos do SUS foi racional na teoria, mas deixou de reconhecer as tendências enraizadas ao longo de décadas na educação médica brasileira na oferta de residências e pós-graduações, promovendo especialização, cada vez mais estreita, e a prestação dos serviços clínicos, cada vez mais fragmentada.

Além da Política Nacional de Promoção da Saúde (PNPS), há Políticas Nacionais de Saúde e de Atenção Integral à Saúde voltadas à saúde dos chamados segmentos populacionais, incluindo da criança (PNAISC), de adolescentes e jovens, da pessoa idosa, das mulheres (PNAISM), do homem, da pessoa com deficiência, dos povos indígenas, e do trabalhador, entre outros.

Os gestores do sistema tripartite entenderam que a Atenção Básica à Saúde seria a estrutura de base do atendimento do SUS e a porta de entrada. Porém, a escassez de médicos generalistas – com a formação e o treinamento necessário – e ainda dispostos a prestar a atenção básica foi logo percebida.

Em tempo, o governo federal adotou a Estratégia Saúde da Família (ESF) como estratégia prioritária de expansão, consolidação e qualificação da Atenção Básica. O Ministério da Saúde estabeleceu incentivos e repasses às Secretarias Municipais de Saúde para apoiar a capacitação de uma nova geração de profissionais de saúde para formar as equipes multidisciplinares de Saúde da Família/Atenção Básica.

Apesar da Política Nacional de Atenção Básica contemplar a pessoa idosa, as residências em saúde da família e comunitária e os programas de capacitação dos demais profissionais de saúde para formar equipes da Estratégia de Saúde da Família (ESF) têm tanto conteúdo para ensinar, que o conteúdo teórico e prático dedicado a geriatria e gerontologia acabaram sendo modesto.

Nos últimos vinte anos, o segmento populacional do idoso cresceu muito, e, com este crescimento, a procura pelos idosos por assistência no SUS tem sido cada vez maior. E como a Atenção Básica é a porta de entrada no SUS para pacientes de todas as idades, as equipes da ESF têm recebido um fluxo grande de pacientes da terceira idade, proporcionado bastante experiência prática para os médicos residentes, treinando nestes ambientes e contribuindo, de modo geral, para a formação humana em geriatria e gerontologia no Brasil.

Apesar desta expansão do atendimento ao idoso no contexto da Atenção Básica no Sistema Único de Saúde (SUS), a incorporação da Atenção Básica na Saúde Suplementar pelas operadoras tem sido muito mais lenta e tímida.

Reconhecendo a fragmentação da assistência na Saúde Suplementar, consequência, em parte, da falta de acesso à Atenção Básica, a Agência Nacional de Saúde Suplementar (ANS), autarquia federal responsável pelo licenciamento e pela regulamentação dos operadores de planos de saúde (OPS) no Brasil, resolveu tomar medidas para mudar este cenário na saúde suplementar.

Em dezembro de 2018, a ANS promulgou a Resolução Normativa Nº 440, estabelecendo o Programa de Certificação de Boas Práticas (PCBP) em Atenção à Saúde de Operadoras de Planos Privados de Assistência à Saúde. O PCBP possui o objetivo de induzir a melhoria do acesso à rede prestadora de serviços de saúde, a qualidade da atenção à saúde e a experiência do beneficiário.

A Política Nacional de Atenção Básica considera os termos Atenção Básica (AB) e Atenção Primária à Saúde (APS) como termos equivalentes. A ANS adotou o termo Atenção Primária à Saúde (APS), e elaborou uma "carteira de serviços em Atenção Primária à Saúde", desenvolvida com base, principalmente, nas carteiras de serviços "elaboradas pelas Secretarias Municipais de Saúde dos municípios de Florianópolis, Natal, e Rio de Janeiro" para Atenção Básica no SUS. Para a Atenção do Adulto e do Idoso são enumerados 34 serviços, entre eles "identificação, diagnóstico, manejo e acompanhamento dos problemas geriátricos os mais comuns."

O PCBP é voluntário. A adesão das OPS ao programa pode ser um dos primeiros passos para um modelo de assistência à saúde na saúde suplementar brasileira nos moldes do que foi implantado pelos *Health Maintenance Organizations* nos EUA, melhorando acesso e a qualidade da assistência de todos os beneficiários, mas especialmente o beneficiário idoso, o segmento populacional com maior utilização dos serviços de saúde suplementar. A formação humana em Geriatria e Gerontologia voltada para a Atenção Primária à Saúde do Adulto e do Idoso é fundamental, tanto no SUS quando na Saúde Suplementar.

BIBLIOGRAFIA

ANS/DIDES/GEEIQ. Carteira de serviços em atenção primária à saúde, 2018.
Draper DA, *et al.* The changing face of managed care. *Health Affairs* 2002;21(1):11-22.
Dudley RA, Luft HS. Managed care in transition. *N Engl J Med* 2001 Apr. 5;344:1087-92.
Inglehart JK. Changing health insurance trends. *N Engl J Med* 2002 Sep.19;347:956-62,1092.
Ministerio da Saúde. Política nacional de atenção básica. Brasília, 2012.

DESAFIOS ATUAIS – POLÍTICA NACIONAL DE SAÚDE DO IDOSO, CONCEITOS E PRÁTICAS ASSISTENCIAIS

CAPÍTULO 4

Renato Peixoto Veras

INTRODUÇÃO

O envelhecimento é, em grande parte, um desafio do mundo atual, que afeta tanto os países ricos quanto os pobres. O processo de envelhecimento da população mundial tem as suas origens enraizadas nas transformações econômico-sociais vividas pelas nações desenvolvidas no século passado, e que, no entanto, só produziram modificações significativas nas suas variáveis demográficas, nos países do terceiro mundo, nas últimas décadas do século XX.

O crescimento demográfico da população idosa brasileira exige a preparação adequada do País para atender às demandas das pessoas na faixa etária de mais de 60 anos de idade. Essa preparação envolve diferentes aspectos que dizem respeito desde a adequação ambiental e o provimento de recursos materiais e humanos capacitados até a definição e a implementação de ações de saúde específicas.

A mudança no perfil epidemiológico, no Brasil, decorrência da emergência da população de mais de 60 anos, vem acarretando grandes despesas na área da saúde, em particular com tratamentos médicos e hospitalares. Ao mesmo tempo configura-se num desafio para as autoridades sanitárias, em especial no que tange à implantação de novos modelos e métodos para o enfrentamento do problema. O idoso consome mais serviços de saúde, as internações hospitalares são mais frequentes e o tempo de ocupação do leito é maior do que o de outras faixas etárias. Em geral, as doenças dos idosos são crônicas e múltiplas, perduram por vários anos e exigem acompanhamento médico e de equipes multidisciplinares permanentes e intervenções contínuas.

Estudos têm demonstrado que o idoso, em relação às outras faixas etárias, consome muito mais recursos do sistema de saúde e que este maior custo não reverte em seu benefício. O idoso não recebe uma abordagem médica ou psicossocial adequada nos hospitais, não sendo submetido também a uma triagem rotineira para fins de reabilitação.

A abordagem médica tradicional do adulto hospitalizado – focada em uma queixa principal e o hábito médico de tentar explicar todas as queixas e os sinais por um único diagnóstico, que é adequada no adulto jovem – não se aplica em relação ao idoso.

A maioria das doenças crônicas que acometem o indivíduo idoso tem, na própria idade, seu principal fator de risco. Envelhecer sem nenhuma doença crônica é mais exceção do que regra. No entanto, a presença de uma doença crônica não significa que o idoso não possa gerir sua própria vida e encaminhar o seu dia a dia de forma totalmente independente.

ASSISTÊNCIA DOMICILIAR

Entre os serviços alternativos, a assistência domiciliar deverá estar incluída, obrigatoriamente, como importante ferramenta. A adoção de tal medida constituirá estratégia importante para diminuir o custo da internação, uma vez que assistência domiciliar além de ser menos onerosa, quando comparada com a internação hospitalar, é mais bem aceita pelo idoso. A percepção do idoso, quando internado no hospital, é da possibilidade da morte, e, na sua casa, no seu quarto, com os seus familiares, o idoso sente-se muito mais protegido.

É importante observar que o avanço tecnológico das últimas décadas permitiu a miniaturização e automação de equipamentos de alta tecnologia, como os respiradores mecânicos, as bombas de infusão, as máquinas de diálise e os equipamentos de administração de medicamentos, permitindo que eles pudessem ser mais simples e de mais baixo custo. Pode-se, portanto, transferir parte da parafernália hospitalar para o interior da residência do doente. Procedimentos cirúrgicos que demandavam vários dias de internação hoje são realizados em consultórios/ambulatórios ou foram reduzidos à metade do tempo, ou menos, trazendo mais conforto para o paciente, reduzindo as chances de infecção hospitalar, além de uma conta menor para o pagador. Esses fatores levam a uma menor utilização do hospital e a consequente ampliação dos procedimentos realizados no lar – *home care*.

Os bons hospitais serão sempre necessários. Além do mais, nem todos os pacientes e residências são elegíveis para o tratamento domiciliar. Não faz sentido, portanto, passar para uma concepção niilista em relação aos hospitais, desqualificando-os *in totum*. O que não é razoável é transformarmos os hospitais em porta de entrada do sistema de saúde, quando a medicina contemporânea mostra que esse modelo, além de ser muitíssimo mais caro, é também mais ineficiente, e, por esses motivos, tende a ficar restrito a indicações precisas. Com a ampliação da população idosa, a modalidade do cuidado domiciliar tende a acompanhar esse crescimento. O idoso, com suas múltiplas patologias e almejando ter sua vida o menos possível conturbada, na imensa maioria das vezes, opta pelo tratamento domiciliar, pois ele se sente muito mais protegido na sua casa, no seu quarto e com os seus familiares.

No Brasil, a discussão sobre a "desospitalização" começa a ganhar corpo, a redução da oferta de leitos hospitalares vai ao encontro de uma tendência mundial, cada vez mais marcante, de desospitalização. Na economia da saúde dos Estados Unidos, a demanda hospitalar vem experimentando dramático recuo. Naquele país, em poucos anos, os leitos ocupados despencaram de em mais de um milhão de camas. Apostar em instalações e espaços para tratamentos ultraespecializados em hospitais é ir contra uma tendência que indica claramente ser o hospital uma instituição reservada para casos cirúrgicos ou para intervenção nos casos agudos, permitindo a transferência o mais breve possível para unidades intermediárias, como, por exemplo, a assistência domiciliar (*home care*).

O modelo assistencial com base na atuação de múltiplos especialistas e no uso intensivo de exames complementares está esgotado. É por esse motivo que a definição de um médico responsável pelo paciente, com alta capacidade resolutiva, torna-se elemento fundamental para o sucesso dos sistemas de saúde.

Tornou-se lugar-comum, aceito por todos, falar da necessidade de se organizar uma porta de entrada para o sistema. Cabe, no entanto, observar que o médico responsável pela entrada do paciente no sistema pode ter características e funções distintas, dependendo do modelo a ser implementado. Por exemplo, o médico da porta de entrada que segue a lógica do modelo inglês possui uma boa formação generalista e, por esse motivo, tem alta capacidade resolutiva, permitindo estabelecer uma fidelização do paciente com o referido profissional. Já, no modelo americano, a porta de entrada tem como característica um serviço de triagem, visando a um melhor encaminhamento para o médico especialista. É contraditório propor o modelo de porta de entrada fundamentado na lógica do médico especialista.

Quanto mais médicos, exames e intervenções, maior a probabilidade de iatrogenia e a consequente piora do quadro de saúde do usuário. O modelo de múltiplas escolhas não é apenas mais caro, mas também pior do ponto de vista da relação paciente-médico e da resolubilidade dos problemas de saúde.

CONSIDERAÇÕES FINAIS

A pergunta a ser formulada é: como lograr realizar essa transformação de modelo. É hora de mudança e o propósito deste texto é sensibilizar os alunos do curso de especialização em Geriatria e Gerontologia para a necessidade de novos modelos. A partir das evidências que vêm traduzindo o processo de transformação em curso no setor saúde, uma ênfase especial deve ser dirigida ao cuidado do paciente com doença crônica, na sua imensa maioria, pertencente à faixa etária dos idosos. A proposta-chave para este grupo é postergar o início da doença, ou seja, desenvolver estratégias que visem levar a vida para o limiar mais próximo possível do limite máximo da espécie humana.

BIBLIOGRAFIA

Oliveira MR, Veras RP, Cordeiro HA, Pasinato MT. A mudança de modelo assistencial de cuidado ao idoso na saúde suplementar: identificação de seus pontos-chave e obstáculos para implementação. *Physis* 2016;26(4):1383-94.

Oliveira M, Veras R, Cordeiro H. Supplementary health and aging after 19 years of regulation: where are we now? *Rev Bras Geriatr Gerontol* 2017 Oct; 20(5):624-33.

Veras RP, Oliveira MR. Care pathway for the elderly: detailing the model. *Rev Bras Geriatr Gerontol* 2016;19(6):887-905.

Veras RP, Oliveira M. Care pathway for the elderly: detailing the model. *Rev Bras Geriatr Gerontol* 2016 Dec;19(6):887-905.

Veras RP, Oliveira M. Envelhecer no Brasil: a construção de um modelo de cuidado. *Ciênc Saúde Coletiva* 2018 Jun;23(6): 1929-36.

AS INSTÂNCIAS INTERMEDIÁRIAS E OS MODELOS CONTEMPORÂNEOS DE CUIDADOS PARA COM O IDOSO

CAPÍTULO 5

Renato Peixoto Veras

INTRODUÇÃO

O objetivo central deste capítulo, o último deste módulo, é o de apresentar o cenário assistencial para com os idosos, a partir das transformações ocorridas decorrentes da transição demográfica e epidemiológica. Das instâncias intermediárias iremos apresentar alguns modelos visando à detecção precoce de doenças, entre elas o modelo de promoção de saúde, do centro de convivência da UnATI, e também os programas de monitoramento de doenças crônicas, além de uma rápida abordagem sobre as internações de longa permanência.

O atendimento ao idoso enfermo, residente em instituições, como, por exemplo, asilos, é algo que sempre vai nos remeter ao que aconteceu no Rio de Janeiro, na Casa de Saúde Santa Genoveva. No ano de 1996, ocorreu uma grande catástrofe em termos de atendimento asilar a população idosa. Nessa clínica, 102 internos morreram no período de apenas um mês. Apesar de tão grave, este fato é apenas a ponta do *iceberg*. No Brasil, naquela época, eram 88 clínicas com o rótulo de "fora de possibilidades terapêuticas". A triste realidade é que o velho, o louco e o doente terminal, que sem dúvida são um peso para suas famílias, são objeto do lucro fácil por parte de empresários inescrupulosos. A Casa de Saúde Santa Genoveva não era a pior das 88 que receberam os recursos do Sistema Único de Saúde – (SUS), para o atendimento do idoso terminal, e certamente também não era a única que oferecia comida estragada, água contaminada e remédios com prazo de validade vencido para seus pacientes.

Fechar a clínica e punir os responsáveis foram medidas pontuais e necessárias, que serviu para aplacar a revolta de todos nós. É necessário que a população saiba que outras dezenas de clínicas em situação semelhante estavam e continuam em atividades em todo o país. No Rio de Janeiro, foi criada uma CPI, em 2001, para avaliar estas instituições no Estado, e o quadro encontrado foi dantesco. A imensa maioria dos asilos para idosos funcionava, e ainda funcionam, na clandestinidade, e o poder público não tem a menor ideia do número de instituições existente no Estado. A opção pelo asilo denota um grave problema social, pois muitas famílias têm de deixar o seu idoso para irem trabalhar, e não existe nenhum suporte por parte do Estado. No entanto, o atendimento oferecido na maioria destas instituições se assemelha ao que foi denunciado por Phillipe Pinel no século XIX, e tão esmiuçado nos trabalhos de Michael Foucault. Com o crescimento da população idosa, as instituições de longa permanência, para casos específicos, se farão necessárias, no entanto, em outras bases e em modelos totalmente distintos do que existe na atualidade. Estas casas não podem nem devem ser confundidas como local de espera da morte, o que supostamente justifica o abandono, o descaso e a falta de recursos materiais e humanos, transformando-se em objeto do lucro fácil por parte de empresários inescrupulosos.

NOVOS MODELOS DE ATENÇÃO

Entre as instâncias intermediárias, dever-se-ia ser estimulada a implantação do hospital-dia geriátrico, uma forma intermediária de atendimento entre a internação hospitalar e a assistência domiciliar e/ou ambulatorial. Esse serviço tem como objetivo viabilizar a assistência técnica adequada para pacientes cuja necessidade terapêutica – hidratação, uso de medicação endovenosa, quimioterapia e reabilitação – e de orientação para cuidadores não justificarem a permanência em hospital.

Um dos gargalos do modelo assistencial reside na insuficiente identificação e precária captação da clientela. A baixa resolutividade dos serviços ambulatoriais, a falta de monitoramento das doenças mais prevalentes e os escassos serviços domiciliares levam a um primeiro atendimento, muitas vezes, já em estágio avançado, dentro do hospital, o que, além de aumentar os custos, diminui as chances de um prognóstico favorável.

É sabido que, após a doença instalada, é incorreto ficar batendo na tecla da prevenção. Não é possível prevenir, ou seja, antecipar-se ou evitar o dano de algo já ocorrido. Neste caso, a estratégia tem de ser diferente. A prevenção é extremamente importante, mas temos que respeitar a significação e a representação do sentido dos enunciados. Um problema cardiovascular em evolução há mais de 10 anos não é mais possível de evitar ou prevenir o estabelecimento desta doença, pois ela já está presente. Deve-se, agora, envidar esforços para que esta doença se estabilize, ou que sua progressão seja a mais lenta possível. Fica, portanto, claro que muito ainda se tem a fazer, por meio da assistência qualificada, do monitoramento deste paciente, do uso do aporte epidemiológico e de ações que evitem a aparição de outros agravos.

É por este motivo que o gerenciamento de doenças vem-se ampliando, pela necessidade de se oferecer um cuidado mais específico ao paciente, particularmente aos idosos com suas múltiplas patologias crônicas. Monitorar e acompanhar um paciente de mais idade e com múltiplas patologias, de modo a impedir a evolução e a deterioração do seu quadro mórbido, nada mais é do que o exercício da boa prática médica. O que vem sendo observado é que as adequadas ações de saúde não só permitem uma melhoria do estado geral de saúde do paciente, como também possibilitam a diminuição dos custos. Em outras palavras, todas as ações que conseguem brecar a cronificação de doenças e impeçam ou diminuam a hospitalização trazem como resultado esta dupla conquista: controle de doença com redução de custos.

Sabemos que as necessidades em saúde têm um padrão de distribuição segundo a idade em "J", ou seja, as pessoas no início e particularmente no final da vida apresentam mais problemas de saúde. A grande diferença é que as doenças da faixa jovem são agudas e, portanto, de custo menor, enquanto as dos idosos são crônicas e de alto custo. É por este motivo que o gerenciamento das doenças crônicas vem-se firmando como um dos principais instrumentos dos planejadores de saúde. O modelo é bastante simples, sabemos que uma pequena parcela da população consome mais da metade dos recursos de todo o grupo*. Estes, por estarem doentes (ou com várias doenças crônicas), devem ter um acompanhamento todo especial, pois suas doenças e seus custos fazem com que eles fujam da média dos demais usuários. Ou seja, o seu acompanhamento é mais complexo e

---

* No estudo realizado nos Estados Unidos (National Medical Expenditure Survey) em 1997, a concentração de gastos de saúde tem a seguinte dinâmica. O 1% que mais consome saúde gasta 30% do orçamento da empresa, os 10% que mais gastam consomem 72% e os 50% que mais gastam consomem 97% dos recursos.

exige uma logística toda especial e uma tecnologia apropriada. Esta abordagem especial e diferenciada se traduz num gerenciamento de suas doenças e num acompanhamento extremamente rigoroso, como forma de melhorar o seu estado de saúde.

Em linhas gerais, o conceito do gerenciamento de doença é o de uma abordagem prospectiva de doenças-específicas, integrando a prestação de cuidados de saúde em todas as suas etapas, mesmo nos períodos de remissão da doença, além da prevenção secundária.

Uma outra instancia de cuidado é o Centro de Convivência. Para tal, apresentamos um modelo concreto, com uma experiência de 25 anos, desenvolvido em uma instituição voltada para o idoso. Pretende-se, com isso, contribuir para a compreensão do significado de promover a saúde do idoso e apresentar um modelo de cuidado integral, que tem sido reconhecido como muito bem-sucedido.

UnATI/UERJ – UMA INSTÂNCIA DE PROMOÇÃO DE SAÚDE

Possivelmente uma das maiores qualidades do programa da UnATI/UERJ (Universidade da Terceira Idade da Universidade do Estado do Rio de Janeiro) é que a sua concepção considerou especialmente a dimensão e complexidade do envelhecimento humano no país. Esta característica exigiu uma abordagem que superasse os modelos tradicionais então vigentes.

Pelo fato de se localizar no interior de uma grande universidade pública, este modelo deveria ter a capacidade de possibilitar o convívio entre distintas gerações, como estratégia para se reduzir a discrepância de valores e preconceitos. A enorme gama de cursos e atividades nas mais diversas áreas do conhecimento, as estruturas de apoio, como laboratórios, bibliotecas, e ainda as tecnologias inovadoras desenvolvidas em uma universidade foram agregadas ao projeto como suporte para a transmissão de novos e qualificados conhecimentos em diferentes áreas, para os estudantes com mais de 60 anos.

Para se assegurar qualidade às atividades planejadas, houve a preocupação com a utilização de metodologias que respeitassem as características dos alunos idosos. Foi necessário levar-se em consideração o modo de repassar as informações, e, para tal, foram utilizados modelos pedagógicos específicos, nos quais os valores, a cognição e as características próprias desta faixa etária foram considerados. Fez-se um duplo movimento: trazer o idoso para um espaço de pessoas mais jovens e oferecer atividades que pudessem ser bem assimiladas, e que fossem tão relevantes quanto o são as atividades universitárias para o público mais moço.

Todo este trabalho se deu com uma preocupação, que vem a ser um dos princípios do programa: oferecer serviços de qualidade, garantindo que as atividades oferecidas aos idosos apresentassem relevância social e atendessem ao interesse deste público, levando em conta suas trajetórias de vida. Houve uma intenção real de não incluir no projeto ações com o intuito de apenas ocupar o tempo livre do idoso, ou de tratá-lo como pessoa incapaz de aprender novas habilidades e adquirir novos conhecimentos. Procurou-se evitar o erro de se montar uma estrutura infantilizadora, que reforçasse os estigmas e preconceitos da sociedade para com os idosos.

Por outro lado, apesar de já se reconhecer à importância de programas educacionais, culturais e de lazer para idosos, sabe-se que muitos não se beneficiam deles por estarem com sua capacidade funcional comprometida. Isto se deve ao fato de a própria idade ser o principal fator de risco para a maioria das doenças que acometem o indivíduo idoso. Vida com qualidade foi o eixo eleito para o programa. Nesta abordagem é priorizada a promoção da saúde, o cuidado e a manutenção da autonomia. Deste modo, todas as ações desenvolvidas no programa visam, em última análise, à preocupação com a preservação da saúde do indivíduo idoso.

Poder-se-ia mesmo considerá-lo como um projeto de radicalização de práticas preventivas, caracterizado pela busca incessante da detecção precoce dos agravos de saúde que acometem os idosos. Ao se montar uma estratégia de lazer, ensino, cultura, configura-se uma proposta de Saúde Coletiva baseada num modelo de vida ativa com cidadania.

CONSIDERAÇÕES FINAIS

Como pode ser observado, são vários os caminhos que devem ser trilhados no enfrentamento da assistência para com o idoso. A questão social do idoso, face à sua dimensão, exige uma política ampla e expressiva que suprima, ou, pelo menos, amenize a atual realidade assistencial daqueles que conseguem viver até idades mais avançadas. As soluções não são simples, no entanto já sabemos que não podemos aplicar os métodos antigos para o solucionar algo que requer inovação e qualificação técnica.

BIBLIOGRAFIA

De Moura MMD, Veras RP. Acompanhamento do envelhecimento humano em centro de convivência. *Physis* 2017 Jan;27(1):19-39.

Oliveira M, Veras R, Cordeiro H. A saúde suplementar e o envelhecimento após 19 anos de regulação: onde estamos? *Rev Bras Geriatr Gerontol* 2017 Oct;20(5):624-33.

Veras R, Oliveira M. Care pathway for the elderly: detailing the model. *Rev Bras Geriatr Gerontol* 2016 Dec;19(6):887-905.

Veras RP, Oliveira M. Envelhecer no Brasil: a construção de um modelo de cuidado. *Ciênc saúde coletiva* 2018 Jun;23(6):1929-36.

Veras R. Can growing old in Brazil involve good health and quality of life? *Rev Bras Geriatr Gerontol* 2016 Jun;19(3):381-2.

Módulo IV   Avaliação Geriátrica Funcional

RASTREAMENTO, DIAGNÓSTICO E TRATAMENTO DA FRAGILIDADE EM IDOSOS – CONCEITOS ATUAIS

CAPÍTULO 1

Roberto Alves Lourenço

INTRODUÇÃO

De um ponto de vista populacional, os indivíduos frágeis são o subgrupo de idosos que mais cresce. Segundo da Mata *et al.* eles constituem, na dependência do critério diagnóstico utilizado, de 7,7% a 42,6% dos indivíduos com 65 ou mais anos de idade. Por estas razões, a identificação, avaliação e tratamento do idoso frágil são os fundamentos da prática geriátrica moderna.

A palavra "fragilidade" é, por um lado, de uso habitual em inúmeras circunstâncias alheias ao problema aqui abordado e, por outro, pode ser encontrada em textos da área de envelhecimento, significando comprometimento em domínios distantes do biológico, para os quais o termo vulnerabilidade tem melhor aplicação. Não é raro que mesmo especialistas em envelhecimento utilizem, de uma maneira pouco rigorosa e intercambiável, os termos vulnerabilidade, perda de autonomia, dependência e fragilidade.

Vulnerabilidade pode ser definida como a susceptibilidade de um indivíduo ou sistema sofrer dano em resposta a um estímulo, não somente sob o ponto de vista biomédico (doenças, histórico familiar) como de natureza social, econômica e política. Portanto, pode representar prejuízos de diferentes naturezas, como biológica, psicológica, espiritual, cultural, social e ambiental. Por outro lado, autonomia é o exercício do autogoverno, significando a liberdade para agir e tomar decisões, ao passo que independência é a capacidade do indivíduo para realizar suas atividades cotidianas sem ajuda.

Assim, fragilidade não é o mesmo que vulnerabilidade, como definido anteriormente, mas um tipo específico dela. Além disto, associada inicialmente a incapacidade funcional e acúmulo de agravos, hoje se sabe que fragilidade é uma entidade à parte, na qual nem todo indivíduo frágil é incapaz ou apresenta comorbidades e vice-versa.

DEFINIÇÃO, FISIOPATOLOGIA E APRESENTAÇÃO CLÍNICA

Embora exista um "senso clínico" aguçado a respeito do que é fragilidade e quem é o idoso frágil, não há, ainda, uma concordância explícita, uma definição clínica padrão, consensual, a respeito desta síndrome. Esta definição auxiliaria a identificação deste subgrupo de pacientes de alto risco, antes do início dos eventos adversos que os acompanham, como a dependência, a incapacidade, as quedas e lesões, as doenças agudas, a lenta recuperação de doenças, a hospitalização, a internação em instituições de longa permanência e a mortalidade elevada.

Para Campbell & Buchner, a fragilidade é uma condição ou síndrome produzida por uma redução multissistêmica na reserva funcional, em uma extensão tal que um certo número de sistemas fisiológicos está próximo ou mesmo passou do limite da insuficiência clínica sintomática.

Tal definição tornou-se mais amplamente aceita na síntese de Linda Fried *et al.*, que descreveu a fragilidade como um estado de vulnerabilidade fisiológica relacionada à idade, produzida por uma reserva homeostática debilitada e uma capacidade reduzida do organismo de enfrentar um número variado de estresses. Para eles, este declínio na reserva funcional ocorre em múltiplos sistemas fisiológicos. Porém, são centrais na síndrome de fragilidade as alterações neuromusculares – resultando em sarcopenia –, os distúrbios na regulação neuroendócrina e a disfunção imunológica.

A redução na massa muscular esquelética (sarcopenia) resulta na redução da VO_2 máxima, na força e tolerância aos exercícios e no gasto energético. Acarreta, ainda, desequilíbrio na termorregulação e aumento na resistência à insulina. A disfunção imunológica caracteriza-se por redução da IL-2, aumento da IL-6 e da IL-1B, redução da IgG e da IgA e da resposta mitogênica. Por fim, a desregulação neuroendócrina caracteriza-se por diminuição do hormônio de crescimento, do estrogênio e da testosterona, além do aumento do tônus simpático e a desregulação do cortisol.

Desta maneira, a redução na reserva funcional destes sistemas orgânicos, abaixo de um determinado limiar, caracterizaria a síndrome de fragilidade, refletindo alterações fisiológicas que acompanham o envelhecimento cronológico e que não são específicas de doenças. Pode ter, como principais manifestações, sintomas como fraqueza, fadiga, anorexia e diminuição da ingestão de nutrientes, desidratação, perda de peso e inatividade; e sinais como sarcopenia, osteopenia, anormalidades de equilíbrio e marcha, condicionamento físico precário, desnutrição e marcha lentificada.

A fragilidade pode ser classificada em primária – em decorrência de perdas na reserva funcional, que acompanham o envelhecimento – ou secundária. Neste último caso, ela seria provocada por redução na reserva funcional acelerada por estados mórbidos causadores de perda de peso e redução na ingestão de nutrientes, como diabetes melito, insuficiência cardíaca congestiva, doenças da tireoide, infecções crônicas etc.

DIAGNÓSTICO CLÍNICO E ESCALAS DE AVALIAÇÃO

Não obstante este relativo consenso conceitual acima apontado, do ponto de vista operacional a controvérsia desenrola-se, principalmente, em torno de duas visões distintas: 1) a que define a fragilidade por meio de um modelo teórico de vulnerabilidade fisiológica e utiliza a presença de três itens, de um total de cinco, como indicadores de um "fenótipo"; e 2) a que dá menos importância para alterações de sistemas orgânicos específicos e propõe um índice de fragilidade com base no número de problemas (coisas que estão erradas) que o indivíduo é portador.

Utilizando dados do *Cardiovascular Health Study*, Linda Fried *et al.* propuseram um teste rápido para rastreamento de indivíduos frágeis, constituído por cinco itens: força de preensão manual, velocidade de marcha, perda de peso, exaustão física e atividade física. Os indivíduos são classificados como frágeis, se três, quatro ou cinco itens estiverem anormais; intermediários, se um ou dois itens estiverem anormais; ou não frágeis, se nenhum critério estiver anormal.

Rockwood *et al.* propõem algumas formas para operacionalizar a medida de fragilidade. O índice de fragilidade do *Canadian Study of Health and Aging* é uma medida ponderada do acúmulo individual de uma variedade de problemas – déficits funcionais, comorbidades, atitudes de saúde, sinais de doenças e incapacidades autorrelatadas. Cada item recebe um "peso", que varia de zero a um, representando a sua frequência ou gravidade. Segundo o número de problemas presentes e sua gravidade, o grau de fragilidade pode ser classificado em leve, moderado ou grave.

Recentemente, grupos nacionais e internacionais têm proposto consensos sobre fragilidade, com o objetivo de estabelecer uma utilidade clínica para o conceito e ajudar a compor uma agenda de investigação comum. Da mesma forma, revisões sistemáticas sobre esta condição foram conduzidas para a realidade nacional e internacional – em particular a latino-americana – gerando dados extremamente conflituosos. Algumas dessas iniciativas serão sumariamente apresentadas.

Rodríguez-Mañas et al. estabeleceram um grupo de trabalho com o objetivo de conceituar a fragilidade biológica no ambiente clínico. Em relação à fragilidade, mais de 80% dos pesquisadores envolvidos concordaram que ela é uma síndrome clínica diferente de incapacidade funcional, na qual há um aumento da vulnerabilidade do indivíduo, em que o menor estresse pode causar perda funcional. Concordaram, ainda, que ela pode ser revertida ou atenuada por meio de intervenções terapêuticas, sendo mandatório que todos os profissionais de saúde saibam identificá-la, sobretudo na atenção básica.

Porém, Morley et al. pontuaram que este consenso foi incapaz de definir acertadamente um curso claro da fragilidade, dadas a multiplicidade dos mecanismos envolvidos na síndrome e a heterogeneidade dos pesquisadores participantes da força tarefa. Todavia, da mesma forma que Rodríguez-Mañas et al., Morley et al. concordaram que a fragilidade biológica é uma síndrome clínica de múltiplas causas e contribuintes; que a redução da força, do desempenho e funcionalidade associada à fragilidade aumentam a vulnerabilidade do indivíduo para dependência funcional e/ou morte; que todo indivíduo acima de 70 anos de idade deve ser submetido a uma avaliação para rastreio de fragilidade com instrumentos simples e validados para cada cenário de observação.

No Brasil, pesquisadores de várias instituições acadêmicas reuniram-se em uma força-tarefa com o objetivo de elaborar o primeiro Consenso Brasileiro de Fragilidade em Idosos. Vários aspectos da síndrome – epidemiologia, fisiopatologia, diagnóstico, instrumentos de rastreio, tratamento e prevenção – foram discutidos por subcomissões temáticas em teleconferências, documentos eletrônicos e encontros presenciais.

A força-tarefa concordou que a fragilidade: 1) representa um estado de vulnerabilidade fisiológica; 2) não deve ser confundida com incapacidade, vulnerabilidade não fisiológica e multimorbidades; 3) que todo profissional de saúde que assiste ao idoso deve conhecer a síndrome de fragilidade e suas consequências; 4) que não há evidências suficientes para o estabelecimento de estratégias populacionais de rastreamento da síndrome de fragilidade na população idosa em geral; 5) que, enquanto dados normativos não estiverem disponíveis para população brasileira, os pontos de corte dos itens que compõem as escalas de fragilidade, como, por exemplo, velocidade de marcha e força de preensão palmar, devem ser adaptados para a população do estudo; e 6) que estas definições e recomendações devem ser implementadas na assistência, no ensino e na pesquisa.

INTERVENÇÕES TERAPÊUTICAS

Fragilidade e sarcopenia são consideradas entidades profundamente relacionadas, e é provável que uma parte considerável dos sinais e sintomas da síndrome de fragilidade seja, primariamente, manifestações de massa muscular esquelética reduzida. A sensação de cansaço, redução de força, perda de peso involuntária, lentidão e inatividade, que alguns pensam ser o "fenótipo da fragilidade", talvez, em grande medida, sejam apenas manifestações de sarcopenia, tão frequentemente vista em pacientes frágeis.

Por essa razão, uma boa parte das medidas de prevenção e tratamento da síndrome de fragilidade são também aquelas propostas para a sarcopenia. A baixa ingestão nutricional e a inatividade, e suas causas subjacentes, são as características associadas ao diagnóstico sobre as quais a maior parte dos ensaios clínicos de qualidade tem mostrado um nível adequado de evidências de melhora da síndrome. Exercícios de resistência combinados com ingestão proteica e calórica adequada são atualmente a chave para o tratamento, tanto da sarcopenia quanto da fragilidade.

Naturalmente, o tratamento, em primeiro lugar, das causas secundárias, precipitantes ou intervenientes de fragilidade, acima referidas, é fundamental para o sucesso das medidas de recuperação nutricional e de função muscular.

Por fim, a polifarmácia, potencialmente associada à fisiopatologia da fragilidade, vista como vulnerabilidade fisiológica, deve ser apropriadamente abordada. Além disso, para aqueles com deficiência de vitamina D, sua suplementação mostra-se diretamente associada à redução de quedas, melhora da função muscular, fratura de quadris e mortalidade. Sua implicação biológica no eixo fisiopatológico da fragilidade ainda é alvo de investigação.

BIBLIOGRAFIA

Campbell AJ, Buchner DM. Unstable disability and the fluctuations of frailty. *Age & Ageing* 1997;26(4):315-8.

Da Mata FA, Pereira PP., Andrade KR, Figueiredo AC, Silva MT, Pereira MG. Prevalence of frailty in Latin America and the Caribbean: a systematic review and meta-Analysis. 2016. *PLoS One* 2016;11(8):e0160019.

Fried LP,Tangen CM, Walston J, Newman AB, Hirsch C, Gottdiener J, Seeman T, Tracy R, Kop WJ, Burke G, McBurnie MA. Frailty in older adults: evidence for a phenotype. *J Gerontol A Biol Sci Med Sci* 2001;56(3):M146-156.

Lourenço RA. Fragilidade. In: Lourenço RA, Paixão Junior CM, Sanchez MAS, editores. *Geriatria. Série rotinas hospitalares – Hospital Universitário Pedro Ernesto*. Rio de Janeiro: Grupo Editorial Nacional; 2017.

Rockwood K, Mitnitski A. Frailty in relation to the accumulation of deficits. *J Gerontol A Biol Sci Med Sci* 2007;62(7):722-7.

AVALIAÇÃO FUNCIONAL

Virgílio Garcia Moreira

"É fundamental que o profissional de saúde mensure objetivamente os níveis nos quais uma pessoa está funcionando numa variedade de áreas tais quais integridade física, qualidade da automanutenção, qualidade no desempenho dos papéis, estado intelectual, atividades sociais, atitude em relação a si mesmo, e o estado emocional"
Lawton, 1971

INTRODUÇÃO
O reconhecimento do envelhecimento fisiológico e patológico é indispensável quando nos deparamos com aquele que envelhece. Identificar quando podemos intervir para reabilitar é papel central da avaliação geriátrica. Para tanto, o conceito de idade cronológica e funcional faz-se fundamental, reconhecendo que não necessariamente o cronologicamente mais velho é o mais apto a realizar funções no dia a dia e vice-versa. Assim, para se avaliar função, identifica-se a habilidade individual em realizar, de forma adequada, tarefas simples no meio no qual se vive. O reconhecimento do uso de instrumentos estruturados para este fim é o que confere á geriatria seu *status* de especialidade.

As considerações sobre o declínio funcional observado no idoso é de muita relevância, uma vez que mais da metade dos indivíduos acima de 80 anos relatam problemas de mobilidade, dificuldade nas tarefas do dia a dia, além da necessidade de suporte em muitas atividades. A prevalência da dependência funcional é maior nas idades mais avançadas e mais comum no sexo feminino. Dados nacionais apontam também a relação entre dependência funcional com fatores biopsicossociais, e aqueles idosos que apresentam alguma limitação funcional expressam maior incidência de quedas, institucionalização, infeções e morte.

AVALIAÇÃO FUNCIONAL
Por meio de uma tecnologia oriunda das ciências humanas, o uso de questionários habilita o profissional da saúde a quantificar o subjetivo. O uso deste instrumental permite a identificação daqueles portadores de limitações funcionais e o acesso a intervenções precoces e medidas de prevenção. Maurer afirma que avaliamos para obter e interpretar dados para o tratamento, sendo algumas perguntas fundamentais na avaliação da função: Porque avaliar? O quê avaliar? Quando avaliar? Quem deve avaliar? Avaliar para obter informações acuradas sobre uma dada situação, no intuito de mensurar progressos e apurar dados para uma linha de base e comparações futuras. Rastrear distúrbios, identificar eventos precipitantes, monitorar efeitos do tratamento e o acompanhamento clínico são

máximas ao investigador, desde que este conheça previamente o teste e entenda sua aplicação e utilização. A determinação da capacidade funcional de um indivíduo é o cerne na investigação clínica no envelhecimento. Apesar da presença de patologias, se um indivíduo possui independência funcional, isto é o desejável dentro do envelhecimento.

A avaliação funcional inclui três domínios principais: atividades básicas de vida diária, atividades instrumentais de vida diária e mobilidade. Existem tantos instrumentos de avaliação para estes nichos quanto são seus pesquisadores. Mas, para que o peso da evidência se faça presente, os instrumentos eleitos devem ser aqueles que passaram pelo crivo da metodologia científica com sua adaptação transcultural – já que a maioria dos instrumentos é oriunda de outras nacionalidades – e estudos de confiabilidade e validade. Dada a recente evolução da geriatria em nosso país e a demanda por tais instrumentos, acabamos por utilizar níveis de evidência menos robustos em nossas escolhas, mas faz-se urgente o filtro metodológico na grande maioria deles.

Os instrumentos utilizados podem ser pontuados sob observação direta, observação do desempenho, por relato do informante ou por autorrelato. No Quadro 1, podemos observar a distribuição dos domínios da Avaliação Funcional.

Katz, em 1963, propôs um instrumento composto de 6 itens que avalia habilidades básicas de vida diária. Considerado o pilar básico de todos os outros instrumentos, continência, banho, vestir-se, transferência e capacidade de alimentar-se independentemente são itens que compõem seu instrumento e que unem a grande maioria dos outros testes.

O índice de Barthel é outro instrumento nascido em meados do século passado. Foi descrito por seus autores como "...um simples índice de independência para pontuar a habilidade musculoesquelética e neurológica do paciente em autocuidados e, por repetições periódicas, observar melhorias em sua função...". Já validado para realidade brasileira, aborda, além dos seis domínios observados no instrumento proposto por Katz, uma avaliação motora do indivíduo.

Quadro 1. Domínios da Avaliação Funcional do Idoso

Atividades básicas de vida diária
- Vestir-se
- Tomar banho
- Alimentar-se
- Uso de banheiro
- Continência

Atividades instrumentais de vida diária
- Tarefas domésticas básicas
- Compras
- Cozinhar
- Manejo financeiro
- Uso de meios de transporte
- Uso de telefone
- Administração de medicações

Mobilidade
- Caminhar
- Habilidade de subir um lance de escadas
- Equilíbrio e marcha
- Transferências

- Necessidade de assistência?
- Independente? Necessita de supervisão?
- Dependente?
- Velocidade da performance
- Qualidade de performance
- Segurança com que realiza a tarefa

Da mesma forma, existem inúmeros testes para avaliação das atividades instrumentais de vida diária e, apesar de não existir uma definição universalmente aceita, pode ser entendida como atividades necessárias para a vida independente em uma comunidade. Na sua avaliação, conta-se com a mensuração da *performance* em sete itens, proposta por Lawton em 1969. Sendo constituída por atividades mais elaboradas – habilidade em utilizar o telefone, realização de compras, preparação de alimentos, cuidados domésticos, transporte, administração de medicações e finanças – e existindo por parte de alguns autores classificações diferenciadas, algumas delas podem confundir o examinador menos experiente. Este instrumento pode ser analisado no site www.geronlab.com. Não possui ponto de corte e quanto mais alta a pontuação, melhor o desempenho. Entretanto, o mesmo ainda não possui validação para nossa realidade, e sua ampla utilização se dá pela concordância entre os pares.

Quanto a avaliação da mobilidade destaca-se o instrumento criado por Tinetti *et al.* em 1986, conhecido como POMA (*Performance oriented mobility assessment*). Adaptado culturalmente para o Brasil por Gomes, em 2003, é capaz de avaliar equilíbrio e marcha, identificando fatores de risco para quedas em indivíduos idosos. Por meio da observação de atividades sequenciais em um pequeno percurso de marcha, observa-se o desempenho do indivíduo: quanto menor sua pontuação, maiores são os riscos de quedas e suas consequências.

A mensuração da velocidade de marcha é também um teste de fácil utilização e com poder de determinação de mortalidade nos estudos recentes. Apesar de não possuir um ponto de corte determinado na realidade brasileira, estudos em populações Norte-Americanas sugerem como ponto de corte a velocidade de 0,8 m/s. Como a velocidade de marcha engloba uma série de sistemas orgânicos, ela é considerada um *proxy* de extrema relevância para capacidade funcional e qualidade de vida do idoso.

CONSIDERAÇÕES FINAIS

A utilização de testes é mais um recurso no melhor cuidado ao paciente. Para tanto e, diante de tantos instrumentos, devemos cuidadosamente analisar os de escolha na prática individual, conhecê-los pormenorizadamente, sua aplicação, evidência metodológica, pontos positivos e negativos. Os instrumentos são uma forma de melhor quantificar e identificar as disfunções, mas o relevante a ressaltar é que, de forma alguma, eles suplantam a impressão clínica e a apreciação acurada de um observador treinado.

BIBLIOGRAFIA

Freitas E, Py L. *Tratado de geriatria e gerontologia*. 4. ed. Rio de Janeiro: GEN: 2017.

RASTREAMENTO COGNITIVO E SEUS INSTRUMENTOS

Mariangela Perez

INTRODUÇÃO

A prevalência de déficit cognitivo e de demências de causas variadas aumenta com o avançar da idade. A acurácia da suspeita diagnóstica dessas condições, a partir de uma observação subjetiva, é muito baixa. Por outro lado, a detecção precoce dessas condições maximiza as chances de sucesso das intervenções terapêuticas e possibilita o planejamento de cuidado de longo prazo de seu portador. Diante dessas evidências, a realização do rastreamento cognitivo formal é recomendada para os pacientes com 60 anos ou mais, independentemente da presença de uma queixa de esquecimento.

O rastreamento cognitivo consiste na aplicação de instrumentos validados para a avaliação das várias dimensões da cognição, que diferem entre si em extensão e profundidade.

A cognição é composta por várias funções e é profundamente influenciada pela escolaridade do indivíduo. Em geral, quanto maior a escolaridade, maior a reserva cognitiva. Alguns dos principais domínios cognitivos são listados abaixo:

- Atenção.
- Planejamento.
- Julgamento.
- Memória – remota (de longo prazo), recente, semântica, operacional, sensorial.
- Linguagem.
- Orientação visuoespacial.
- Habilidades psicomotoras.

Inúmeras condições de saúde podem causar déficit cognitivo, como apresentado no Quadro 1.

Quadro 1. Condições que Podem Afetar a Cognição

▪ Doenças cardiovasculares	▪ Transtorno depressivo
▪ Hipertensão arterial	▪ Alcoolismo
▪ Diabetes melito	▪ Medicamentos
▪ Hipotiroidismo	▪ Tabagismo
▪ Hipertiroidismo	▪ Doença pulmonar obstrutiva crônica
▪ Deficiências nutricionais	▪ Apneia do sono
▪ Infecções	▪ Doenças neurodegenerativas

Quadro 2. Descrição das Principais Propriedades de um Teste de Rastreio

Propriedade	Definição
Validade	Capacidade de o teste detectar o que de fato se está investigando
Confiabilidade	Capacidade de reprodutibilidade do resultado de um teste, tanto entre examinadores diferentes quanto em certo período de tempo
Sensibilidade	Proporção de resultados positivos entre os que apresentam o problema. São os verdadeiros positivos
Especificidade	Proporção de resultados negativos entre os que não apresentam o problema. São os verdadeiros negativos
Acurácia	Proporção de acerto de um teste

É importante considerar que um teste de rastreio não é suficiente para a confirmação de um diagnóstico. A sua função é selecionar entre um grupo de indivíduos, sabidamente sob risco, os possíveis portadores de uma condição ou doença que se pretende detectar. Trata-se de uma busca ativa por suspeitos, que, em uma segunda etapa, necessitarão de avaliações mais específicas para uma confirmação diagnóstica.

Para realizar um rastreamento, faz-se necessário conhecer alguns conceitos relacionados com as propriedades de um teste. O Quadro 2 apresenta as principais propriedades que devem ser consideradas pelo examinador, tanto para a escolha do instrumento adequado quanto para a interpretação correta de seu resultado.

INSTRUMENTOS DE RASTREIO COGNITIVO
Serão apresentados, a seguir, os instrumentos com estudos de validação para o Brasil.

Mini-Cog
Indicado como um teste muito rápido, útil para uso em ambientes não especializados, como ambulatórios gerais, de forma a se ter uma primeira impressão da função cognitiva do paciente. O seu resultado é influenciado pela escolaridade, não sendo recomendado para indivíduos com menos de cinco anos de estudo.

Aplicação do teste:

1. Pede-se ao paciente para repetir as palavras "carro", "vaso", "bola" e memorizá-las.
2. Pede-se para o paciente desenhar um relógio com as seguintes orientações:
   - Desenhe um círculo.
   - Coloque os números dentro do círculo.
   - Coloque os ponteiros marcando 11h10 min.
3. Ao término do desenho, solicitar que se lembre das três palavras.

Como pontuar:

- *Círculo:* 0 ou 2.
- *Palavras:* cada palavra evocada vale 1 ponto.

Ponto de corte: 3 a 5 – normal; 0 a 2 – anormal.

Teste de Fluência Verbal (TFV) – Categoria Animais

É um teste rápido com duração de 1 minuto. Os domínios cognitivos avaliados são linguagem, funções executivas e memória semântica, e sofre influência da escolaridade.

Aplicação do teste:

1. Pede-se que o idoso fale nomes de animais durante um minuto.
2. O examinador deve marcar o tempo enquanto registra os nomes fornecidos pelo paciente.

Como pontuar:

- Contar 1 ponto para cada nome de animal listado, exceto as repetições, as oposições regulares de gênero e sexo (p. ex., gato/gata) que vale 1 ponto. Também não se pontua a categoria e as espécies da mesma, como peixe (dourado, peixe-espada, robalo). Nesse caso, contam-se os pontos correspondentes ao número de espécies, excluindo o ponto da categoria "peixe".

Ponto de corte: 8/9 para indivíduos com até 8 anos de escolaridade e 12/13 para pessoas com mais de 8 anos de escolaridade.

Teste do Desenho do Relógio (TDR)

Também considerado um teste rápido, avalia as habilidades visuoespaciais, construtivas e as funções executivas. Sofre influência da escolaridade e apresenta baixa acurácia quando aplicado em pessoas com menos de 5 anos de estudo formal.

Aplicação do teste:

1. Apresentar um círculo impresso, padronizado com 11 cm de diâmetro, como sendo a frente de um relógio.
2. Solicitar que o idoso escreva os números dentro do relógio.
3. Solicitar que o idoso coloque os ponteiros marcando 11h10 min.

Como pontuar: será apresentado o método de Manos que tem a pontuação máxima de 10.

- Posicione, em cima do relógio desenhado, uma máscara transparente contendo a figura de um círculo dividido em 8 partes iguais.
- Posicione uma das linhas da máscara transparente a partir do centro do círculo até o número 12.
- Contar 1 ponto para o posicionamento de cada número dentro do oitavo correspondente. Considerar os números 1, 2, 4, 5, 7, 8, 10 e 11.
- Contar 1 ponto se o ponteiro menor estiver indicando o número 11.
- Contar 1 ponto se o ponteiro maior estiver indicando o 10.

Ponto de corte: 7/8

Observação: além do Manos, existem outros métodos de pontuação, como o de Shulman, de Wolf-Klein e de Sunderland.

Miniexame do Estado Mental (MEEM)

O MEEM é o teste de rastreio cognitivo mais utilizado em todo o mundo e avalia as seguintes funções cognitivas: orientação – temporal e espacial, atenção e cálculo, memória de evocação, linguagem e praxia. Sofre grande influência da escolaridade. A pontuação total é de 30.

Aplicação do teste: o examinador deve seguir a sequência dos itens como eles se apresentam, sem mudar palavras ou dar "dicas".

Como pontuar:

- Cada resposta correta vale 1 ponto. As tarefas de atenção e cálculo apresentam-se com duas opções: a subtração de 7 ou a soletração. Pontua-se a tarefa que tiver o maior número de acertos.

Pontos de corte: 18/19 para indivíduos analfabetos e 24/25 para indivíduos com 1 ano ou mais de escolaridade.

Montreal Cognitive Assessement (MoCA)

Instrumento de rastreio originalmente proposto para detecção do comprometimento cognitivo leve e preconizado para indivíduos com escolaridade mais alta, idealmente a partir de 12 anos de estudo formal. Apresenta a pontuação máxima de 30.

Ponto de corte: 24/25.

CONSIDERAÇÕES FINAIS

- É recomendada a realização do rastreamento cognitivo nos idosos, mesmo que não haja queixa de esquecimento.
- Fazer o rastreamento não significa estabelecer o diagnóstico definitivo.
- Devem-se utilizar os instrumentos padronizados e validados para o Brasil.
- Sempre considerar a escolaridade na interpretação dos resultados.

BIBLIOGRAFIA

Lin JS, O'Connor E, Rossom R, Perdue LA, Burda BU, Thompson M, Eckstrom E. Screening for cognitive impairment in older adults: an evidence update for the U.S. preventive services task force. Evidence report No. 107. AHRQ publication No. 14-05198-EF-1. In Rockville, MD. Agency for Healthcare Research and Quality; 2013.

Lourenço RA, Sanchez MAS, Perez M. Instrumentos de rastreio da incapacidade funcional: uma proposta de uso racional. In: Freitas EV, Py L, editores. *Tratado de geriatria e gerontologia*. Rio de Janeiro: Guanabara Koogan; 2017. p. 3605-39.

Lourenço RA, Veras RP. Mini-exame do estado mental: características psicométricas em idosos ambulatoriais. *Rev Saude Publica* 2006 Aug;40(4):712-19.

Memoria CM, Yassuda MS, Nakano EY, Forlenza OV. Brief screening for mild cognitive impairment: validation of the Brazilian version of the Montreal cognitive assessment. *Int J Geriatr Psychiatry* 2013 Jan;28(1):34-40.

AVALIAÇÃO GERIÁTRICA AMPLA – CONCEITO E ESTRUTURAS OPERACIONAIS

CAPÍTULO 4

Sergio Telles Ribeiro Filho

INTRODUÇÃO

O paciente idoso de alto risco caracteriza-se pelo acúmulo de patologias crônicas, que, somadas às perdas fisiológicas que ocorrem durante o processo de envelhecimento, levam a perdas funcionais. Soma-se a isso a necessidade de levar em consideração as condições de vida do idoso, como, por exemplo, a relação dele com sua família, questões sociais e culturais, e moradia, para citar alguns. A Avaliação Geriátrica Ampla (AGA) é uma metodologia de abordagem que procura avaliar esse idoso de forma multidimensional, com foco na determinação do estado funcional, tendo como objetivo chegar a um diagnóstico global, traçar prioridades, e formular um plano de tratamento e reabilitação. Segundo Brocklehurst, a AGA seria uma "abordagem do paciente geriátrico frágil, na qual os dados são coletados de maneira sistematizada, de forma a permitir uma avaliação do seu estado geral de saúde e determinar suas limitações funcionais em cada uma das diversas dimensões".

HISTÓRIA

Conceitos iniciais foram desenvolvidos pela Dra. Marjory Warren, entre 1930 e 1940, na Inglaterra, ao assumir a direção de um hospital de pacientes crônicos. Inicialmente, dividiu-os de acordo com critérios de mobilidade, continência e *status* mental. Montou equipe: enfermeiras, terapeutas ocupacionais, fisioterapeutas, assistentes sociais. Desenvolveu uma metodologia de trabalho que serviu de base para os conceitos da AGA. Ao longo das décadas seguintes essa metodologia foi sendo difundida na Europa e EUA, e, depois, ao redor do mundo, servindo de base para organização de serviços voltados ao atendimento geriátrico.

COMPONENTES BÁSICOS DA AGA

As áreas a serem avaliadas, também chamadas de domínios, são as seguintes:
    História e exame físico, voltados para problemas típicos dos idosos, como:

- *Anamnese:* estado nutricional; medicações e polifarmácia; tabagismo; etilismo; atividade física; risco para acidentes; história de quedas recentes; incontinência; sexualidade; vacinas.
- *Exame físico:* visão; audição; estado nutricional; hipotensão postural; cavidade oral; exame dos pés e membros inferiores; pele.
- *Determinação do estado funcional:* atividades básicas de vida diária (ABVD); atividades instrumentais de vida diária (AIVD); atividades avançadas de vida diária (AAVD).
- *Marcha e equilíbrio (mobilidade):* com o intuito de detectar risco de quedas.

- *Estado mental:* cognição (detecção de déficit cognitivo); afetividade (detecção de depressão).
- *Avaliação social e ambiental:* presença de rede social; segurança da moradia; avaliação do estresse do cuidador; avaliação de valores e espiritualidade.

INSTRUMENTOS DE AVALIAÇÃO

Essas avaliações são feitas utilizando-se metodologias específicas para cada área, chamadas instrumentos padronizados de avaliação. São, em geral, escalas ou medidas, obtidas pela aplicação de questionários, de entrevistas, ou por meio da observação do paciente ou daqueles que lidam com ele. Servem como linguagem comum entre os diversos profissionais e introduzem um aspecto quantitativo e objetivo. Cada área tem seu conjunto de instrumentos de avaliação. Alguns exemplos são: miniexame do estado mental (MEEM); escala de depressão geriátrica (EDG); teste do sussurro (para detecção de perda auditiva); escala de Katz (ABVD); protocolo de Tinetti para avaliação de equilíbrio e marcha. Até a simples pergunta "você se sente frequentemente triste ou deprimido?" pode ser considerada como um instrumento padronizado de avaliação.

ROTEIRO DE UMA AGA

A AGA não é uma receita de bolo, com um formato único para todas as situações. As áreas prioritárias avaliadas, a escolha e o número de instrumentos de avaliação empregados dependerão de diversos fatores, como os objetivos e o foco do serviço (ambulatório público, hospital universitário, clínica particular), e a quantidade de recursos (humanos, espaço físico) e tempo disponíveis. Mostramos, a seguir, um exemplo de roteiro básico, com os domínios a serem avaliados e instrumentos de avaliação correspondentes.

Domínio	Instrumentos de Avaliação
História de exame físico	Metodologia tradicional, com ênfase nos problemas específicos do idoso
Cognição	MEEM; teste do desenho do relógio
Afetividade	EDG
Status funcional	ABVD (Katz); AIVD (Lawton)
Mobilidade	Tinetti – "*Get up and go*"
Incontinência	Perguntas específicas
Estado nutricional	Detecção de perda ponderal; questionário (miniavaliação nutricional); medidas antropométricas
Social/ambiental	SNS (redes sociais); Zarit (estresse do cuidador)

Objetivos da AGA:
- Maior precisão diagnóstica.
- Melhora da eficácia do tratamento.
- Melhora da qualidade de vida.
- Desenvolvimento e implementação de um plano de tratamento e reabilitação.

Situações em que a AGA deve ser empregada:

- Avaliação de idosos de alto risco.
- Internação e alta hospitalar.
- Admissão em instituições de longa permanência.
- Após qualquer novo déficit funcional.
- Pacientes com problemas geriátricos complexos (incontinência, quedas, demência, depressão etc.).

Quais são os locais em que a AGA é aplicada?

- Ambulatório e consultórios
- Atendimento domiciliar.
- Instituições de longa permanência.
- Hospitais: emergência; admissão; antes da alta.

MODELOS DE APLICAÇÃO E ESTRUTURAS OPERACIONAIS

São as seguintes as estruturas operacionais mais comuns:

- Unidades hospitalares de avaliação e tratamento.
- Serviços hospitalares de consultoria em geriatria.
- Serviços de avaliação domiciliar.
- Serviços de avaliação pós-alta.
- Serviços de avaliação ambulatoriais.

Um estudo fez uma metanálise procurando avaliar o impacto dessas diferentes formas de organização e determinar quais as características associadas ao melhor desempenho. Em uma metanálise de 28 estudos com > 9.000 pacientes e duração de 1 a 3 anos, os resultados foram:

- Serviços de avaliação e tratamento hospitalares conseguiram reduções de 28% de mortalidade em 6 meses. Pacientes tratados nestes mesmos serviços tinham 80% mais chances de permanecer em casa após 12 meses do que o grupo de controle. Também houve impacto favorável sobre as funções físicas e cognitivas.
- Serviços de consultoria hospitalares e os de acompanhamento ambulatorial tiveram impactos modestos.
- Serviços de acompanhamento domiciliares tiveram impacto significativo sobre mortalidade e permanência em casa.

CONSIDERAÇÕES FINAIS

Os conceitos básicos da AGA são fundamentais para o planejamento e organização de equipes multiprofissionais voltadas para o atendimento da população idosa. Ela se presta principalmente para tornar mais eficaz e eficiente a abordagem de idosos com múltiplos problemas crônicos e perdas funcionais, e para aqueles que têm a síndrome da fragilidade. Sua aplicação em pacientes terminais ou com grandes perdas funcionais (fases avançadas de patologias neurológicas degenerativas, acamados, por exemplo) acrescenta pouco e aumenta o custo. Sua utilização na avaliação de indivíduos considerados "saudáveis" (aqueles funcionalmente independentes, poucas comorbidades, boa estrutura de apoio familiar), também, resulta em desperdício de recursos. É importante, portanto, escolher a população-alvo a ser avaliada, e um dos desafios da geriatria é o desenvolvimento de estratégias que permitem definir e detectar com mais precisão essa população. Existe um movimento para tornar a AGA mais eficiente e menos dispendiosa, e ela passa pelo aprimoramento dos instrumentos de avaliação, tornando-os mais rápidos, sem perda de acurácia, e pela utilização de estratégias de rastreio da subpopulação de idosos a ser submetida à AGA. Dada a natureza organizacional da especialidade e a necessidade de promover a interação mais eficiente possível de equipes multiprofissionais, a AGA continuará a ter um papel cada vez mais central na moderna prática geriátrica.

BIBLIOGRAFIA

Applegate WB. The medical evaluation. In: Rubenstein LZ, Wieland D, Bernabei R. *Geriatric assessment technology: the state of the art.* Milano: Editrice Kurtis; 1995. p. 41-50.

De Freitas EV, Miranda RD. Avaliação geriátrica ampla. In: de Freitas EV, Py L, Cançado FAX, editors. *Tratado de geriatria e gerontologia.* Rio de Janeiro: Guanabara Koogan; 2011. p. 970-8

Reuben DB, Rosen S. Principles of geriatric assessment. In: Hazzard WH, Halter JB, Ouslander JG, Tinetti ME, High KP, Asthana S. *Principles of geriatric medicine and gerontology.* 6th ed. New York: McGraw-Hilll professional; 2009. p. 141-52.

Rubenstein LZ. An overview of comprehensive geriatric assessment: rationale, history, program models, basic components. In: Rubenstein LZ, Wieland D, Bernabei R. *Geriatric assessment technology: the state of the art.* Milano: Editrice Kurtis; 1995. p. 1-9.

Stuck AE, Siu AL, Wieland GD, Adams J, Rubenstein LZ. Effect of comprehensive geriatric assessment on survival, residence, and function: a meta-analysis of controlled trials. *Lancet* 1993;342:1032-6.

AVALIAÇÃO GERIÁTRICA AMPLA EM AMBIENTE MULTIDISCIPLINAR

Maria Angélica Sanchez

INTRODUÇÃO

A mudança nos padrões de morbidade e mortalidade atualmente mostra as diferenças observadas ao longo do ciclo de vida. Grande parte dos indivíduos não morrerá das mesmas causas que seus avós. O contingente de idosos aumenta aceleradamente; porém, de forma heterogênea. Alguns envelhecem mantendo sua autonomia e independência. Outros fazem parte do grupo de sujeitos vulneráveis, que necessitam de atenção especializada para o resgate de sua capacidade funcional. Este cenário, que aponta grandes desafios, vai exigir uma injeção de recursos financeiros, materiais e humanos, visto que, atualmente, o país vive uma crise moral e ética com cortes de verbas para ações essenciais, além da dificuldade de acesso aos bens e serviços e a ausência de profissionais habilitados.

Hoje não mais se justifica a atenção em saúde baseada no modelo voltado apenas para a cura de doenças, com ações fragmentadas, sem ausência de planejamento, o que, sem dúvida, gera sobrecarga gerencial e financeira no sistema de saúde. Novos paradigmas são necessários para a eficácia e eficiência dos serviços prestados, com um modelo cujo cuidado seja centrado no indivíduo, com o rastreio das situações que possam gerar dificuldades para a realização das atividades diárias, estratificação de riscos, resgate e/ou manutenção da autonomia e independência, e reabilitação da capacidade funcional. O presente capítulo tem como objetivo apresentar um modelo de avaliação geriátrica ampla em ambiente multidisciplinar, desenvolvido no ambulatório de geriatria.

PRÁTICA MULTIDISCIPLINAR NA AVALIAÇÃO GERIÁTRICA AMPLA

Quando se pensa em uma ação multidisciplinar o foco deve estar direcionado ao exercício das tarefas em conjunto, rompendo com a prática tradicional, onde o poder de decisão é responsabilidade apenas do médico. Pelo contrário, o olhar dos diversos profissionais que compõem uma equipe pode ajudar na resolubilidade dos problemas apresentados. Neste método de trabalho, a fragmentação do saber é quase inexistente, e as decisões são consensuais. Não é fácil atuar nesta perspectiva. Para compor uma equipe e desempenhar um trabalho neste formato, é fundamental que os profissionais entendam que não há uma categoria profissional melhor que a outra, e que os saberes se complementam.

Apesar de todos os aspectos positivos dessa modalidade de atenção, ainda se observa escassez de recursos para a implementação de equipes multidisciplinares nos serviços de atenção ao idoso. Ademais, alguns comportamentos desfavoráveis se constituem como obstáculos nas relações interpessoais, levando a uma prática fragmentada, e consequentemente isolada. Portanto, não há como deixar de ampliar o olhar, visto que, em grande

Quadro 1. Mecanismos para a Vivência Interdisciplinar na Equipe

Mecanismos	Ações
Prontuário	Deve ser único, de forma que toda a equipe possa acompanhar as avaliações, diagnósticos e tratamento prescrito
Interconsulta	Momento em que um profissional recorre imediatamente ao colega para dirimir alguma dúvida pontual sem que seja necessário agendar uma consulta
Discussão do caso	Apresentação dos diagnósticos e principais problemas para que de forma consensual se defina a necessidade de novas avaliações por outros integrantes da equipe
Reuniões de equipe	Passo indispensável para a organização da dinâmica do serviço, além de propiciar a harmonia entre a equipe
Plano de cuidados	Etapa em que a equipe decide, em conjunto, quais as melhores estratégias para o tratamento proposto

parte, os problemas biológicos estão emaranhados numa teia cujas questões sociais, culturais, ambientais e emocionais exercem grande influência.

A avaliação geriátrica ampla (AGA) reúne um conjunto de informações que pode dimensionar e explicar as condições sociais e de saúde apresentadas pelo indivíduo em avaliação. Trata-se de um rastreio minucioso com a finalidade de identificar os indicadores de perda de capacidade funcional. A AGA tem por objetivo identificar situações geradoras de perda de independência e autonomia. Sua realização inicial geralmente conta com a participação do assistente social, do enfermeiro e do médico, profissionais que compõem a equipe mínima. Ao final desta avaliação inicial é possível, na maioria dos casos, obter um diagnóstico clínico e funcional, além das principais impressões sociais. Após esta etapa, o caso segue para uma discussão onde é analisada a necessidade da avaliação de outros profissionais.

Para o sucesso de uma ação multidisciplinar se faz necessário lançar mão de mecanismos que permitam a participação de todos os profissionais envolvidos. O Quadro 1 apresenta os mecanismos para a vivência interdisciplinar.

INSTRUMENTOS UTILIZADOS E PARTICIPAÇÃO DA EQUIPE E DA SUA ADMINISTRAÇÃO

Na AGA, o mais importante é avaliar as condições que possam interferir no desempenho das atividades de vida diária. Além da anamnese habitual, realizada por cada área profissional, são aplicados instrumentos que rastreiam o declínio cognitivo e funcional; alterações nutricionais, de equilíbrio e marcha, e de humor. Tais ferramentas, de forma geral, são de domínio público, não pertencendo a nenhuma categoria específica, salvo aquelas cujos conselhos profissionais condicionam a aplicação ao profissional da área e carecem da compra do material específico para a avaliação. Esses instrumentos não têm a finalidade de diagnosticar; porém, são de grande utilidade para sinalizar potenciais problemas que merecem avaliação mais acurada. Todos os profissionais da equipe, desde que treinados, podem aplicar os instrumentos de rastreio.

PLANO DE CUIDADOS

A avaliação da saúde e das habilidades funcionais é uma tarefa complexa e extensa. Desta forma, tal avaliação deve ser conduzida com o objetivo principal de tomar decisões que garantam o sucesso do plano terapêutico proposto. A elaboração do plano de cuidados parte do momento em que toda informação é sintetizada pela equipe para que se possa dirigir, definir e avaliar o cuidado. É o momento em que os diagnósticos são concluídos e os problemas são identificados.

Importância do plano de cuidados:

- Ajuda na conclusão do diagnóstico.
- Permite gerenciar o prognóstico.
- Ajuda na prevenção de problemas futuros.
- Produz a continuidade do cuidado.

UMA PROPOSTA DE ATENDIMENTO MULTIDISCIPLINAR

Existem várias possibilidades de se organizar o atendimento multidisciplinar. Porém, a disponibilidade de recursos humanos será o facilitador fundamental nessa organização. No Serviço de geriatria Prof. Mario A. Sayeg, que funciona nas dependências da Policlínica Piquet Carneiro, as ações são anualmente reavaliadas pela equipe. Atualmente, a prática é desenvolvida de forma a otimizar os recursos existentes, como também facilitar o fluxo do usuário no serviço. O diagrama das ações está representado na Figura 1.

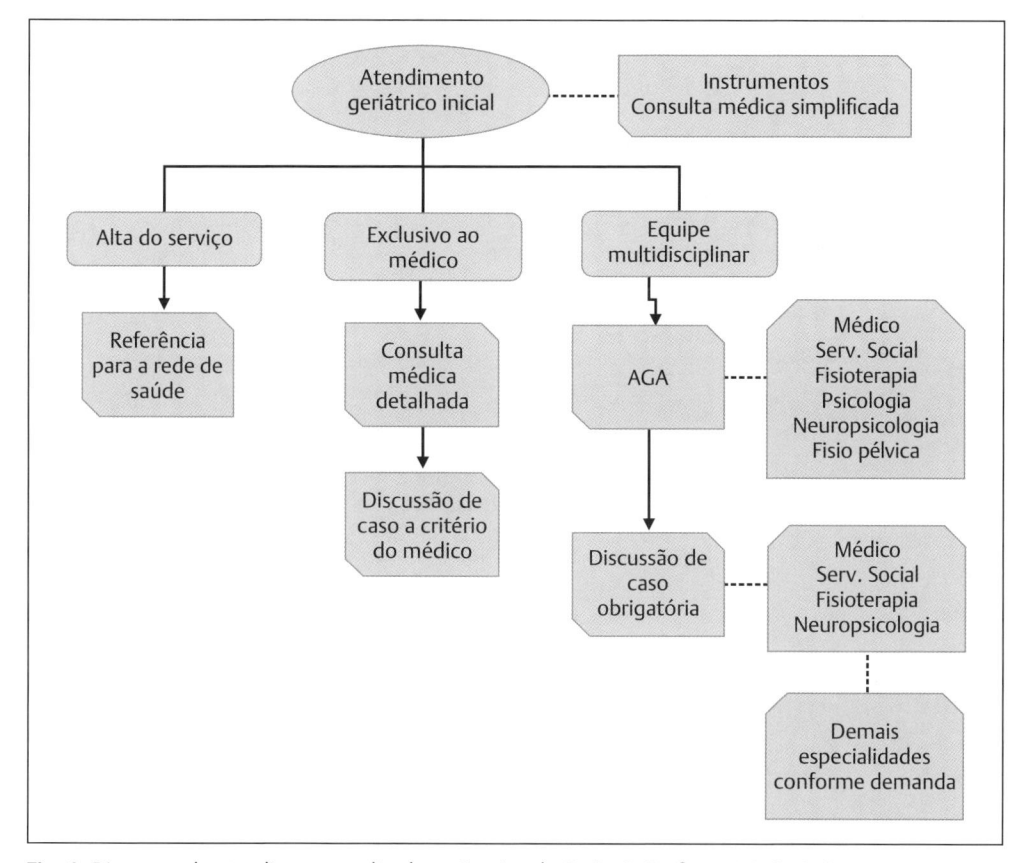

Fig. 1. Diagrama do atendimento realizado no Serviço de Geriatria Professor Mario A. Sayeg.

CONSIDERAÇÕES FINAIS

O atendimento multidisciplinar é o que sempre se almeja para a atenção a pessoa idosa, sobretudo em unidades de atenção secundária. Esta modalidade de atendimento, seguida da elaboração de um plano de cuidados, permite não haver a fragmentação do cuidado e produz a otimização dos recursos no sistema de saúde.

BIBLIOGRAFIA

Lourenço RA, Sanchez MAS, Paixão Junior CM. (Orgs.). *Rotinas hospitalares – Hospital Pedro Ernesto*. Rio de Janeiro: Triunfo; 2018. v. VI. p. 444

Finch-Guthrie P. Care planning for adults in heath care settings. In: Kane RL, Kane RA. (Orgs.). *Assessing older persons: measures, meaning and pratical applications*. Oxford: Oxford University Press; 2000.

Freitas EV, Py Ligia. (Orgs.). *Tratado de geriatria e gerontologia*. 4. ed. Rio de Janeiro: Guanabara Koogan; 2016.

Módulo V

Promoção de Saúde e Prevenção de Doenças entre Idosos

SAÚDE, QUALIDADE DE VIDA E ENVELHECIMENTO

CAPÍTULO 1

Mônica de Assis

INTRODUÇÃO
A longevidade com qualidade de vida é uma busca contemporânea e um horizonte necessário para que o envelhecer possa ser visto como uma valiosa conquista humana e social.

Viver mais e bem é um ideal intimamente relacionado com a saúde em sua apreensão mais ampla. A saúde é uma das questões mais sensíveis no processo de envelhecimento por seu mútuo impacto sobre a qualidade de vida, sendo uma rica e complexa dimensão.

A definição de saúde como estado de completo bem-estar físico, mental e social, proposta pela Organização Mundial da Saúde na década de 1940, incorporou dimensões positivas ao conceito ao se contrapor à visão anterior de saúde como ausência de doença. Essa definição teve o mérito de ampliar o conceito, porém é criticada por suas lacunas e excessiva idealização, ao representar de forma linear e estática algo que se apresenta dinâmico e entrelaçado de sentidos. A saúde é um objeto complexo e multifacetado, sobre o qual incidem variadas abordagens biológicas, antropológicas, sociais e filosóficas, expondo os limites para se compreendê-la em sua totalidade.

Saúde relaciona-se à experiência singular e é difícil apreendê-la pela linguagem ou conceito. Alguns sinônimos de saúde em língua portuguesa são potência e vigor, aproximando-a ao conceito de vitalidade e capacidade de realizar as atividades da vida. Os sentidos de saúde e doença são configurados social, histórica e culturalmente, modificando-se conforme os contextos gerais da sociedade.

Sentir-se saudável é uma experiência que convive com a presença de adoecimento. Isso é cada vez mais comum no cenário atual de predomínio das doenças crônicas não transmissíveis. Saúde não é o oposto da doença, e deve contemplar a capacidade de enfrentamento de riscos e adversidades do viver. Não existe "saúde perfeita". A experiência humana impõe lidar com ameaças, riscos e mal-estares de toda natureza.

A saúde é um meio e não um fim da existência humana. É um bem instrumental, uma condição aproximada ao sentido de bem-estar e que possibilita realizar propósitos de vida. Essa visão foi afirmada no documento resultante da primeira Conferência Internacional de Promoção da Saúde – Carta de Otawa – já em 1986, e trouxe a ideia de que, pelo menos, três requisitos são necessários ao bem-estar: identificar e realizar aspirações, satisfazer necessidades e mudar ou adaptar-se ao meio ambiente. Esses aspectos combinam dimensões subjetivas e objetivas e põem em evidência a resiliência, ou capacidade de superação de adversidades, noção que posteriormente ganhou relevância no campo da promoção do envelhecimento ativo.

SAÚDE E QUALIDADE DE VIDA

A relação mútua entre saúde e qualidade de vida consagrada nos anos 80 demanda uma abordagem integradora e holística. Essa ampliação conceitual foi incorporada na Lei Orgânica de Saúde do Brasil, que estrutura o Sistema Único de Saúde (SUS), pela via de afirmação dos determinantes e condicionantes sociais da saúde, como alimentação, moradia, saneamento básico, meio ambiente, trabalho, renda, educação, transporte, lazer, dentre outros bens e serviços essenciais.

A satisfação de necessidades básicas integra a noção de qualidade de vida, entendida como um conjunto diverso e abrangente de elementos fundamentais à "boa vida". Além de parâmetros materiais e objetivos, o termo "qualidade de vida" envolve também aspectos subjetivos, como o sentido de realização pessoal, prazer, amor e felicidade. Trata-se de um constructo de difícil apreensão e que admite múltiplas conotações pela influência de aspectos históricos, culturais e de classe.

Valorizando a multidimensionalidade e a subjetividade presentes nessa noção, a OMS definiu qualidade de vida, nos anos de 1990, como *"a percepção do indivíduo sobre a sua posição na vida, no contexto da cultura e dos sistemas de valores nos quais ele vive, e em relação a seus objetivos, expectativas, padrões e preocupações"*.

Baseado nesta acepção, o grupo de trabalho da OMS (*World Health Organization Quality of Life Group – Whoqol*) propôs uma escala autoaplicável que avalia a qualidade de vida em seus diferentes domínios: físico, psicológico, nível de independência, relações sociais, meioambiente e espiritualidade/religiosidade. A versão complementar e específica do instrumento para idosos, o Whoqol-old, avalia dimensões particularmente relevantes para esta população, como: habilidades sensoriais; autonomia; atividades passadas, presentes e futuras; participação social; morte e morrer; e intimidade. O Whoqol-old vem sendo utilizado em diversos estudos no Brasil, e possibilita a produção de dados para caracterizar e avaliar as necessidades de uma população idosa específica, comparar grupos, e acompanhar resultados de programas assistenciais ao longo do tempo.

A qualidade de vida em sua relação com a saúde pode ser vista também em sentido estrito, quando representa a vivência subjetiva dos indivíduos no enfrentamento das doenças, agravos e processos terapêuticos. Nesse campo incluem-se estudos que buscam aferir o impacto específico que as questões relativas à morbidade e ao tratamento trazem para a vida cotidiana das pessoas. Importa conhecer a capacidade de lidar ou superar as limitações ou sequelas daí decorrentes. A abordagem nesse nível é mais focada e contribui para valorizar a visão dos sujeitos. É necessário, por sua vez, não perder de vista a compreensão de qualidade de vida, como atenção às necessidades humanas fundamentais, materiais e espirituais.

QUALIDADE DE VIDA E CAPACIDADE FUNCIONAL

Essa preocupação é igualmente importante quando se associa a qualidade de vida à manutenção da capacidade funcional e às práticas que possam prevenir riscos, doenças e agravos, como atividade física, alimentação saudável, controle do estresse e outras relativas ao bem-estar físico e emocional. Ainda que a relevância dessa dimensão para minimização dos limites e perdas relacionados com o envelhecimento seja bem estabelecida, a mesma deve ser vista como parte da amplitude da noção de qualidade de vida.

Uma ideia-chave a ser ressaltada para a manutenção da saúde e da qualidade de vida no envelhecimento é a preservação do potencial de desenvolvimento do indivíduo. Tal condição passa pela ativação das capacidades de reserva, nos limites da plasticidade individual permitida pela idade, condições de saúde, estilo de vida e educação. A possibilidade de envelhecer bem depende, assim, de um contexto social favorável em que as pessoas possam alcançar o melhor equilíbrio possível entre as limitações que surgem com o passar do tempo e as potencialidades que se mantêm ou possam ser ativadas.

A visão dos determinantes sociais e a necessidade de atuação intersetorial e multinível estruturam também a perspectiva do envelhecimento ativo proposta pela OMS, que apresenta diretrizes para as políticas públicas em nível internacional. O conceito foi originalmente lançado na segunda Conferência Internacional sobre Envelhecimento, realizada na cidade de Madri, em 2002, como: *"o processo de otimizar oportunidades para saúde, participação e segurança de modo a realçar a qualidade de vida na medida em que as pessoas envelhecem"*. Em 2015, o Centro Internacional de Longevidade Brasil atualizou este documento e agregou ao conceito a dimensão de "aprendizagem ao longo da vida" como um de seus pilares. A versão revisada assumiu a perspectiva teórica da resiliência, dando ênfase à importância de as pessoas terem acesso às reservas necessárias para se adaptar e aprender com os desafios ao longo da vida.

O conceito de envelhecimento ativo é mais inclusivo do que envelhecimento saudável, na medida em que seu fundamento é o sentido de participação e não somente de habilidade para manter-se fisicamente ativo ou inserido na força de trabalho. A participação é pensada amplamente, na família, em assuntos sociais, econômicos, cívicos, culturais e espirituais, e como possibilidade afeta também aos idosos com doença ou incapacidade, nos limites de sua condição.

O programa da OMS propõe a abordagem do curso de vida para o envelhecimento ativo e tem como premissa a possibilidade de prevenção ou postergação de doenças crônicas não transmissíveis, principais causas de morbidade, incapacidade e mortalidade de idosos em todo o mundo. Para isso são necessárias intervenções que criem ambiente de suporte e favoreçam escolhas saudáveis em todos os estágios da vida.

Partir de uma visão ampla da qualidade de vida e do reconhecimento da influência de determinantes estruturais para a saúde na velhice é essencial em uma perspectiva de trabalho orientada pela promoção da saúde.

CONSIDERAÇÕES FINAIS

É importante que os profissionais de saúde e do campo gerontológico busquem ativamente refletir sobre as suas próprias vivências de envelhecer e buscar saúde e qualidade de vida em seu cotidiano. A experiência pessoal refletida, que contempla o reconhecimento das dificuldades e desafios aí presentes, contribuirá para que possam ser mais empáticos e aptos a promover abordagens mais integrais na relação de cuidado, baseadas na construção de vínculo com os idosos e na construção conjunta de projetos terapêuticos.

BIBLIOGRAFIA

Centro internacional de longevidade Brasil. Envelhecimento ativo: um marco político em resposta à revolução da longevidade. Rio de Janeiro; 2015.
Czeresnia D, Maciel EMGS, Oviedo RAM. Os sentidos da saúde e da doença. Rio de Janeiro: Fiocruz; 2013.
Fleck MPA. Problemas conceituais em qualidade de vida. In: Fleck MPA (Org.) A avaliação de qualidade de vida. Guia para profissionais de saúde. Porto Alegre: Artmed; 2008.
Minayo MCS, Hartz ZMA, Buss PM. Qualidade de vida e saúde: um debate necessário. *Ciência & Saúde Coletiva* 2000;5(1):7-16.
Neri AL. Qualidade de vida no adulto maduro: interpretações teóricas e evidências de pesquisa. In: Neri ALN (Org.) *Qualidade de vida e idade madura*. 7. ed. São Paulo: Papirus; 2007.

PROMOÇÃO DA SAÚDE E ATENÇÃO AO IDOSO

CAPÍTULO 2

Mônica de Assis

INTRODUÇÃO

O desenvolvimento moderno do conceito de promoção da saúde tem como marco o Informe Lalonde, documento de reorientação da política de saúde do Canadá, lançado em 1974. O Informe problematizou o investimento crescente com assistência médica para melhorar a saúde da população. Ao abordar o **campo da saúde** em seus diversos componentes (biologia humana, meio ambiente, estilo de vida e organização da atenção sanitária), expôs os limites do sistema de saúde para enfrentar corretamente problemas cada vez mais relacionados ao modo de vida e comportamentos.

Nos anos 1980, a primeira conferência internacional de promoção da saúde, realizada no próprio Canadá, definiu promoção da saúde como o processo que "consiste em proporcionar aos povos os meios necessários para melhorar sua saúde e exercer um maior controle sobre a mesma."

CAMPOS CENTRAIS DA PROMOÇÃO DE SAÚDE

A Promoção da Saúde envolve ações desde o nível individual ao coletivo e demanda a participação dos diversos atores sociais (governo, instituições, empresas, comunidades e indivíduos). Busca ações coordenadas e interdependentes que criem sinergia para maior impacto na saúde da população. Os cinco campos centrais de atuação da promoção da saúde, relacionados e interdependentes, são:

1. **Políticas públicas saudáveis:** ações dos governos para redução das desigualdades sociais, no nível mais amplo, e uso de medidas fiscais e legislativas para estimular ou inibir práticas e comportamentos protetores ou prejudiciais à saúde da população.
2. **Ambientes favoráveis à saúde:** proteção do meio ambiente e produção social da saúde nos territórios da vida, como a cidade, a escola, o trabalho e as instituições em geral.
3. **Reforço da ação comunitária:** participação e incremento do poder político das comunidades, como resultado do acesso à informação e às oportunidades de aprendizagem ao longo da vida; fortalecimento do apoio social. *Empowerment* (empoderamento) no plano coletivo.
4. **Desenvolvimento de habilidades pessoais:** informação e educação em saúde como responsabilidade das diversas organizações; *empowerment*, no plano individual, no sentido de fortalecer os indivíduos para o maior controle sobre a saúde nas diversas fases da vida.
5. **Reorientação dos serviços de saúde:** busca de superação do modelo biomédico, centrado na doença como fenômeno individual, e na assistência médica curativa, como foco exclusivo da intervenção.

As políticas públicas saudáveis são um diferencial em relação ao sentido mais tradicional de promoção da saúde, focada em mudança de comportamento individual e adoção de estilos de vida saudáveis. A visão é integrar a responsabilidade individual e coletiva e ressaltar o papel ativo da população no processo de conquista da saúde.

A promoção da saúde do idoso pode ser vista na ótica dos campos de atuação da promoção da saúde como modelo integrado voltado aos determinantes sociais da saúde e que requer abordagem intersetorial e multinível. Tal perspectiva orienta também a proposta do envelhecimento ativo da Organização Mundial da Saúde (OMS) como paradigma de políticas públicas para o envelhecimento.

Em que pesem muitos limites e o processo incompleto de implementação, as políticas para o idoso, no Brasil, ilustram idealmente iniciativas no campo das políticas públicas saudáveis. A política nacional do idoso aponta ações intersetoriais e articuladas, envolvendo saúde, previdência, educação, cultura, habitação, justiça, dentre outras, direcionadas para a valorização do processo de envelhecimento e a melhoria da qualidade de vida dos idosos. A política nacional de saúde da pessoa idosa prevê a atenção integral e interdisciplinar, articulando ações de promoção do envelhecimento ativo e saudável, manutenção da capacidade funcional, assistência e reabilitação da capacidade funcional. Em meio a grandes lacunas, sobretudo quanto à atenção à velhice com dependência, oportunidades de inserção social, aprendizagem e convívio têm sido criadas e ampliam as possibilidades de bem-estar e desenvolvimento do potencial dos idosos.

Em nível transversal, a Política Nacional de Promoção da Saúde no Brasil, atualizada em 2014, articula o diálogo intersetorial para fomento de redes de compromisso e corresponsabilidade na produção social da saúde. Nos limites de sua atuação e das contradições inerentes à promoção da saúde, essa política vem impulsionando práticas em torno de prioridades nacionais, como promoção da alimentação adequada e saudável, prática corporal/atividade física, controle do tabagismo, prevenção da violência e estímulo à cultura da paz, dentre outras, contribuindo para o envelhecimento mais saudável da população.

A **criação de ambientes favoráveis à saúde** nas cidades, comunidades, escolas e outros territórios da vida se baseia em metodologias de trabalho cooperativo e em redes, buscando envolver os sujeitos no processo. A ideia inspirou experiências de ambientes *age-friendly*, impulsionada pela OMS, como cidade amiga do idoso e atenção primária amiga do idoso. Esse enfoque vem sendo adotado por municípios brasileiros que atuam nos marcos de promoção do envelhecimento ativo.

O campo do **desenvolvimento de habilidades pessoais** refere-se à dimensão individual e à necessidade de informação e educação em saúde em todas as etapas da vida, como suporte ao autocuidado e ao enfrentamento de doenças e agravos. Autocuidado é visto de forma ampla, como as ações das pessoas para melhorar sua própria saúde e bem-estar no cotidiano, sendo potencialmente uma medida de autonomia e menor dependência do sistema médico e de cuidados. O autocuidado é influenciado pelos comportamentos aprendidos, circunstâncias culturais e estruturais, cultura global sobre saúde e doença e representação sobre a medicina numa dada sociedade. Deve ser visto como comportamento social ativo e investigado com base no contexto e no significado e não sob a ótica exclusiva da responsabilização individual.

A informação permite às pessoas ampliarem seus recursos e competências, repercutindo em maior autoestima e senso de controle sobre as questões de saúde, entendida como *empowerment* no plano individual. No cuidado em saúde, a informação deve-se pautar numa visão contextualizada e crítica do conhecimento científico, e trabalhada de forma motivacional, dialógica e aberta à expressão do outro, seus saberes, valores e expectativas. As questões subjetivas, socioculturais e econômicas que dificultam ou impedem o autocuidado devem ser conhecidas e debatidas, visando à construção conjunta de alternativas e formas de enfrentamento.

O autocuidado é valioso para a saúde e o enfrentamento de doenças crônicas, porém não deve assumir caráter obsessivo ou acentuar temores quanto ao envelhecimento e à finitude. A aceitação dessa condição humana impõe a superação do preconceito em relação à velhice (*ageism*) e o cuidado para não reproduzi-lo por meio de novos estereótipos que identificam a boa velhice apenas pelo que ela preserva de jovialidade.

O **reforço da ação comunitária** assinala a importância do apoio social e da participação social e política para a saúde. Apoio social refere-se aos recursos oferecidos por outras pessoas e pode ser do tipo instrumental (recursos materiais, auxílios concretos), emocional (expressão de amor e afeto) e informacional (orientações, sugestões e aconselhamento). O apoio flui (ou não) por meio das redes sociais, teia de relações dos indivíduos, em nível formal (serviços, profissionais e instituições) ou informal (família, vizinhos e amigos). A relação entre apoio social e saúde pode ser explicada pelo efeito "direto" sobre o bem-estar ou pelo efeito "amortecedor" do estresse.

O apoio social e a participação favorecem a autoconfiança e o engajamento na vida. O engajamento contribui para dar sentido de vida e, quando expresso em termos de organização política, fortalece o controle social sobre as políticas e a busca pelos direitos de cidadania. Comunidades organizadas vivenciam o processo de *empowerment* em nível coletivo. A riqueza do conceito de *empowerment* é articular dimensões individuais e coletivas, integrando a visão e a atuação sobre os determinantes sociais da saúde.

A **reorientação dos serviços de saúde** aponta a necessidade de práticas inovadoras, intersetoriais, além da assistência, e de um modelo assistencial pautado pela integralidade da atenção, com abordagem humanizada dos sujeitos em seu contexto de vida. Acolhimento e vínculo são pilares na perspectiva de uma clínica ampliada, que equilibre o combate à doença com a produção de vida, na construção de projetos terapêuticos singulares. A Educação Popular em Saúde, ao valorizar o diálogo entre o saber técnico científico e os saberes/cultura da população, é a vertente educativa mais coerente para dinamizar o sentido da promoção da saúde no contexto assistencial.

Promoção da saúde e envelhecimento ativo são perspectivas em curso no Brasil, e muitos ganhos são registrados em meio à evidente distância entre proposições políticas e institucionais e a realidade da velhice e da atenção aos idosos no Brasil contemporâneo, em cenário de crise e de ameaça aos direitos sociais.

CONSIDERAÇÕES FINAIS

Na prática dos profissionais de saúde, é preciso cuidar para que promover saúde não se reduza a intervenções normativas dissociadas de dimensões subjetivas e socioculturais envolvidas no cuidado. A promoção da saúde é um processo ético e político de defesa da vida, permeado por desafios individuais e coletivos na busca de um mundo melhor, que torne possível a longevidade com qualidade de vida para o conjunto da população.

BIBLIOGRAFIA

Brasil. Ministério da Saúde. Portaria 2446, de 11/11/2014. Redefine a *Política Nacional de Promoção da Saúde*.

Castiel LD, Guilam MCR, Ferreira MS. *Correndo o risco: uma introdução aos riscos em saúde*. Rio de Janeiro: Editora Fiocruz; 2010. 134p. (Coleção Temas em Saúde).

Czeresnia C, Freitas CM. (orgs). *Promoção da saúde. Conceitos, reflexões, tendências*. 5. ed. Rio de Janeiro: Fiocruz; 2017.

Rosa TEC. Redes de apoio social. In: Litvoc J, Brito FC. (orgs). *Envelhecimento: prevenção e promoção da saúde*. Rio de Janeiro/São Paulo: Atheneu; 2004. p. 203-14.

Rosa TEC, Barroso AES, Louvison MCCP. (orgs). *Velhices: experiências e desafios nas políticas do envelhecimento ativo*. São Paulo: Instituto de Saúde; 2013. 384 p. (Temas em Saúde Coletiva, 14).

PREVENÇÃO DO CÂNCER E PROMOÇÃO DA ALIMENTAÇÃO SAUDÁVEL

Thainá Alves Malhão

INTRODUÇÃO

O câncer é um importante problema de saúde pública no Brasil. Representa a segunda causa de morte por doenças no país, com aproximadamente 200 mil óbitos por ano, sendo estimados, para 2019, cerca de 600 mil novos casos. De origem multicausal, pode ser resultado da combinação de diferentes fatores internos e externos ao organismo. Entre os fatores internos, podem ser citados os hormônios, as condições imunológicas e as mutações genéticas. Em relação aos externos, são incluídos os fatores do ambiente e de modos de vida, como, por exemplo, agentes infecciosos específicos, agentes químicos no ambiente, má alimentação, bebidas alcoólicas, excesso de gordura corporal, exposição excessiva à radiação solar, inatividade física, radiação ionizante e tabagismo. O surgimento de diversos tipos de câncer depende da intensidade e duração da exposição das células aos diversos agentes carcinogênicos, podendo levar vários anos para que uma célula cancerosa prolifere e dê origem a um tumor maligno. Os fatores do ambiente e de modos de vida são os principais determinantes da doença, sendo responsáveis por cerca de 80 a 90% das ocorrências de câncer.

Segundo a Organização Mundial de Saúde, entre 30 a 50% de todos os casos de câncer são evitáveis. Juntamente com o tabagismo, a má alimentação, a inatividade física, o excesso de gordura corporal e o consumo de bebidas alcoólicas são os principais fatores de risco para câncer e outras doenças crônicas não transmissíveis em todo o mundo. Além disso, a atividade física regular, o consumo de alimentos de origem vegetal *in natura* ou minimamente processados e o aleitamento materno possuem efeito protetor contra o câncer.

Estimativas indicam que a adesão às recomendações de prevenção do câncer por meio da alimentação, nutrição e atividade física podem reduzir a incidência em 10% e a mortalidade em 61% para todos os tipos de câncer, sendo esses valores ainda maiores por tipos específicos de câncer.

ENTÃO POR QUE A POPULAÇÃO NÃO ADERE ÀS RECOMENDAÇÕES?

Primeiro, devemos considerar que a alimentação e prática de atividade física não são uma simples questão de escolha pessoal, e os riscos podem ser questionados e/ou ignorados pela população. Também devemos considerar que mudanças no padrão alimentar e no estado nutricional da população não dependem somente do acesso à informação, sendo influenciadas por fatores individuais e pelos ambientes sociais, físicos e macroambientes, conforme pode ser observado na Figura 1.

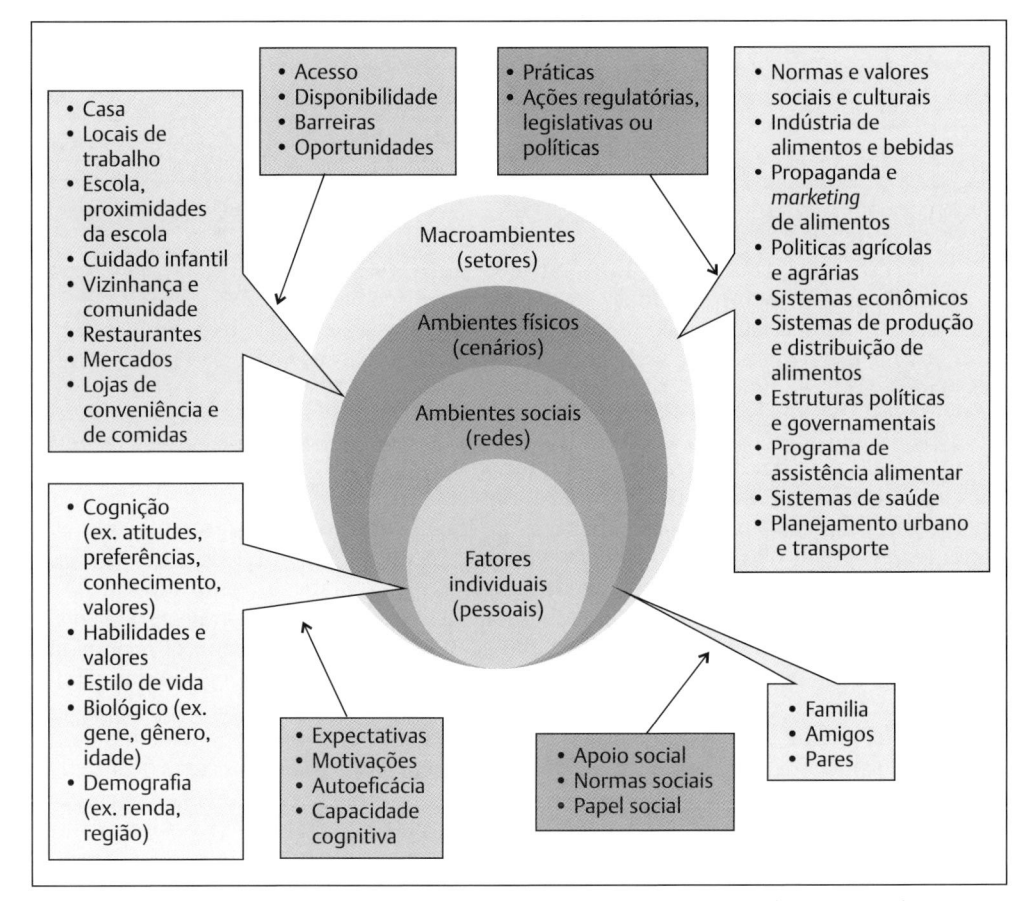

Fig. 1. Fatores que influenciam na alimentação. Fonte: Adaptada de Story M, Kaphingst KM, Robinson-O'Brien R, Glanz K. Creating healthy food and eating environments: policy and environmental approaches. *Ann Rev Public Health* 2008;29(1):253-72 pela CGAN/DAB/SAS/MS.

De toda forma, o amplo conhecimento da população, aliado às políticas e ações exitosas de incentivo, apoio e proteção, é capaz de provocar mudanças a favor de comportamentos e atitudes saudáveis, como no caso do tabagismo no Brasil, em que houve uma redução de 34,8% para 14,7% na frequência de adultos fumantes entre 1989 e 2013.

Infelizmente, ainda há um elevado desconhecimento da relação causal do câncer com a baixa ingestão de alimentos de origem vegetal, a inatividade física, o excesso de gordura corporal e o consumo de carnes vermelhas, de carnes processadas e de bebidas alcoólicas. Além disso, nos últimos anos, as mudanças no padrão alimentar e no perfil nutricional dos brasileiros vêm apontando para um cenário preocupante, com o aumento crescente dos tipos de cânceres relacionados com a má alimentação, o excesso de gordura corporal, o consumo de bebidas alcoólicas e a inatividade física.

O aumento no consumo de alimentos processados e ultraprocessados, frente aos alimentos frescos, refeições e preparações tradicionais, vem sendo acompanhado pelo aumento na frequência de excesso de peso (sobrepeso e obesidade) em todos os grupos etários.

No período de 1974-1975 a 2013, a prevalência de excesso de peso no Brasil triplicou entre os homens (de 18,5% para 55,6%) e duplicou entre as mulheres (de 28,7% para 58,2%). No mesmo período, a prevalência de obesidade sextuplicou entre os homens (de 2,8% para 16,8%) e triplicou entre as mulheres (de 8,0% para 24,4%). Já é bem estabelecido que o excesso de gordura corporal causa, pelo menos, 15 tipos de câncer, como: boca, faringe e laringe; esôfago (adenocarcinoma), estômago (cárdia), pâncreas, vesícula biliar, fígado, intestino (cólon e reto), rins, mama (mulheres na pós-menopausa), ovário, endométrio, meningioma, tireoide, mieloma múltiplo e próstata (avançado).

Ademais, apesar da Organização Mundial da Saúde (OMS) recomendar que o consumo de sal não ultrapasse cinco gramas por dia, segundo dados da Pesquisa de Orçamentos Familiares, a média de consumo, no Brasil, foi de 12 gramas, sendo que mais de 70% da população brasileira consume quantidades excessivas. Destacamos que o excesso de sal está associado ao aumento do risco de câncer de estômago em portadores da bactéria *H. pylori*.

Sabemos ainda que o consumo de carnes processadas e de carnes vermelhas aumenta o risco de câncer de intestino (colorretal). Apesar de não haver níveis seguros de ingestão de carnes processadas, segundo dados da POF 2008-2009, o consumo alimentar médio diário *per capita* dos brasileiros foi de 15,4 gramas em adolescentes, 15,1 gramas em adultos e 12,8 gramas em idosos. Em relação ao consumo de carne vermelha fresca, apesar da recomendação diária ser em torno de 71,4 gramas, os valores médios encontrados foram 72,9 gramas em adolescentes, 82,3 gramas em adultos e 66,5 gramas em idosos.

Quanto às bebidas alcoólicas, apesar de estudos apontarem que seu consumo, em quaisquer quantidades, pode causar câncer de boca, faringe e laringe, esôfago (carcinoma de células escamosas), estômago, fígado e ductos biliares, intestino (colorretal) e mama (pré- e pós-menopausa), há uma tendência de crescimento no seu consumo ao longo das décadas na população brasileira com 15 anos ou mais de idade. A média trienal de ingestão *per capita* em litros de álcool puro, entre 2008-2010, foi de 8,7 litros (13,6 litros em homens e 4,2, em mulheres) e, segundo dados da Pesquisa Nacional de Saúde, aproximadamente 1 em cada 4 adultos ingeriam bebidas alcoólicas pelo menos 1 vez por semana.

Agravando este cenário, em 2013, 62,7% dos brasileiros não consumiam a quantidade recomendada de frutas e vegetais e 46% apresentavam prática insuficiente de atividade física. Sabe-se que esses grupos de alimentos de origem vegetal protegem contra os cânceres do trato aerodigestivo, como câncer de boca, faringe, laringe, nasofaringe, esôfago, pulmão, estômago e intestino (colorretal). Também há **forte evidência de que a atividade física, independentemente do controle do peso corporal, reduz o risco de desenvolvimento de câncer de intestino (cólon) (homens e mulheres), de mama e de endométrio (mulheres).**

Apesar da frequência de aleitamento materno no Brasil entre 1986 e 2013 ter aumentado de 37,4% para 52,1%, ainda está longe do ideal. Insta observar que a amamentação protege as mães, ao longo da vida, do câncer de mama tanto na pré- quanto na pós-menopausa e possivelmente de câncer de endométrio e ovário. Quanto maior for o tempo de amamentação, maior a proteção. Além disso, a lactação está associada a diversos benefícios para os bebês. Dentre esses, destacamos a proteção contra o sobrepeso e obesidade, desde a infância até a fase adulta, e possivelmente contra determinados tipos de câncer infantil, como a leucemia, doença de Hodgkin e neuroblastoma.

É POSSÍVEL PREVENIR O CÂNCER COM O AVANÇAR DA IDADE?

Apesar de o envelhecimento ser um processo natural, não patológico, alguns mecanismos biológicos que regulam o envelhecimento podem estar envolvidos na patogênese de doenças relacionadas com a idade, como o câncer. Embora os mecanismos relacionados com o envelhecimento não possam ser modificados, removendo os fatores de risco é possível retardar ou reverter os processos de doença que foram iniciados em fases anteriores da vida. Ou seja, o câncer pode ser evitado entre os adultos mais velhos.

Como o número de adultos que atingem idades mais avançadas está aumentando rapidamente, a quantidade de casos novos de câncer também aumentará se as taxas de incidência atuais permanecerem inalteradas. Assim, considerando que a prevenção é a estratégia com melhor relação custo-benefício para o controle do câncer, políticas e ações nacionais devem ser implementadas para aumentar a conscientização, reduzir a exposição a fatores de risco e garantir que as pessoas recebam as informações e o apoio de que precisam para adotar estilos de vida saudáveis. Contudo, nenhuma ação isolada – seja ela dos indivíduos, da coletividade, das instituições ou do campo das políticas públicas – é capaz de promover uma mudança duradoura nas atitudes e comportamentos de pessoas e populações. Portanto, são necessárias ações transdisciplinares e intersetoriais, que valorizem o conhecimento e o envolvimento da comunidade, e estimulem o senso crítico e o discernimento das pessoas diante de sua realidade. Isso envolve, além da disseminação de informações e recomendações, ações de incentivo, apoio e proteção aos ambientes promotores de alimentação adequada e saudável e da prática de atividade física. Como exemplos, podemos destacar o aconselhamento por profissional de saúde, campanhas educativas e de *marketing* social, medidas que têm como objetivo viabilizar a adesão a essas práticas, como a disponibilização de alimentos e refeições adequadas em diferentes espaços, e medidas de proteção, como as ações regulatórias (p. ex., proibição de propaganda e *marketing* direcionados ao público infantil; sobretaxação, revisão das normas de rotulagem e restrição da oferta de alimentos ultraprocessados).

BIBLIOGRAFIA

Brasil. Ministério da Saúde. Secretaria de Atenção à Saúde. Departamento de Atenção Básica. *Guia alimentar para a população brasileira*. 2. ed. Brasília: Ministério da Saúde, 2014.

Brasil. Ministério da Saúde. Secretaria de Atenção à Saúde. Instituto Nacional de Câncer José Alencar Gomes da Silva. *ABC do câncer: abordagens básicas para o controle do câncer*. 3. ed. Rio de Janeiro: Inca; 2017.

Brasil. Ministério da Saúde. Secretaria de Atenção à Saúde. Instituto Nacional de Câncer José Alencar Gomes da Silva. *Prevenção e fatores de risco: alimentação*. Disponível em: www.inca.gov.br/alimentacao.

Gomes FS. Contribuições das ciências sociais e da filosofia para a construção de recomendações nutricionais. In: Diez-Garcia RW, Cevato-Mancuso AM (coord.) *Mudanças alimentares e educação nutricional*. Rio de Janeiro: Guanabara Koogan; 2011. Parte 1, Cap 4, p.43-52.

World Cancer Research Fund/ American Institute for Cancer Research. *Diet, nutrition, physical activity and cancer: a global perspective*. Continuous Update Project Expert Report 2018. Disponível em: dietcancerreport.org.

PREVENÇÃO E PROMOÇÃO NA ASSISTÊNCIA AO IDOSO

CAPÍTULO 4

Daniele Aguiar Lima

INTRODUÇÃO

O desafio do envelhecimento impõe a necessidade de reorientação das práticas em saúde no sentido da prevenção e promoção de saúde. Os agravos podem ter graves consequências e muitos podem ser prevenidos ou minimizados com uma abordagem correta. A Atenção Básica tem central importância, pois é responsável pelo acompanhamento dos indivíduos em todas as fases do seu ciclo de vida, incluindo a promoção do envelhecimento ativo.

PREVENÇÃO – PRINCIPAL ALIADA

A prática preventiva objetiva reduzir a mortalidade prematura, prevenir a fragilidade, manter a autonomia e a capacidade funcional, visando garantir a qualidade de vida e a compressão de morbidade. A maior longevidade está mais associada aos hábitos saudáveis ao longo da vida do que simplesmente a fatores genéticos.

A prevenção primária atua antes do início da doença, com foco na identificação e orientação do estilo de vida da população, a fim de evitar os fatores de risco determinantes das doenças. A prevenção secundária engloba o rastreio das doenças, isto é, a detecção precoce das patologias, antes do início dos sintomas. A prevenção terciária envolve o manejo adequado das doenças, objetivando minimizar os sintomas e suas complicações, diminuindo a morbidade. Deve limitar a extensão do déficit, promover adaptação às sequelas e prevenir recorrências, tendo como principal consequência a manutenção da capacidade funcional e a reintegração ao meio familiar e social. A prevenção quaternária é o conjunto de ações que visam evitar a iatrogenia associada às intervenções médicas como a sobremedicalização ou os "excessos preventivos", como o excesso de diagnósticos e tratamentos desnecessários.

Assim, é necessária a busca ativa de certas condições, pois, muitas vezes, os idosos apresentam comorbidades oligo ou assintomáticas. Esta busca envolve a avaliação física, cognitiva, comportamental e funcional por meio da Avaliação Geriátrica Ampla (AGA). A AGA é um procedimento estruturado e multidisciplinar com o objetivo primordial da integralidade do cuidado, promoção da saúde e estímulo à autonomia. Segundo os critérios de efetividade e a classificação das evidências nas práticas preventivas, algumas situações devem fazer parte da avaliação rotineira realizada pelas equipes de Atenção Básica.

O sucesso das intervenções tem sido atribuído à promoção de modos de viver favoráveis à saúde, de maneira abrangente e integrada, e ao enfoque na vigilância dos fatores de risco. Desta forma, os alicerces da prevenção primária são sono e repouso adequados, nutrição adequada, atividade física regular, prevenção do tabagismo e vacinação.

A alimentação deve ser balanceada em quantidade e qualidade, com incentivo à alimentação saudável, baseada no consumo de frutas, legumes e hortaliças; na redução do sal e açúcares dos alimentos industrializados; na restrição de gordura trans; e na prevenção do uso nocivo do álcool.

A atividade física deve ser de, no mínimo, cento e cinquenta minutos por semana, incluindo exercícios aeróbicos e de resistência, com objetivo de evitar a sarcopenia e a obesidade. Sedentarismo é fator de risco independente para doenças cardiovasculares, neoplásicas, degenerativas, osteoporose e depressão. A aptidão física está relacionada com condição aeróbica, força muscular, flexibilidade, equilíbrio e composição corporal. Como exemplo da importância deste assunto, o teste de sentar-levantar é um preditor de mortalidade por todas as causas.

O tabagismo aumenta o riso cardiovascular por infarto agudo do miocárdio, acidente vascular encefálico, aneurisma de aorta e doença arterial periférica. Aumenta também o risco de doenças pulmonares e neoplásicas. A cessação do fumo deve ser encorajada em qualquer idade, e as melhores evidências de sucesso estão associadas a atendimento por equipe interdisciplinar.

A vacinação contra o vírus *influenza*, por dose única anual, reduz risco de morbidade, morte e custos, já que previne as três principais causas de internação entre os idosos, que são a descompensação de insuficiência cardíaca e da doença pulmonar obstrutiva crônica e a pneumonia.

Quanto à vacinação pneumocócica, a recomendação, para indivíduos a partir de 50 anos, é uma dose única da vacina conjugada 13-valente (VPC13), seguida, após seis meses, de uma dose da polissacarídica 23-valente (VPP23). Uma segunda dose de VPP23 deve ser aplicada após cinco anos.

A vacinação com a Tríplice bacteriana acelular do tipo adulto (difteria, tétano e coqueluche – dTpa) deve estar com o esquema completo de três doses e ser realizado reforço de uma dose a cada dez anos, ao longo de toda vida. As três doses de vacina para hepatite B no esquema 0-1-6 meses também faz parte do calendário do Ministério da Saúde.

A vacina da febre amarela, em dose única, está indicada para indivíduos de 9 meses a 59 anos. Para idosos não previamente vacinados e residentes em áreas de vacinação, considerar a imunização, após avaliação médica do estado geral e comorbidades. Embora raro, está descrito o risco aumentado de eventos adversos graves na primo vacinação de indivíduos maiores de 60 anos.

A vacina do herpes-zóster, embora não disponível nas unidades básicas de saúde, está recomendada em decorrência da prevalência e morbidade da mesma. Cerca de 40% dos idosos apresentam a enfermidade, que aumenta o risco de vasculite e doença cardiovascular. A vacinação deve ser realizada mesmo para aqueles que já desenvolveram a doença, pois previne a recorrência da patologia em 40% e a neuralgia herpética em 60%. Nesses casos, aguardar intervalo mínimo de um ano, entre o quadro agudo e a aplicação da vacina.

A busca ativa dos indivíduos portadores de hipertensão arterial, diabetes melito, dislipidemia e obesidade já faz parte da preocupação por causa dos programas desenvolvidos pelo Ministério da Saúde. As ações educativas, nestes casos, são de suma importância. Desta forma, o controle adequado destas patologias previne outros desfechos desfavoráveis comuns na população, como acidentes vasculares, doenças coronarianas, aneurismas de aorta e doenças da microcirculação, como insuficiência renal crônica e retinopatia. A síndrome metabólica, cada vez mais prevalente, é um importante marcador de risco cardiovascular, principalmente nos casos prematuros.

O controle dos fatores de risco cardiovasculares ao longo da vida está associado a menor depósito de beta-amiloide no sistema nervoso central e constitui-se a medida preventiva mais importante para os quadros demenciais. Outros fatores protetores são a reserva funcional prévia, escolaridade, exercícios físicos, atividade cognitiva e social.

O rastreamento de uma doença se justifica se ela for um importante problema de saúde pública, com uma fase assintomática longa o suficiente para ser detectável durante esse período, com testes disponíveis para a população-alvo e tratamento aceitável que melhore o prognóstico do paciente. Desta forma, recomenda-se o rastreio do câncer de mama, de colo de útero, de cólon e de próstata, na dependência da idade, história pessoal e familiar, capacidade funcional e expectativa de vida do idoso.

Segundo a Organização Mundial da Saúde e o Ministério da Saúde, são recomendados para mulheres o exame colpocitopatológico entre os 21 e 64 anos e a mamografia entre 50 e 69 anos. A colonoscopia deve ser realizada a partir dos 50 anos para rastreio de pólipos intestinais, que podem ser lesões precursoras da neoplasia de cólon. Por outro lado, comprovou-se que a dosagem isolada do antígeno prostático específico (PSA) não deve ser solicitada de rotina para homens acima de 75 anos ou com expectativa de vida menor que 10 anos, já que sua prevalência nesta faixa etária é alta, mas menos de 10% terão algum sintoma e o risco de morte é de apenas 3%. Além disso, o tratamento pode ter vários efeitos colaterais, com piora da qualidade de vida.

Um aspecto importante do envelhecimento relaciona-se à prevenção de quedas, osteoporose e fraturas. Sabe-se que 35 a 40% dos idosos, vivendo na comunidade, caem anualmente, o que corresponde a 2/3 das mortes por injúria.

O risco de queda é maior a partir dos 75 anos e na presença de fraqueza muscular, história prévia de quedas, dificuldade no equilíbrio e marcha, déficit visual, presença de osteoartrose, déficit nas atividades de vida diária (AVDs), depressão, déficit cognitivo e uso de apoio como bengalas ou muletas. A intervenção preventiva inclui ações multiprofissionais, como fisioterapia para marcha e equilíbrio, exercícios de força muscular, uso correto de andadores ou bengalas e modificações no meio ambiente. Recentemente, comprovou-se o benefício do uso da vitamina D nos indivíduos com fatores de risco para queda. O tratamento inclui também revisão das medicações em uso, principalmente anti-hipertensivos e psicotrópicos, correção de déficit sensorial e investigação de lipotimia e síncope. A polifarmácia, que é o uso de mais de cinco medicações concomitantes, aumenta o risco de efeitos colaterais e adversos em razão das alterações na farmacocinética e farmacodinâmica das drogas com o envelhecimento.

A densitometria óssea (DMO) deve ser usada rotineiramente para o diagnóstico da osteoporose, já que esta é uma condição assintomática e de alta morbidade. A DMO está indicada para todas as mulheres acima de 65 anos, ou na pós-menopausa antes dos 65 anos, se presentes fatores de risco como fratura prévia, IMC (índice de massa corpórea) menor de 21, história familiar e tabagismo. Nos homens, os critérios para indicação incluem histórico de fratura patológica, hipogonadismo, alcoolismo, uso de corticoide e doenças inflamatórias crônicas.

Outros itens previstos para avaliação preventiva rotineira incluem doença tireoidiana subclínica, deficiência de vitamina B12 e ácido fólico, déficit auditivo, déficit visual, depressão e demência, avaliação da deglutição e do estado nutricional, saúde oral e dentária, identificação de violência, abuso e risco de isolamento social. Estas avaliações encontram-se presentes na lógica da abordagem geriátrica e retroalimentam-se, já que muitos aspectos são multifatoriais e compartilham fatores de risco comuns.

CONSIDERAÇÕES FINAIS
A assistência ao idoso e seus familiares deve-se referenciar na ótica da humanização e da promoção da saúde, fortalecendo os sujeitos, conhecendo e valorizando sua história singular e estimulando sua autonomia e corresponsabilização na definição do projeto terapêutico. A abordagem clínica deve valorizar aspectos subjetivos e sociais e explorar a dimensão dialógica como caminho para sua qualificação.

BIBLIOGRAFIA
Beaglehole R, *et al*. Prevention of chronic diseases: a call for action. *Lancet* 2007;370:2152-7.
Brasil. Ministério da Saúde. *Cadernos de atenção básica: envelhecimento e saúde da pessoa idosa*. Brasília (DF): Min. Saúde; 2006. 192p.
Favoretto C. A prática clínica e o desenvolvimento do cuidado integral à saúde no contexto da atenção primária. *Rev. APS* 2008 Jan/Mar;11(1):100-8.
Gottesman RF, Schneider ALC, *et al*. Association between midlife vascular risk factors and estimated brain amyloid deposition. *JAMA* 2017;317(14):1443-50.

AÇÕES EDUCATIVAS EM PROMOÇÃO DA SAÚDE NO ENVELHECIMENTO – UMA EXPERIÊNCIA COM IDOSOS DO NAI/UnATI

CAPÍTULO 5

Liliane Carvalho Pacheco
Maria Helena de Jesus Bernardo

INTRODUÇÃO

O **Projeto Promoção da Saúde** (PPS) é uma iniciativa da equipe interprofissional do Núcleo de Atenção ao Idoso (NAI)/UnATI/UERJ desenvolvida desde 1996, voltada à prevenção de doenças e à promoção da saúde a partir de ações educativas com idosos. O objetivo é desenvolver modelos que possam ser implantados nos serviços de saúde e em outros espaços da sociedade, em resposta às demandas sociais geradas pelo envelhecimento populacional brasileiro.

O PPS consiste em um leque de ações integradas que articulam ensino, pesquisa e extensão. As diferentes modalidades de ações educativas desenvolvidas possuem um grau de alcance próprio e, quando integradas, podem ampliar o potencial de informação, comunicação e educação no serviço de saúde. O pressuposto teórico do projeto é que o envelhecimento ativo é uma experiência desejável, relacionada com oportunidade de condições e práticas favoráveis à saúde e ao bem-estar. O fomento à participação pretende, sobretudo, criar um ambiente de efetivo protagonismo dos idosos, problematizando as formas de atenção à saúde, as políticas públicas, os estereótipos do envelhecimento e as melhores estratégias para o autocuidado.

A experiência do PPS ilustra discussões contemporâneas no campo da Promoção da Saúde e da Educação Popular em Saúde, e revela o potencial estratégico das ações educativas na reorientação dos serviços no sentido de garantir a integralidade da atenção e viabilizar uma perspectiva ampliada e participativa dos usuários no âmbito da saúde. A integralidade é compreendida aqui como um olhar ampliado sobre as necessidades de saúde e cuidados, viabilizando práticas democráticas que possam considerar os determinantes sociais do processo saúde–doença e, por conseguinte, estabelecer ações que promovam saúde nos seus mais diferentes níveis de expressão.

A referência aos princípios teórico-metodológicos da Educação Popular em Saúde alinha-se às preocupações com riscos ideológicos da promoção da saúde quando esta é reduzida na prática a uma questão de transmissão de informação e responsabilização exclusivamente individual. A abordagem sobre comportamentos e práticas saudáveis deve incluir a reflexão sobre a produção social da saúde-doença e reconhecer o contexto pessoal, cultural e político como dimensões essenciais na dinâmica das ações educativas. Pela complexidade aí envolvida, parâmetros como ética, diálogo e valorização do outro e de seus saberes devem ser especialmente considerados na relação entre profissionais de saúde e idosos.

Com base em tais princípios, as atividades educativas baseiam-se em dinâmicas de grupo que favoreçam a expressão de todos e propiciam o compartilhamento de experiências e saberes entre idosos e profissionais. O diálogo permite a reformulação de conceitos e a produção de novos conhecimentos na busca de um envelhecimento com mais autonomia e saúde.

MODALIDADES DE AÇÕES EDUCATIVAS NO PPS/NAI

O PPS inclui diferentes modalidades de ações educativas, cada uma com seus limites e alcances específicos, que se integram e ampliam o potencial de comunicação e educação no serviço. Todas as ações são coordenadas por *staffs* e residentes das diferentes áreas profissionais da saúde. O projeto contempla as seguintes atividades:

A) **Grupo encontros com a saúde (GES):** grupo fechado, com inscrição prévia, caracterizado como espaço de informação e reflexão sobre saúde e envelhecimento. São grupos pequenos (média de 10 pessoas), cuja programação prevê 14 encontros semanais, de duas horas, que abordam temas como: envelhecimento, alimentação, atividade física, sexualidade, memória, participação social e cidadania, saúde oral, e doenças comuns nos idosos (hipertensão arterial, diabetes, alterações osteoarticulares e depressão), entre outros. Antes de começar o grupo, é realizada a **Avaliação Multidimensional de Saúde e Qualidade de Vida** *(AMSQV)* que objetiva compor uma visão ampliada da pessoa e seu contexto social. Abrange dados sociodemográficos, situação familiar, recursos econômicos, fatores de risco e problemas de saúde, sociabilidade e lazer, utilização de serviços e ações preventivas, tais como realização de exames laboratoriais, medidas antropométrica e da pressão arterial. A avaliação contribui para identificar os idosos com maior risco de adoecimento e/ou agravamento das suas condições de saúde e possibilita orientações e encaminhamentos de acordo com as necessidades. Os resultados desta atividade retroalimentam o trabalho educativo com idosos e facilita o reconhecimento, por eles, de aspectos relevantes sobre suas condições de saúde e qualidade de vida. Dois grupos são realizados por ano e os idosos podem dar seguimento ao processo educativo participando dos eventos periódicos realizados pela equipe do projeto (Encontros sobre Promoção da Saúde) e/ou do grupo aberto Roda da Saúde.

B) **Encontros sobre promoção da saúde:** encontros abertos ao público em geral e aos idosos que participam ou já participaram das atividades do projeto, cuja estratégia é a de manutenção do vínculo com os idosos e a proposta de educação continuada. São planejados por um grupo de trabalho com *staffs* e residentes do próprio projeto, e abordam temas variados a partir das sugestões dos participantes ao final de cada encontro, complementando e realimentando as ações educativas em grupos. A duração do evento é de duas horas, em um auditório da UERJ, onde se busca manter a metodologia aplicada nos grupos menores por meio de estratégias que propiciem a participação e reflexão, além da divulgação de dados da AMSQV, articulada ao tema do encontro. Os encontros propiciam uma maior interação dos idosos com a equipe do NAI fora do espaço de assistência, o que contribui para o fortalecimento do vínculo entre os mesmos.

C) **Grupo roda da saúde:** grupo aberto, caracterizado como um "chá da tarde", realizado semanalmente, com a duração de duas horas. Foi iniciado em 2005 com a perspectiva de educação continuada, oferecendo aos idosos participantes do GES a oportunidade de permanecerem em atividades educativas. A participação dos idosos pode ser pontual ou continuada, conforme o interesse pelas temáticas, divulgadas em murais do NAI e da UnATI. A programação é definida pelo próprio grupo, a partir de planejamento conjunto e/ou das sugestões de temas emergentes no processo. A contribuição dos idosos na pesquisa dos temas e na apresentação de suas produções (poesias, textos, histórias) é incorporada às dinâmicas e fortalece a integração grupal. Os recursos didáticos são os mais diversos, como sorteio de pontos para discussão, o trabalho em subgrupos, dramatização, jogos, reflexão sobre poesias ou músicas, pequenas exposições com apoio de cartazes, dentre outras. Ao longo da reunião é servido um chá como estímulo ao clima de proximidade e aconchego necessário ao desenvolvimento do trabalho.

D) **Grupo de sala de espera:** reuniões quinzenais breves realizadas no espaço da recepção do ambulatório do NAI. O planejamento prévio do grupo é definido pela equipe e todas as etapas do processo são sistematizadas. Aborda temas diversos e baseia-se no compartilhamento de conhecimentos e experiências. As estratégias metodológicas envolvem breves dinâmicas de grupo e recursos visuais como facilitadores da discussão. É um espaço aberto aos usuários do serviço, onde as dúvidas, críticas e sugestões são compartilhadas. Os temas se articulam com as demais ações do projeto, buscando atingir os idosos de uma forma pontual, provocando uma reflexão sobre aspectos da saúde e propondo coletivamente formas de enfrentar as situações suscitadas.

E) **Mural interativo e caixa de sugestões:** canais permanentes de comunicação com a população usuária do NAI, com o objetivo de estimular sua participação no serviço, democratizar o espaço institucional e estimular a reflexão sobre saúde e qualidade de vida. As informações dispostas buscam a interlocução entre as atividades desenvolvidas pelo NAI e os usuários do serviço, além de estarem organicamente relacionadas aos grupos que são realizados no projeto. A produção visual utiliza-se de recursos que sejam atraentes, com planejamento gráfico e visual que se adeque ao espaço e ao público idoso. As sugestões e críticas dos idosos direcionadas ao NAI, bem como materiais enviados pelos mesmos, são divulgadas no mural, como uma forma de retorno periódico aos usuários do serviço.

F) **Produção de materiais educativos:** criação de *folders*, folhetos, boletins ou materiais didático-pedagógicos que dão suporte às ações dos grupos e, por meio dos participantes, contribuem para disseminar informações nas famílias e comunidade em geral.

Cada ação educativa tem uma dinâmica própria de sistematização, planejamento e avaliação, coordenada por profissionais de diferentes áreas. Nos grupos GES e Roda da Saúde, sempre são definidos um coordenador, um cocoordenador e um relator de cada atividade, bem como são feitos registros com fotos e/ou vídeos. A relação entre profissionais de saúde e idosos busca estabelecer ao máximo o diálogo e valorizar os saberes de todos, em todas as ações do projeto.

CONSIDERAÇÕES FINAIS

Na dinâmica do serviço, o projeto representa um "abrir portas" à participação, aproximando profissionais e população, fortalecendo o compromisso com a assistência de qualidade, centrada no vínculo, na responsabilização e na partilha dos desafios à qualidade de vida e saúde no envelhecimento. A experiência contribui ainda para o exercício da interprofissionalidade, por meio da experiência conjunta de planejamento, coordenação e avaliação do trabalho, sendo, assim, estratégica na formação de profissionais de saúde mais sensíveis e abertos a incluir o outro e seus saberes, estimulando o pensamento criativo de todos os envolvidos em prol de um envelhecimento com qualidade de vida.

BIBLIOGRAFIA

Assis M, *et al*. Ações educativas em promoção da saúde no envelhecimento: a experiência do núcleo de atenção ao idoso da UNATI/UERJ. *O Mundo da Saúde* 2007;31(3):438-47.

Bernardo, MHJ, *et al*. A saúde no diálogo com a vida cotidiana: a experiência do trabalho educativo com idosos no grupo roda da saúde. *Revista de Atenção Primária em Saúde* 2009 Out/Dez;12(4):504-9.

Brasil. Ministério da Saúde. *Caderno de educação popular em saúde*. Brasília: Ministério da Saúde; 2007.

Brasil. Ministério da Saúde. *II caderno de educação popular em saúde*. Brasília: Ministério da Saúde; 2014.

Pacheco LC, Assis M, Bernardo MHJ. Ações educativas e a promoção da saúde: compartilhando a experiência do NAI. In: Bernardo MHJ., Motta, LB. (Orgs.). *Cuidado e interprofissionalidade – uma experiência de atenção integral à saúde da pessoa idosa (Núcleo de Atenção ao Idoso/UnATI/UERJ)*. Curitiba: CRV; 2016.

Módulo VI Metodologia de Pesquisa Científica

MEDICINA BASEADA EM EVIDÊNCIA

CAPÍTULO 1

Paulo Nadanovsky

INTRODUÇÃO
A Medicina Baseada em Evidência (MBE) veio para complementar a medicina baseada em sensibilidade clínica, experiência pessoal, achismos de uma forma geral. Começarei com um exemplo: o rastreamento de câncer de mama pela mamografia. Esse exemplo demonstrará o que aconteceria se utilizássemos a MBE na prática para auxiliar as nossas decisões clínicas. Em seguida, explicarei o que é a MBE.

RASTREAMENTO DE CÂNCER DE MAMA COM A MAMOGRAFIA
A efetividade do rastreamento em reduzir a mortalidade depende da biologia do tumor.

O único jeito de estimar o benefício do rastreamento de forma confiável é por meio de Ensaios Controlados Randomizados (RCT), comparando o número de mortes no grupo com aquelas sem rastreamento.

Benefícios
- Para mulheres entre 40 e 49 anos: o rastreamento não diminuiu o risco de morte por câncer de mama.
- Para mulheres entre 50 e 69 anos: sem rastreamento, oito em cada duas mil mulheres morreram por câncer de mama em um período de 13 anos; com rastreamento, sete morreram. Ou seja, uma em cada duas mil teve a vida prolongada pelo rastreamento.

Danos
Para cada 2.000 mulheres de 50 a 69 anos que participaram do rastreamento por 13 anos, 200 receberam um diagnóstico falso-positivo e 10 foram tratadas desnecessariamente (o risco de receber um resultado falso-positivo na mamografia é de 10% para uma mamografia no período de 10 anos, mas pode chegar a 50% para mamografias bienais no mesmo período). Nenhuma dessas mulheres teria sido vítima de tratamento desnecessário se não tivesse realizado os exames preventivos com a mamografia.

Conclusão da Evidência
"Antes dos 50 anos de idade, rastreamento mamográfico parece não trazer benefícios, somente danos. Mulheres com 50 anos, entretanto, encaram a questão se os benefícios potenciais superam os custos. Portanto, não está claro se o rastreamento faz mais bem do que mal. As mulheres convidadas (recomendadas) a participar de rastreamento deveriam ser informadas integralmente sobre ambos, benefícios e danos".

Devo Submeter-me ao Rastreamento?

O Ministério da Saúde do Brasil publicou novas diretrizes para o rastreamento do câncer de mama. Há somente duas recomendações fortes: abaixo dos 50 e a partir dos 75 as mulheres não devem fazer rastreamento para câncer de mama, pois os possíveis danos claramente superam os possíveis benefícios. A única estratégia de rastreamento recomendada é a mamografia bienal de 50 a 69 anos e, mesmo assim, na forma de recomendação condicional (fraca), respeitando os valores e preferências de cada mulher.

DEFINIÇÃO DE MEDICINA BASEADA EM EVIDÊNCIA

"A medicina baseada em evidência diminui a ênfase na intuição, na experiência clínica não sistematizada e na racionalidade fisiopatológica, como bases suficientes para a tomada de decisão clínica e enfatiza a evidência proveniente da pesquisa clínica". A MBE é a junção da experiência, sensibilidade e intuição clínica individual com a utilização sistemática e explícita da melhor evidência clínica externa.

CUIDADO COM A QUALIDADE DOS ESTUDOS PUBLICADOS

Muitos estudos publicados não fornecem informação válida, em decorrência principalmente de vieses (pacientes mais propensos a se curar alocados ao tratamento e estudos com resultados que encontraram efeitos positivos do tratamento mais propensos a serem publicados) e confundimento (efeito detectado do tratamento devido a características dos pacientes, não ao tratamento).

CUIDADO COM PRÁTICAS-PADRÃO

No ano de 2009, o "*New England Journal of Medicine*", uma das revistas científicas médicas de melhor reputação internacional, publicou 35 estudos que avaliaram práticas médicas adotadas como padrão pelos serviços de saúde: 16 confirmaram que as práticas eram benéficas; três foram inconclusivos; 16 revelaram que essas práticas deveriam ser abandonadas, ou porque não traziam benefícios ou porque eram até mesmo danosas.

ALTERNATIVAS QUE DEVEM SER SUPERADAS

Quais são as alternativas à Medicina Baseada em Evidência?

- Evidência – Ensaio clínico randomizado (EBM).
- Eminência – Imponência do cabelo branco.
- Veemência – Nível de estridência.
- Eloquência (ou elegância) – Suavidade da fala.
- Providência – Nível de fervor religioso.
- Difidência (ou desconfiança/insegurança) – Nível de tristeza ou de falta de esperança.
- Nervosismo – Fobia de ser processado.
- Confiança* – Bravura, coragem.

PARA CADA TIPO DE PERGUNTA UM DESENHO DE ESTUDO

Tipos de questão clínica e desenhos de estudo mais adequados para respondê-la:

- Pergunta – Estudo.
- Diagnóstico – Seccional com padrão ouro.

---

* Aplicável somente aos cirurgiões.

- Prognóstico – Coorte.
- Etiologia – Coorte ou caso-controle.
- Terapia – RCT*.
- Prevenção – RCT.
- Rastreamento – RCT.
- Qualquer pergunta – Revisão sistemática.

HIERARQUIA DA EVIDÊNCIA
Talvez uma das principais mudanças na direção de uma melhor informação científica na área médica tenha sido a hierarquização do valor de cada tipo de evidência que tradicionalmente informa a prática médica.

1. Revisão sistemática de RCTs:
   - RCTs amplos e pragmáticos.
   - "n-of-1 trials".
2. RCTs pequenos e exploratórios.
3. Estudos de coorte.
4. Estudos caso-controle.
5. Estudos transversais.
6. Série de casos.
7. Opinião de um especialista.

MÉDICO E PACIENTE
No século XX, o modelo de relação médico-paciente era hierárquico, com o médico sendo reverenciado pelo paciente e pelo público em geral. No século XXI, começou a mudança, rumo ao consentimento informado e à tomada de decisão compartilhada. Para praticar dentro deste novo modelo com base em evidência, o profissional da saúde tem de superar a ilusão da certeza. "A ilusão da certeza – como, por exemplo, que o tratamento tem somente benefícios, mas nenhum dano; de que existe um e somente um melhor tratamento; de que um teste de diagnóstico é absolutamente certo – é um obstáculo mental para tomar uma decisão. Parece que a mente humana tem a tendência de criar ilusões de certezas mesmo quando, de fato, a realidade é diferente do que percebemos."

PRÁTICA DA MEDICINA BASEADA EM EVIDÊNCIA
1. Superar a ilusão da certeza (atitude mental).
2. Superar a ignorância sobre os dados reais (buscar os números corretos sobre a ocorrência dos eventos, preferencialmente em ensaios controlados randomizados).
3. Superar a dificuldade de interpretação (saber representar/comunicar os números de forma que o cérebro humano tenha facilidade de entender – frequências naturais facilitam o entendimento e probabilidades condicionais dificultam).

---
* RCT: Ensaio controlado randomizado.

BIBLIOGRAFIA

Gøtzsche PC, Jørgensen KJ. Screening for breast cancer with mammography. Cochrane Database of Systematic Reviews, 2013 Issue 6. Art. No.: CD001877.

Isaacs D, Fitzgerald D. Seven alternatives to evidence based medicine. BMJ 1999; 319:1618.

Migowski A, Silva GAE, Dias MBK, Diz MDPE, Sant'Ana DR, Nadanovsky P. Guidelines for early detection of breast cancer in Brazil. II - New national recommendations, main evidence, and controversies. *Cad Saude Publica* 2018;21;34:e00074817.

Prasad V, Gall V, Cifu A. The frequency of medical reversal. *Arch Intern Med* 2011;171(18):1675-6.

Straus SE, Glasziou P, Richardson WS, Haynes RB. Evidence-based medicine: how to practice & teach it. 5th ed. London: Elsevier; 2018.

DESENHOS DE ESTUDOS EPIDEMIOLÓGICOS

CAPÍTULO 2

Paulo Nadanovsky

DEFINIÇÃO DE EPIDEMIOLOGIA
- Distribuição.
- Determinantes.

OBJETIVOS DA EPIDEMIOLOGIA
- Quantidade de pessoas doentes na população.
- Distribuição geográfica.
- Distribuição sociodemográfica (idade, sexo, renda).
- Tendências temporais.
- Causas.
- Efetividade de intervenções.

ABORDAGENS
- Experimental (intervenção).
- Observacional (observação).

DESENHOS DE ESTUDO
A) Estudos de intervenção:
   - Ensaio clínico.
B) Estudos de observação:
   - Coorte (longitudinal).
   - Caso-controle.
   - Seccional (transversal).

RECAPITULANDO OS OBJETIVOS DA EPIDEMIOLOGIA E O DESENHO DE ESTUDO MAIS ADEQUADO PARA CADA OBJETIVO
- Quantidade de pessoas doentes na população (seccional).
- Distribuição geográfica (seccional).
- Distribuição sociodemográfica (seccional).
- Tendências temporais (seccionais).
- Causas (coorte ou caso-controle).
- Efetividade de intervenções (ensaio clínico).

Estudos de Intervenção
- Indivíduos são alocados aleatoriamente (ao acaso) nos grupos a serem comparados – busca de comparabilidade.
- Investigador controla a exposição dos indivíduos às intervenções que estão sendo comparadas.
- Mascaramento (cegamento) – estudo cego, duplo-cego, triplo-cego.
- Outros nomes - ensaio controlado randomizado, ensaio clínico randomizado, ensaio clínico controlado.
- Risco relativo (RR).
  - RR = 1: significa que os dois tratamentos têm efeitos iguais.
  - RR < 1: a intervenção reduz a ocorrência do desfecho (p. ex., morte).
  - RR > 1: a intervenção aumenta a ocorrência do desfecho.
- Eficácia: (1-RR) × 100.
  - Por exemplo, uma eficácia de 23% significa que o tratamento reduziu o desfecho (p. ex., morte) em 23%.
- Risco atribuível (RA)
  - RA = 0: significa que os dois tratamentos têm efeitos iguais.
- Número necessário a tratar (NNT).
  - Número de indivíduos que precisam ser tratados para beneficiar um indivíduo, *i. e.*, para evitar o desfecho (p. ex., morte) em um indivíduo.
  - NNT = 1/RA.

Estudos de Coortes (Estudos Longitudinais)
- Seleciona indivíduos expostos e não expostos e compara a ocorrência do desfecho.
- RR e RA.

Vantagens dos Estudos de Coorte
- Bom desenho para estudo de exposições raras.
- Pode avaliar múltiplos efeitos de uma única exposição.
- Sequência temporal entre exposição e efeito pode ser claramente elucidada.
- Reduz a possibilidade de viés de seleção e na avaliação da exposição.
- Permite uma medida direta da incidência (risco) de doença entre expostos e não expostos.

Desvantagens dos Estudos de Coorte
- Não é eficiente para o estudo de doenças raras.
- Quando prospectivo, pode ser extremamente caro e demorado.
- Em geral, não é adequado para múltiplas exposições.
- A validade dos resultados pode ser seriamente afetada pelas perdas de acompanhamento.

Estudos de Caso-Controle
- Seleciona casos com doença e controles sem doença e compara a frequência da exposição.
- *Odds ratio* (OR) ou razão de chances.

Vantagens dos Estudos de Caso-Controle
- Relativamente mais rápido e barato.
- Mais adequado para doenças de longo período de latência.
- Mais eficiente para doenças raras.
- Pode examinar múltiplas exposições para a mesma doença.
- Bom para investigar epidemias.

Desvantagens dos Estudos de Caso-controle
- Ineficiente para exposições raras.
- Não permite, em geral, estimativas de incidência (captação incompleta da experiência da base populacional).
- Pode ser difícil estabelecer relação temporal.
- Mais sujeitos a viés de seleção e memória.

Estudos Seccionais (Transversais ou Inquéritos)
- Seleciona a população de estudo por amostragem ou por censo.
- Busca conhecer a distribuição de uma característica numa população.
- Prevalência.

BIBLIOGRAFIA
Estudos Seccionais; 11. Estudos Caso-controle; 12. Estudos de Coorte; 13. Estudos de Intervenção; 8 Fundamentos da Pesquisa Epidemiológica.
Medronho RA, Bloch KV, Luiz RR, Werneck GL. *Epidemiologia* 2. ed. São Paulo: Atheneu; 2009.

PESQUISA BIBLIOGRÁFICA E SUAS DIFERENTES FORMAS – ACESSO DO PESQUISADOR ÀS FONTES DE INFORMAÇÃO

CAPÍTULO 3

Iris Maria de Souza Carvalho

Existem inúmeros desafios gerados pelo envelhecimento populacional e, entre eles, a formação de profissionais em Geriatria e Gerontologia. Mesmo dentre as profissões já existentes, principalmente as ligadas à área de saúde, surgem diferentes enfoques e necessidades.

A mudança do perfil demográfico trouxe uma busca por profissionais que precisam estar preparados para atendimento à faixa da população resultante desta mudança. A demanda de um público idoso que solicita atendimento em diversas áreas faz com que surjam necessidades de acesso à literatura especializada que traga resposta adequada às questões informacionais dos profissionais envolvidos.

A premissa é que existe uma distância significativa, por um lado, da necessidade de busca de informação resultante da demanda na atuação do profissional, e, do outro, seu despreparo em identificar as fontes adequadas que proporcionem as respostas precisas.

Diversas invenções marcaram e marcam, de modo profundo, o comportamento da humanidade: a passagem da sociedade pré-industrial dependente de recursos naturais para a sociedade industrial baseada nas máquinas e na produção em larga escala até a pós-industrial organizado ao redor da informação e de seu uso como base da transmissão e geração do conhecimento. As tecnologias da informação estão em constante evolução em decorrência das mudanças dos processos de comunicação que, por sua vez, abrangem diversas áreas do conhecimento.

No presente estágio da sociedade, usa-se a expressão era da informação para enfatizar o aumento exponencial da informação com o apoio em novos meios tecnológicos de comunicação que redimensionam as formas tradicionais de transferência de informação, de sua recuperação e seu acesso.

Grandes impactos surgem e, dentre eles, a grande oferta de informação disponível em meio digital. A adoção e o uso da Internet impõem, entre os pesquisadores, uma contínua necessidade de treinamento que os capacite a utilização dos recursos disponíveis e em permanente mudança. As dificuldades dos alunos em obterem êxito nas suas pesquisas bibliográficas são identificadas e percebidas durante a aula num ambiente de atenção e ansiedade frente ao conteúdo apresentado.

A adequação do conteúdo dos encontros promovidos junto aos alunos do Curso de Especialização vem atender a premissa da diversificação das estratégias de ensino e aprendizagem, levando em consideração as particularidades e os contextos dos alunos na tentativa de possibilitar uma integração com sua prática cotidiana.

Os novos espaços de trabalho passam a priorizar um profissional com perfil mais aberto e capaz de adaptar-se às mudanças, instrumentalizado e motivado a continuar a aprender sem limitações.

A falta de informação em busca bibliográfica (coleta de referências bibliográficas de documentos sobre um determinado assunto especializado, de acordo com as necessidades do usuário) é percebida no contato com os alunos.

Pode ser observado também que, em algumas áreas, a produção bibliográfica é ainda insuficiente para atendimento à demanda e com acesso mais restrito. Esta realidade exige do pesquisador maior intimidade com as várias ferramentas de busca: desde as mais tradicionais em papel, contato com especialistas, até com as mais avançadas de acordo com as tecnologias disponíveis. Isto gera a necessidade de maior dinamismo e percepção aguçada do profissional de saúde que vai precisar estar em permanente atualização.

Alinhado a este cenário, relatado acima, o conteúdo da aula de Busca Bibliográfica pretende oferecer ao pesquisador alguns elementos que possibilitem maior autonomia em suas pesquisas informacionais, proporcionando um panorama sobre as diferentes fontes de pesquisa. Apresenta as principais bases de dados que possam facilitar sua pesquisa, incluindo os aspectos estruturais e funcionais de bases certificadas na área de Saúde.

Orienta a busca bibliográfica, possibilitando desenvolvimento de habilidades na identificação de conteúdo de seu interesse nas diversas fontes de informação. Apresenta alguns termos utilizados no vocabulário da área de informação, familiarizando o pesquisador com o vocabulário do ambiente virtual e possibilitando melhor identificação com as ferramentas disponíveis.

Ao identificar, junto aos alunos, suas principais dificuldades para obtenção de resultado nas pesquisas em diversas áreas do conhecimento, apresenta exemplos de pesquisa adequadas às necessidades informacionais e trabalhar com exemplos práticos de busca bibliográfica.

BIBLIOGRAFIA

Berçott FM. Avaliação dos sistemas eletrônicos de informação mediante uso de conceitos de usuários: um modelo aplicado no sistema eletrônico de informação do paciente da rede Sarah de Hospitais. 96f. 2000. Dissertação (Mestrado em Ciência da Informação). Faculdade de Estudos Sociais Aplicados, Departamento de Ciência da Informação e Documentação, Universidade de Brasília. Brasília, DF.

Costa EF de, Porto CC, Soares AT. Envelhecimento populacional brasileiro e aprendizado de geriatria e gerontologia. Revista da UFG, Universidade Federal de Goiás, ano 7, n. 2, dez. 2003. Tema Melhor Idade. Disponível em < https://www.revistas.ufg.br/revistaufg/article/view/49767> Acesso em: nov. 2018.

Rede Sirius. Disponível em http://www.uerj.br/rede-sirius-rede-de-bibliotecas-uerj/ Acesso em: nov. 2018.

Silva JFM da. *Internet-Biblioteca-Comunidade Acadêmica*: conhecimentos, usos e impactos; pesquisa com três universidades paulistas (UNESP-UNICAMP-USP). São Paulo: USP, ECA; 2002. Disponível em <http://www.ibict.br/informacao-para-ciencia-tecnologia-e-inovacao%20/biblioteca-digital-Brasileira-de-teses-e-dissertacoes-bdtd> Acesso em: nov. 2018.

INTRODUÇÃO AO MÉTODO QUALITATIVO E QUANTITATIVO

Glaucia Cristina de Campos

INTRODUÇÃO

Nos últimos anos, houve um crescimento expoente na publicação de estudos qualitativos e quantitativos na área da Saúde Coletiva e Gerontologia. A integração de dados por meio da complementaridade desses dois métodos tem sido estimulada no campo científico. Neste sentido, a pesquisa quantitativa pode conduzir o investigador à escolha de uma questão a ser analisada, por ambos os métodos.

As investigações quantitativas são baseadas em fatos mensuráveis, dados objetivos, atuam em níveis de realidade e têm como objetivos trazer à luz dados, indicadores e tendências. A pesquisa quantitativa adota estratégia sistemática e objetiva para responder as questões. Podem ser compostas por um número grande de indivíduos, selecionados ao acaso, e são representativas de uma população para a qual os resultados são generalizados.

Os principais estudos quantitativos descritos na literatura são: seccionais, coorte, caso controle, estudos de intervenção e ecológicos. Os estudos seccionais são caracterizados quando a exposição e a condição de saúde do participante são determinadas simultaneamente. Não é possível saber se a exposição antecede ou é consequência da doença, pois seu delineamento é fraco para determinar associações do tipo causa-efeito.

Nos estudos de caso-controle, primeiramente, identificam-se indivíduos com a doença (casos) e, para efeito de comparação, indivíduos sem a doença (controles). Os estudos de coorte são estudos observacionais, também chamados de longitudinais, que permitem determinar a incidência da doença ou outro desfecho de interesse entre expostos e não expostos, e conhecer a sua história natural. Nesse desenho de estudo, a mensuração da exposição antecede o desenvolvimento do desfecho, não sendo sujeita ao viés de memória, como nos estudos caso-controle. Os indivíduos dos dois grupos são acompanhados para verificar a incidência da doença relacionada com a saúde. Nos estudos de intervenção ou experimentais, o pesquisador pode manipular o fator de exposição (intervenção), provocando uma modificação intencional. Para alguns autores, o termo experimental refere-se a estudos controlados e com alocação aleatória da exposição, ou seja, ensaios clínicos controlados randomizados.

Com relação à investigação qualitativa, ao contrário, trabalha-se com valores, crenças, representações, hábitos, atitudes e opiniões. Os estudos qualitativos baseiam-se em valores, crenças, representações, hábitos e atitudes, aspectos importantes para o entendimento da complexidade dos fenômenos. A percepção subjetiva é o início do processo que pode ser formado por um conjunto de substantivos cujo significado se complementa: experiência, vivência, senso comum e ação.

CARACTERÍSTICAS DOS ESTUDOS QUALITATIVOS
- O interesse do pesquisador volta-se para a busca do significado das coisas, porque este tem um papel organizador nos seres humanos.
- O ambiente natural do sujeito é o campo onde ocorrerá a observação sem o controle de variáveis.
- O pesquisador é o próprio instrumento de pesquisa, usando diretamente sua percepção para apreender os objetos em estudo, espelhando-os então em sua consciência, onde se tornam fenômenos representados para ser interpretados.

TIPOS DE ESTUDOS
Há uma diversidade de estudos qualitativos descritos na literatura científica, sendo uma necessidade preliminar a escolha pelo pesquisador para poder atingir o objetivo do estudo.
- *Documental:* refere-se ao estudo de pessoas que não temos acesso, por meio de documentos que são importantes fontes de dados. É definido pelo exame de diversos materiais, que ainda não receberam um tratamento analítico, ou que podem ser reavaliados, buscando-se interpretações que venham agregar na investigação. Tem como uma das vantagens realizar o estudo de pessoas que o pesquisador não teve contato físico.
- *Estudo de caso ou relato de vida:* exame detalhado de um sujeito, um ambiente ou situação particular, cujo objeto é uma unidade que se analisa profundamente, retratando a realidade de maneira completa, revelando a multiplicidade das fontes de informação. O Quadro 1 apresenta as principais fases do estudo de caso.
- *Etnografia:* o pesquisador reside junto à comunidade, partilhando da cultura, exigindo um longo período de observação e complexidade. Os estudos antropológicos na área de saúde coletiva, segundo Nakamura, "têm sido estudados, direta ou indiretamente, por antropólogos desde o final do século XIX, possibilitando à ciência antropológica, por meio da descrição e da análise proporcionadas por estudos etnográficos, acumular um vasto conhecimento acerca das diferentes experiências de sociedades e grupos sociais sobre esses fenômenos".
- *Estimativa rápida:* é a simplificação do método etnográfico adaptado para servir aos interesses imediatos dos tomadores de decisão. As características centrais e as etapas estão descritas no Quadro 2.
- *Pesquisa de ação participante:* nesta pesquisa, o pesquisador incorpora os indivíduos pesquisados como sujeitos de um trabalho comum de geração de conhecimento, portanto os participantes conhecem e agem em busca de transformação das condições produtoras de problemas.

Quadro 1. Fases do Estudo de Caso

1. Fase aberta ou exploratória
    - Definir o objeto do estudo
    - Especificar os pontos críticos
    - Estabelecer os contatos iniciais para entrada no campo
    - Localizar informantes
    - Localizar fonte de dados necessários para o estudo
2. Coleta de dados – sistemática
3. Análises de dados e produção dos relatórios

Quadro 2. Principais Características e Etapas da Estimativa Rápida

Características centrais

- Alta probabilidade de que os resultados serão utilizados
- Tempo limitado para sua execução
- Uso de indicadores relevantes e confiáveis escolhidos pelos tomadores de decisão
- Resposta das perguntas de pesquisa orientadas para avaliar intervenções
- Influência de contexto e cenário político em que se tomam as decisões
- Estratégias variadas não comprometendo a validade
- Planejamento
- Definição do problema de pesquisa
- Análise dos diferentes aspectos e do contexto que o problema ocorre e os objetivos
- Viabilidade de execução
- Seleção da amostra
- Informações preexistentes em documentos e censos
- Roteiro da entrevista
- Instrumento de coleta – questionário aberto semiestruturado
- Relatório etnográfico
- Descrição do contexto e dos padrões culturais
- Valores e relações entre os diversos grupos da população

GRUPO FOCAL

São entrevistas realizadas em grupo, em um ambiente favorável e não constrangedor, permitindo formular teorias que serão utilizadas nos grupos quantitativos, identificar conceitos, crenças, percepções, expectativas, motivações e necessidades de um grupo específico de interesse do pesquisador. Difere da entrevista individual por basear-se na interação entre as pessoas para obter os dados necessários à pesquisa. Sua formação obedece a critérios previamente determinados pelo pesquisador, de acordo com os objetivos do estudo. O pesquisador deve promover um espaço aberto à discussão, que propicie aos participantes relatar suas percepções e opiniões.

Os equipamentos que podem ser utilizados são gravadores, considerados imprescindíveis, e a possibilidade de microfones para melhorar qualidade do áudio na fase de transcrição. As câmeras e *notebooks* são recursos adicionais que dependerão da utilização pretendida de som e imagem pelos investigadores. Quanto ao número necessário de participantes, encontramos na literatura uma ampla variação entre seis a quinze.

BIBLIOGRAFIA

Medronho AR, Bloch KV, Luiz RR, Werneck GL. (2009). *Epidemiologia*. 2. ed. São Paulo: Atheneu; 2009.

Minayo MCS. Análise qualitativa: teoria, passos e fidedignidade. *Ciência & Saúde Coletiva* 2012;17:621-6.

Nakamura E. O lugar do método etnográfico em pesquisas sobre saúde, doença e cuidado. In: Nakamura E, Martin, D, Santos JFQ. (Orgs.) *Antropologia para enfermagem*. Barueri: Manole; 2009. p. 15-35. (Série Enfermagem).

Taddei JA, Lang RMF, Silva G.L, Toloni MHA. *Nutrição em saúde pública*. 2. ed. Rio de Janeiro: Editora Rubio; 2016.

Turato ER. Métodos qualitativos e quantitativos na área da saúde: definições, diferenças e seus objetos de pesquisa. *Revista de Saúde pública* 2005;39:507-14.

COMO PREPARAR O TRABALHO DE CONCLUSÃO DE CURSO

CAPÍTULO 5

Maria Angélica Sanchez

INTRODUÇÃO

Geralmente, o aluno apavora-se quando chega esse momento do curso. O Trabalho de Conclusão de Curso (TCC), para muitos é um grande bicho de sete cabeças. Este capítulo tem como objetivo precípuo elencar os principais passos para a elaboração do trabalho de maneira simples, sem que esse momento se transforme num grande pesadelo. Esta atividade não requer a prova de nenhuma teoria. Ela apenas pode ser uma forma de buscar maiores informações acerca de algo que causa alguma inquietude, cujas informações ainda não estão claramente definidas para quem está estudando.

É importante destacar que o TCC, além de possuir um valor formativo, vai estimular o estudo de forma independente. Trata-se de uma atividade que ajuda o aluno a aprofundar algum tema que seja seu interesse e que pode ser um ponto de partida para um trabalho maior. Esta etapa do curso permitirá ao orientador avaliar qual o conhecimento do aluno sobre o tema, se ele domina as técnicas de busca e elaboração da informação, se é capaz de organizar uma redação de forma coerente, e se é capaz de dar opiniões próprias.

PRIMEIROS PASSOS PARA A ELABORAÇÃO DO TCC

Na hora de escolher o tema, é importante partir para uma tempestade de ideias, tentando usar as seguintes questões norteadoras: trata-se de um tema interessante? Existe material suficiente sobre o assunto? Quais são as lacunas? Ainda interessa saber algo mais? Esse tema é relevante, sobretudo, no meio acadêmico?

A forma de buscar a informação também é de fundamental importância. Devem ser de fontes confiáveis. Os meios para se obter informações são os livros, as revistas especializadas e as bases de dados. É preciso tomar especial cuidado com a busca pura e simples na internet. Nem sempre informações acessadas por meio de *blogs* e portais são fidedignas.

Um roteiro simples para a tempestade de ideias pode ajudar na decisão final:

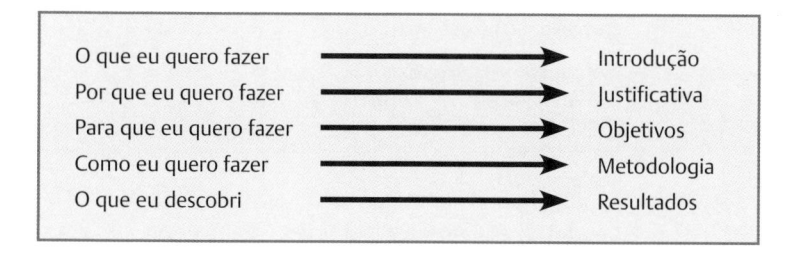

O que eu quero fazer ⟶	Introdução
Por que eu quero fazer ⟶	Justificativa
Para que eu quero fazer ⟶	Objetivos
Como eu quero fazer ⟶	Metodologia
O que eu descobri ⟶	Resultados

Ao responder estas perguntas, o aluno estará apto para começar a trabalhar, levando em consideração que um TCC deve ser uma obra simples. Nada que demande muito tempo, visto que o período para a elaboração é de três meses.

ELABORAÇÃO DO TEXTO

Sugere-se que sejam escolhidos formatos simples para a elaboração de um TCC, como um relatório, um estudo de caso, um projeto (caso haja interesse em prosseguir com mestrado) ou um artigo de revisão, que servirá de base para qualquer trabalho futuro. É também de suma importância começar a pensar sobre isso no início do curso, não deixando para os meses finais.

Uma vez definido o tema, é hora de iniciar a busca bibliográfica, pois isto dará uma ideia sobre a relevância do assunto. Contudo, é fundamental pensar em temáticas não muito complexas, partindo do princípio que não sejam muito amplas, tornando-se inalcançáveis, nem muito restritas de forma que necessitem ser altamente especializadas.

Apesar do sumário ser uma das etapas finais do trabalho, sugere-se que seja elaborado um roteiro antes de iniciá-lo. Pode-se dizer que será um projeto provisório, e, por ser provisório, é algo totalmente flexível, onde alterações, certamente, serão realizadas. Este sumário servirá de guia para a redação.

A escrita do TCC deve ser objetiva, nada de rodeios. Porém, deve ser muito clara, de modo que o leitor entenda a proposta do trabalho apresentado. Embora muitos assuntos possam se repetir em vários manuscritos, a originalidade do texto é essencial, e plágios são inadmissíveis. O aluno deve adquirir a capacidade de ler e interpretar as ideias reproduzindo com suas próprias palavras, sempre citando a fonte utilizada.

PARTINDO PARA A CONSTRUÇÃO DO TCC

A elaboração do TCC requer uma estrutura previamente definida para imprimir certa elegância ao texto, conforme apresentado no Quadro 1.

Quadro 1. Estrutura Necessária para a Elaboração do TCC

Elementos	Composição
Pré-textuais	**Capa – Obrigatório** **Folha de rosto – Obrigatório** Dedicatória – Opcional Agradecimentos – Opcional Epígrafe – Opcional **Resumo – Obrigatório** Lista de ilustrações – Opcional Listas de abreviaturas e siglas – Opcional Listas de tabelas e gráficos – Opcional **Sumário – Obrigatório**
Textuais	**Introdução – Obrigatório** **Desenvolvimento – Obrigatório** Objetivos Justificativa Metodologia Resultados **Conclusão ou Considerações finais – Obrigatório**

(Continua.)

Quadro 1. *(Cont.)* Estrutura Necessária para a Elaboração do TCC

Elementos	Composição
Pós-textuais	**Referências bibliográficas – Obrigatório** Obras consultadas – Opcional Apêndices (Documentos do autor) – Opcional Anexos (outros documentos) – Opcional Glossário – Opcional

DEFININDO O DESENHO FINAL PARA ELABORAÇÃO DO TRABALHO

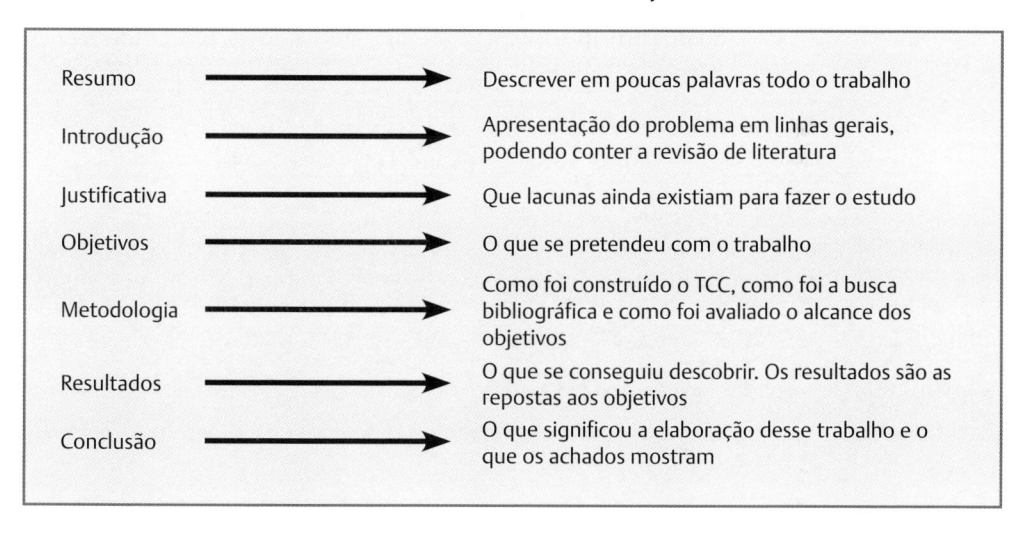

Resumo →	Descrever em poucas palavras todo o trabalho
Introdução →	Apresentação do problema em linhas gerais, podendo conter a revisão de literatura
Justificativa →	Que lacunas ainda existiam para fazer o estudo
Objetivos →	O que se pretendeu com o trabalho
Metodologia →	Como foi construído o TCC, como foi a busca bibliográfica e como foi avaliado o alcance dos objetivos
Resultados →	O que se conseguiu descobrir. Os resultados são as repostas aos objetivos
Conclusão →	O que significou a elaboração desse trabalho e o que os achados mostram

CONSIDERAÇÕES FINAIS

Agora que você descobriu que não há nenhum mistério na realização do TCC, comece a pensar em algo que seja prazeroso, pois isto é imprescindível para a realização de um bom trabalho. Quando se gosta de um assunto, buscar informações sobre ele se torna uma tarefa gratificante. Depois de pronto, não se esqueça de revisá-lo completamente com uma leitura minuciosa, e, por fim, encaminhe para uma revisão ortográfica. Uma boa leitura é aquela que não nos afeta ao olhar e não nos deixa entediado.

BIBLIOGRAFIA

Eco H. *Como se faz uma tese*. 13. ed. São José do Rio Pardo: Editora Presença.
Gil AC. *Como elaborar projetos de pesquisa*. 4. ed. Rio de Janeiro: Editora Atlas; 2002.
Marconi MA, Lakatos EM. *Fundamentos de metodologia científica*. 5. ed. Rio de Janeiro: Editora Atlas; 2003.

Módulo VII Tópicos em Economia e Saúde

INTRODUÇÃO À ECONOMIA DA SAÚDE

CAPÍTULO 1

Ana Clara de Melo Souza Tolentino

INTRODUÇÃO

"Profissões de saúde concentram-se na ética individualista, segundo a qual a saúde não tem 'preço'. A economia fixa-se na ética do bem comum ou ética do social". Com essa citação de Del Nero, inicia-se a compreensão da inserção de conceitos econômicos na área da saúde.

A economia da saúde preocupa-se com os usos alternativos dos recursos no setor de serviços em saúde e com o uso eficiente de recursos econômicos, como recursos humanos, materiais e financeiros.

Na década de 1960, nos Estados Unidos da América, foi publicado o primeiro estudo envolvendo questões econômicas e médicas. O economista da Universidade de Stanford Kenneth J. Arrow apresentou questões relacionadas com o mercado de saúde, exemplificando como o serviço prestado pelo profissional médico está submetido a uma severidade ética e social; que em um sistema econômico é necessário que a arrecadação de receita seja superior aos gastos, para que o mesmo não entre em colapso e como as ferramentas da economia são aplicáveis ao sistema de saúde. O mesmo autor aprofundou a aplicação da economia clássica ao setor de saúde, trouxe as primeiras questões sobre uma reforma previdenciária e alocação eficiente de recursos cada vez mais escassos.

O estudo da economia da saúde vem contribuindo na área multidisciplinar de planejamento e administração dos serviços em saúde, especialmente nos países da América do Norte e Europa. Em paralelo aos estudos econômicos em saúde, observa-se, também, a atenção com a melhoria da segurança e da qualidade da assistência ao paciente, com o objetivo de obter maiores benefícios com os menores riscos ao paciente e ao menor custo.

Como exemplo, podemos citar os Estados Unidos da América, onde a preocupação com os custos hospitalares obrigou o Centro de Serviços *Medicare* e *Medicaid* (programas em conjunto dos governos federal e estadual que ajudam a pagar os custos médicos de certas pessoas e famílias que têm renda e recursos limitados) a criar algumas regras, visando à redução de custos. Foram selecionadas as dez complicações adquiridas no ambiente hospitalar de alto custo e volume, além de serem complicações razoavelmente simples de ser evitadas a partir da aplicação de diretrizes baseadas em evidências. Sob estas regras, se um doente desenvolver alguma complicação a qual não estivesse presente na admissão, a conta hospitalar não incluirá esse tipo de complicação.

Na Europa, os estudos realizados sobre a qualidade da atenção hospitalar mostraram que um a cada dez pacientes, nos hospitais europeus, sofre danos evitáveis e eventos adversos ocasionados durante a assistência recebida, e 50 a 60% dos eventos seriam evitáveis. De acordo com a Organização Mundial da Saúde, esses tipos de danos podem ser incapacitantes, com sequelas permanentes, além de levar ao aumento da permanência hospitalar e dos custos relacionados.

TIPOS DE ANÁLISES DE CUSTO

A avaliação econômica em saúde é uma análise sistemática que facilita a identificação de alternativas para a introdução de programas de saúde com o conhecimento da magnitude dos problemas, lidando com insumos e produtos, que são os custos, e com as consequências das ações, e a análise dessa relação, custos e resultados auxiliam nas tomadas de decisões. Quando uma avaliação econômica é realizada sem a comparação direta entre duas ou mais alternativas, chamamos essa análise de **avaliação econômica parcial**. Em todas as análises o numerador representa a quantidade de recursos envolvidos com a implantação e o denominador de uma medida do benefício, que define o tipo de análise.

A avaliação econômica de custo-minimização compara os custos entre alternativas cujos desfechos são idênticos, buscando escolher a alternativa de menor custo. O resultado é custo total expresso em unidades monetárias. Por exemplo, um estudo em que são comparados os custos do tratamento de diabetes, onde se utilizam dois medicamentos diferentes, porém que apresentem o mesmo desfecho, como a diminuição da glicemia capilar. Ao final, é observado qual das duas opções apresentou menor custo.

A avaliação econômica de custo-efetividade é a diferença entre os custos expressos em unidades monetárias de duas ou mais alternativas em saúde, divididos pela diferença entre as efetividades (desfechos clínicos) das alternativas a serem comparadas, expressas em unidades naturais, não monetárias, como anos de vida ganhos. Podemos exemplificar com um estudo que compara os custos de dois tipos de cateter Foley (para sondagem vesical de demora), sendo um revestido com prata e outro sem o revestimento. Serão avaliados os custos de ambos os cateteres em unidades monetárias e os benefícios (como a menor incidência de ITU, tempo de internação) que eles proporcionam, sendo escolhido aquele que represente melhor relação custo/efetividade.

A avaliação econômica de custo-benefício identifica os custos e avalia os benefícios associados a diferentes alternativas, expressos em unidades monetárias. Por exemplo, um estudo que avalia o custo e os benefícios de um programa de educação em saúde para a obesidade infantil. Estimam-se os custos da consulta nos casos do tratamento de obesidade infantil e os custos do programa de educação em saúde, por exemplo, os casos de obesidade infantil evitados pelo aconselhamento. Dessa forma, será escolhido aquele que apresente melhor relação custo/benefício.

A avaliação econômica de custo-utilidade (anglicismo do termo *utility*) é um tipo de custo-efetividade no qual os efeitos de uma intervenção são considerados por meio da qualidade de vida relacionada à saúde, como expectativa de vida, anos de sobrevida, entre outros. A utilidade é uma medida quantitativa que avalia a preferência do paciente para uma determinada condição de saúde. Geralmente, neste tipo de estudos, a unidade de desfecho clínico é a expectativa de vida ajustada para qualidade ou anos de vida ajustados pela qualidade (AVAQ ou QALYs). Maiores detalhes sobre essa metodologia serão abordados em capítulo específico.

CONSIDERAÇÕES FINAIS

As análises econômicas em saúde permitem a alocação racional de recursos – escassos – em saúde e auxiliam na tomada de decisões em condições de incertezas. Dessa forma, o conhecimento e a aplicação dessas ferramentas são fundamentais para um gerenciamento efetivo dos sistemas de saúde. Busca-se que os profissionais em saúde adquiram conhecimentos básicos em economia para a sua aplicação no setor de saúde, a fim de gerenciar eficientemente as instituições de saúde e a sua prestação de serviço.

BIBLIOGRAFIA

Andargie G. University of Gondar. Introduction to health economics. Ethiopia: Ministry of Education; 2008 Sep [cited 2015 Oct 15]. Available from: <http://pdf.usaid.gov/pdf_docs/pnaec408.pdf>.

Arrow KJ. Uncertainty and the welfare economics of medical care. *The American Economic Review* 1963;53(5):943-73.

Del Nero, CR. Economia da saúde: conceito e contribuição para gestão em saúde. IPEA. 2002. Disponível em: <http://www.ipea.gov.br/portal/index.php?option=com_content&view=article&id=5329>. Acesso em: 01 out. 2015.

Drummond, MF, *et al. Methods for the economic evaluation of health care programmes.* 3rd ed. [s.l.] Oxford University Press; 2005. p. 379.

Ministério da Saúde. *Diretrizes metodológicas estudos de avaliação econômica de tecnologias em saúde.* Distrito Federal: Ministério da Saúde; 2009. p. 150.

AVALIAÇÕES DE TECNOLOGIAS EM SAÚDE

CAPÍTULO 2

Laura Murta Amaral

INTRODUÇÃO

Nas últimas décadas, o uso de tecnologias sanitárias cresceu em todos os sistemas de saúde de diversos países. As tecnologias, sejam elas medicamentos, materiais, equipamentos, procedimentos, sistemas organizacionais, educacionais, de informação e de suporte e programas e protocolos assistenciais, constituem uma parte indispensável de todo o sistema de saúde. A introdução de novas tecnologias tem representado, em muitos casos, benefícios significativos, contudo novas tecnologias trazem também riscos e custos para os sistemas de saúde e a sociedade. Além disso, em um contexto de recursos limitados, a incorporação e difusão das tecnologias tem demonstrado ser um desafio.

AVALIAÇÕES TECNOLÓGICAS EM SAÚDE

O processo de avaliações de tecnologias em saúde (ATS) cresceu exponencialmente desde os anos 1970 e tornou-se então uma área do conhecimento multidisciplinar fundamental para formulação de políticas de saúde, em um cenário de avanço da Pesquisa & Desenvolvimento de novas tecnologias, diante de restrições orçamentárias dos financiadores dos cuidados de saúde. Esse processo tem como objetivo primário embasar as decisões, refletindo a demanda por informações sólidas e transparentes.

A ATS visa melhorar a assistência à saúde, qualificando e quantificando uma tecnologia, de forma sistemática, com base em provas científicas, de forma a dar suporte à tomada de decisão não apenas no que diz respeito a incorporação, mas também a substituição ou abandono de uma tecnologia.

De uma forma geral, o processo de ATS envolve as seguintes etapas:

- Identificar a questão.
- Obter a evidência e analisá-la.
- Avaliar a evidência (inclui um julgamento sobre seu significado no contexto da decisão).

Atualmente, a avaliação de novas tecnologias em um sistema de saúde considera a análise de evidências de eficácia e segurança, análise econômica (p. ex., análise de custo-efetividade e análise de custo-utilidade) e seu potencial impacto no sistema de saúde (análise de impacto orçamentário). Este cenário configura a chamada "trilogia da ATS" (Fig. 1). Contudo, é importante lembrar que a ATS considera, também, questões sociais, legais, organizacionais e éticas.

Para a elaboração do informe de ATS recomenda-se iniciar pela análise dos dados de eficácia e segurança e efetividade, uma vez que, se uma tecnologia apresenta problemas relacionados com a segurança ou demonstra não ser eficaz, não há sentido em avançar

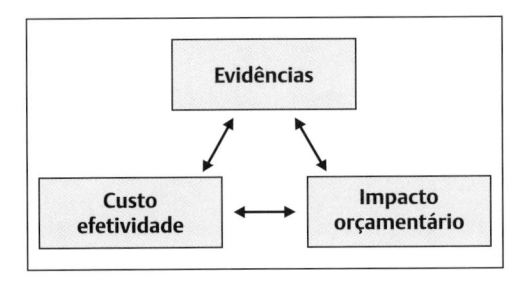

Fig. 1. "Trilogia da ATS". Araujo, 2014.

nas demais etapas do processo. Para este passo é necessário obter, analisar e sintetizar a melhor evidência disponível de forma a dar suporte a tomada de decisão.

Com relação as avaliações econômicas, estas são ferramentas que auxiliam na tomada de decisão, conciliando a necessidade terapêutica com a possibilidade de financiamento. Para estas análises avalia-se a relação entre os benefícios de saúde e a utilização de recursos, permitindo a comparação entre as alternativas. Existem quatro tipos principais de avaliações econômicas completas: custo-minimização, custo-efetividade, custo-utilidade e custo benefício.

Por fim, são desenvolvidas as análises de impacto orçamentário que buscam estimar as consequências financeiras da implementação de uma tecnologia em curto e médio prazo, dentro de um determinado cenário de saúde com recursos limitados.

O desenvolvimento da ATS tem sido especialmente notado nos últimos 15 anos. A ATS é realizada por diversas organizações, comitês e agências reguladoras. Em termos globais, o *International Network of Agencies for Health Technology Assessment* (INAHTA) constitui uma rede global de agências de ATS integrada por instituições dedicadas a esta área em mais de 40 países, e existe ainda o *Health Technology Assessment international* (HTAi) que reúne todos os que produzem ou utilizam ATS no mundo. Para cada país especificamente, observa-se o *National Institute for Health and Care Excellence* (NICE) no Reino Unido, o *Institute for Quality and Efficiency in Health Care* (IQWiG) na Alemanha, e, no Brasil, a Comissão Nacional de Incorporação de Tecnologias (CONITEC), no contexto do Sistema Único de Saúde.

A CONITEC é um órgão colegiado permanente, que integra a estrutura regimental do Ministério da Saúde, e tem por objetivo assessorar o Ministério da Saúde nas atribuições relativas à incorporação, exclusão ou alteração pelo SUS de tecnologias em saúde, bem como na constituição ou alteração de protocolos clínicos e diretrizes terapêuticas. Foi criada a pela lei 12.401/abril 2011, em que são definidos, além das atribuições, os prazos para a tomada de decisão (180 dias prorrogáveis por mais 90 dias). É composta por dois fóruns: um plenário e uma secretaria executiva.

O processo de avaliação das demandas é realizado com base em evidências científicas, em que são considerados aspectos como eficácia, segurança, acurácia e efetividade, além de uma avaliação econômica em que são comparados custos e benefícios da tecnologia proposta em relação as tecnologias já existentes. É importante ressaltar a exigência do registro do produto na Agência Nacional de Vigilância Sanitária (ANVISA).

BIBLIOGRAFIA

Araujo DV. Limitações dos métodos de ATS para decisão de incorporação de tecnologias para doenças raras. *J Bras Econ Saúde* 2014;1(1):1-16.

Capucho HC, Salomon FCR, Vidal ÁT, Louly PG, Santos VCC, Petramale CA. Incorporação de tecnologias em saúde no Brasil: novo modelo para o Sistema Único de Saúde. *Bol do Instuto Saúde* 2012;13(3).

Ministério de Saúde (Brasil). Secretaria de Ciência-Tecnologia e Insumos Estratégicos. Departamento de Gestão e Incorporação de Tecnologias em Saúde. Diretrizes metodológicas: elaboração de pareceres técnico-científico. 2014. 80 p.

Velasco Garrido M, Busse R. Health technology assessment. An introduction to objectives, role of evidence, and structure in Europe. *Eur Obs Heal Syst Policies* 2005.

Vianna D. Há relação entre custo-efetividade de acordo com diferentes metas? *Rev Bras Hipertens* 2010;17(3):182-5.

REVISÃO DA LITERATURA PARA AVALIAÇÃO DE TECNOLOGIAS EM SAÚDE

CAPÍTULO 3

Roberta Benitez Freitas Passos

INTRODUÇÃO

No último século, houve uma verdadeira revolução na saúde. O envelhecimento populacional, somado à transição epidemiológica com aumento da incidência de doenças crônico-degenerativas, além do surgimento de inúmeras tecnologias, levou a um aumento considerável dos gastos em saúde. Por esta razão, a busca por eficiência* na alocação de recursos passou a ocupar importante papel nas discussões de políticas públicas.

A questão central em economia consiste na limitação dos recursos face à demanda em crescimento contínuo. Desta forma, há necessidade de se escolher entre alocações alternativas. A fim de auxiliar neste processo de decisão, destacam-se as avaliações econômicas em saúde.

Conforme discutido em capítulos anteriores, a Avaliação de Tecnologias em Saúde (ATS) é o método de síntese do conhecimento científico, considerando-se a eficácia**/efetividade*** e os custos relacionados com a utilização de tecnologias em saúde.

As evidências científicas podem ser oriundas de estudos primários ou secundários. Nos primeiros houve coleta de dados em campo (entrevistas, revisão de prontuários, por exemplo); enquanto os últimos se utilizaram de outros estudos nos quais as informações já haviam sido previamente coletadas. São exemplos de estudos secundários as revisões sistemáticas com ou sem metanálise; sinopses e resumos.

Segundo as diretrizes nacionais, a obtenção de estimativas de eficácia/efetividade das intervenções deve idealmente se basear em revisão sistemática da literatura, seguindo os princípios da prática clínica baseada em evidências.

Desta forma, deve-se sempre buscar revisões sistemáticas sobre a tecnologia em análise. Convém salientar que estas revisões devem ser recentes. Para isso, não basta observarmos a sua data de publicação. Deve-se procurar, na seção de métodos, quando foi realizada a busca, dado que esta pode ser muito anterior a publicação da revisão. Sempre está indicado fazer uma procura por artigos primários publicados após o período de inclusão da revisão, a fim de avaliar a necessidade de atualização da mesma.

Caso não haja revisões sistemáticas publicadas, faz-se necessário realizar sua própria revisão sistemática, por meio da busca de estudos primários, seguindo a diretriz PRISMA (Fig. 1).

---

* Eficiência: conceito econômico derivado da escassez de recursos. Propriedade que visa à produção de resultados ao menor custo possível.
** Eficácia: resultado de uma intervenção em condições controladas que maximizam o efeito da intervenção ("situações ideais").
*** Efetividade: resultado de uma intervenção em situações usuais, não controladas ("vida real").

```
                    Revisão
                   sistemática
                    de ECR
                Ensaios clínico randomizados
                          (ECR)
           Revisão sistemática de estudos observacionais
      Estudos observacionais (coorte, caso-controle, estudos transversais,
            série de casos e relato de caso, respectivamente)
                 Estudos de pesquisa básica
                   Opinião de especialistas
```

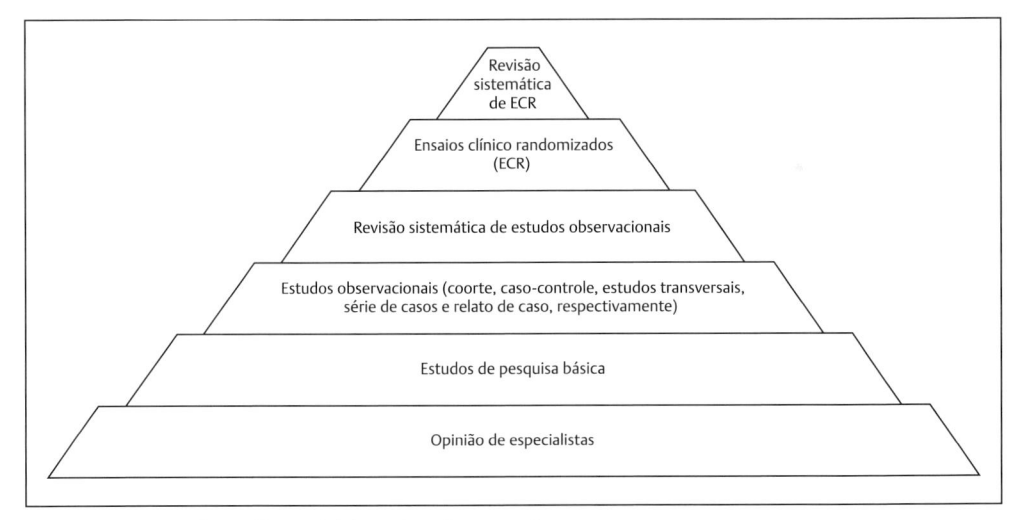

Fig. 1. Hierarquia da evidência. (Elaborada pela autora.)

CENÁRIO E QUESTÃO CLÍNICA

A etapa que precede qualquer revisão da literatura consiste na definição da questão clínica. Esta pode ser de cinco tipos fundamentais: terapia, dano, diagnóstico diferencial, diagnóstico e prognóstico. Em ATS, estas questões são, na maioria das vezes, de terapia (visam determinar o efeito das intervenções em desfechos relevantes). A partir desta questão, deve-se construir uma pergunta estruturada, composta pelos seguintes elementos de interesse: P (paciente ou população e patologia/condição clínica), I (intervenção), C (comparador) e O (*outcome* ou desfecho). Com base nestes elementos, serão definidos os critérios de elegibilidade dos estudos.

As evidências oriundas de diferentes tipos de estudos podem ser categorizadas hierarquicamente. Quando estamos avaliando intervenções, as revisões sistemáticas de ensaios clínicos randomizados (ECR) com ou sem metanálise estão no topo da hierarquia da evidência, seguidas pelos ECR individualmente. A hierarquia da evidência costuma ser representada por uma pirâmide.

Por essa razão, conforme mencionado anteriormente, deve-se iniciar a busca por revisões sistemáticas de ECR segundo os critérios de elegibilidade definidos pela pergunta estruturada (PICO).

Suponhamos que estamos interessados em verificar se o escitalopram (um antidepressivo) é mais eficaz do que a fluoxetina (antidepressivo atualmente dispensado pelo SUS) em idosos na remissão dos sintomas depressivos. Neste caso, a minha pergunta estruturada ficaria conforme abaixo:

- P = idosos com transtorno depressivo maior.
- I = escitalopram.
- C = fluoxetina.
- O = remissão dos sintomas depressivos.

BUSCA DA EVIDÊNCIA

Após a construção da pergunta, posso iniciar a busca. As principais bases de dados utilizadas na saúde são: Medline (base da biblioteca nacional norte-americana; aproximadamente 90% dos registros estão em inglês), Embase (base europeia, mais ampla do que o Medline), Lilacs (Literatura Latino-Americana e do Caribe em Ciências da Saúde) e Cochrane (base de informação secundária – revisões sistemáticas). Existem inúmeras bases específicas para determinadas áreas da saúde, como, por exemplo, CINAHL (enfermagem e áreas afins), e PsycInfo (psicologia e psiquiatria).

De modo geral, a construção da estratégia de busca a ser utilizada nas bases selecionadas deve empregar descritores em saúde, a fim de maximizar a sensibilidade e especificidade. A consulta a estes descritores pode ser feita em inglês por meio do MeSH (Medical Subject Headings) no *site* do Pubmed, ou por meio do DeCS (Descritores em Ciências da Saúde) no *site* da Bireme. Este último é trilíngue (inglês, português e espanhol).

A fim de aumentarmos a sensibilidade da busca, podemos utilizar os sinônimos (denominados *entry terms* no MeSH) dos descritores selecionados.

Após identificar os descritores de saúde correspondentes aos elementos da pergunta estruturada (PICO), deve-se combiná-los pelo uso de operadores lógicos booleanos (AND, OR, NOT), conforme exibido na Figura 2. Se a busca estiver sendo realizada na interface do Medline denominada Pubmed, é recomendado que se realize uma busca para cada um dos elementos da pergunta (PICO) e, a seguir, combinar os resultados no formulário avançado, utilizando-se o histórico. Por fim, pode-se utilizar filtros relacionados com os

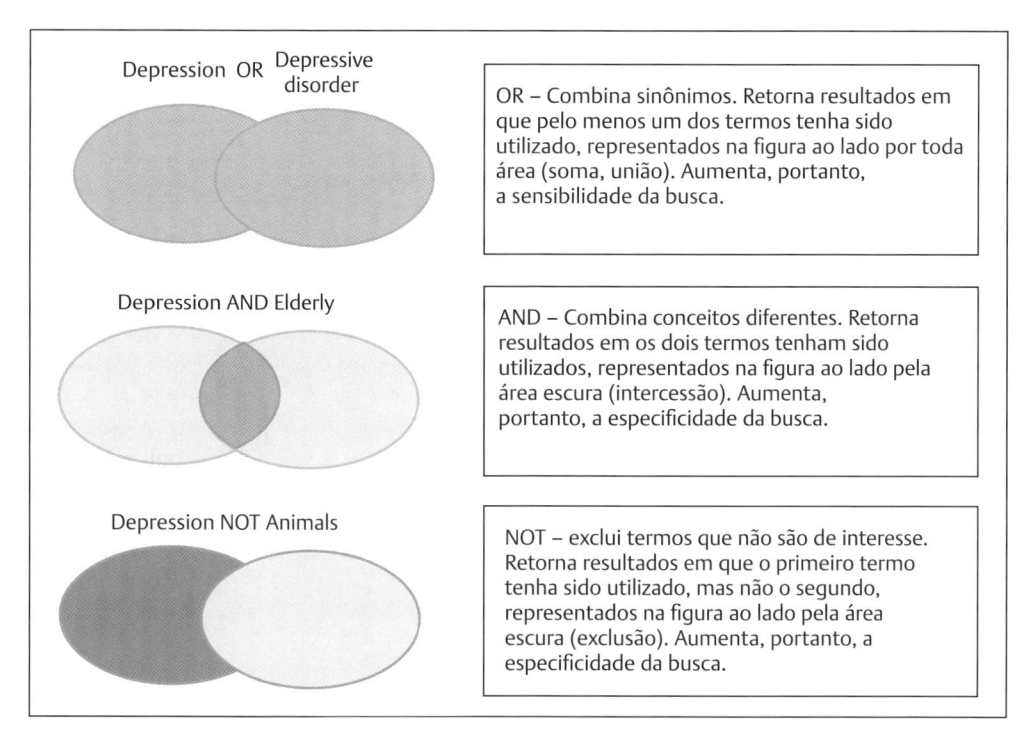

Fig. 2. Uso de operadores lógicos booleanos.

critérios de inclusão (p. ex., sexo, idade, desenho de estudo). Deve-se utilizar os mesmos termos e operadores ao repetir a busca nas demais bases de dados.

BIBLIOGRAFIA
Guyatt G, Rennie D, Meade MO, Cook DJ. User's guide to the medical literature: a manual for evidence-based clinical practice. In: Guyatt G, Rennie D, Meade MO, Cook DJ, editors. 2nd ed. New York: McGraw Hill; 2008. p. 836.

Ministério da Saúde. *Diretrizes metodológicas estudos de avaliação econômica de tecnologias em saúde.* Distrito Federal: Ministério da Saúde; 2009. p. 150.

Moher D, Liberati A, Tetzlaff J, Altman DG. Preferred reporting items for systematic reviews and meta-analyses: the PRISMA statement. *PLoS medicine* 2009 Jul 21;6(7):e1000097.

Nita ME, Secoli SR, Nobre MRC, Ono-Nita SK, Campino ACC, Sarti FM, et al. *Avaliação de tecnologias em saúde: evidência clínica, análise econômica e análise de decisão.* Porto Alegre: Artmed; 2010. p. 600.

QUALIDADE DE VIDA E ANÁLISES DE CUSTO-UTILIDADE

CAPÍTULO 4

Roberta Benitez Freitas Passos

INTRODUÇÃO

As modificações no perfil demográfico que ocorreram no Brasil assim como nos países desenvolvidos, no século XX, caracterizadas por redução da taxa de mortalidade e queda na fecundidade, refletiram-se em aumento da expectativa de vida ao nascer e no envelhecimento populacional.

Entretanto, esta tendência observada na redução da mortalidade e aumento da longevidade não significa prolongamento de vida com saúde. Podemos dizer que há acréscimo de anos à vida, sem necessariamente haver "acréscimo de vida" aos anos. O conceito de saúde adotado pela Organização Mundial da Saúde (OMS) é multidimensional (abarca o bem estar físico, mental e social). Desta forma, os indicadores de mortalidade não retratam de forma completa o estado de saúde de uma população.

QUALIDADE DE VIDA

Um indicador de saúde ideal deve ser capaz de capturar ganhos tanto em termos de quantidade quanto em qualidade de vida. A quantidade de vida pode ser mensurada de forma mais direta, em anos de vida ganhos. Por outro lado, a qualidade de vida retrata um construto mais complexo, contemplando as limitações e sofrimento impostos pelo estado de saúde. Segundo o Grupo de Qualidade de Vida da Divisão de Saúde Mental da Organização Mundial da Saúde, a qualidade de vida é a percepção do indivíduo de sua posição na vida no contexto da cultura e sistema de valores nos quais ele vive e em relação aos seus objetivos, expectativas, padrões e preocupações. A partir deste conceito, surgiu uma nova medida mais concisa e operacional, denominada qualidade de vida relacionada à saúde (HRQOL). Esta se baseia no valor que pode ser atribuído à duração da vida, quando modificada por déficits, estados funcionais, percepções e oportunidades sociais ou influenciada por doenças, danos, tratamentos, avaliada geralmente pelo próprio paciente. Limita-se a aspectos da vida relacionados à saúde e ao manejo clínico do paciente.

ANÁLISES DE CUSTO-UTILIDADE

As avaliações econômicas em saúde comparam os recursos consumidos (custos) com a melhora no estado de saúde (consequências). As consequências podem ser mensuradas de formas diferentes, variando desde unidades monetárias, desfechos em saúde (p. ex., vidas salvas, hospitalizações evitadas) ou ainda medidas de utilidade. A utilidade expressa as preferências dos indivíduos em relação a diferentes estados de saúde.

A análise de custo-utilidade (ACU) consiste num caso particular da análise de custo-efetividade, no qual o resultado da intervenção (consequência) é medido em termos de duração e qualidade da sobrevida. A medida de desfecho mais frequentemente utilizada em ACU é "anos de vida ajustados pela qualidade" (AVAQ, do inglês *quality adjusted life years* – QALY). A vantagem da ACU é que ela permite comparar diferentes condições clínicas. Além disso, muitas condições de saúde não têm impacto na sobrevida, mas apenas na qualidade de vida. Nestes casos, a ACU pode ser uma boa escolha. Por outro lado, a desvantagem encontra-se na dificuldade em determinar uma utilidade precisa ou um valor preciso de AVAQ.

Para estimarmos os AVAQ, precisamos multiplicar a sobrevida de cada opção pelo respectivo escore de utilidade (AVAQ = utilidade × sobrevida em anos). A utilidade é expressa por um escore de qualidade de vida que varia entre 0,0 (morte) e 1,0 (saúde plena). Sendo assim, um AVAQ corresponde a um ano de vida vivido com saúde plena.

Existem diversos métodos para obtenção direta de utilidades. Dentre estes destacam-se: escala analógica (EA), *standard gamble* (aposta padronizada, loteria padrão ou jogo padrão), *time trade off* (permuta com o tempo, equivalência temporal). Todas as três técnicas são realizadas com o apoio de recursos visuais.

De modo geral, o pesquisador entrevista indivíduos com a condição clínica em questão ou membros da sociedade, apresentando-lhes um cenário com uma descrição sobre o estado de saúde. Os participantes são, então, orientados a atribuírem um valor de utilidade.

A EA consiste em uma linha graduada de 0 (morte) a 100 (saúde perfeita), onde o indivíduo deve assinalar algum ponto entre os dois extremos para indicar suas preferências. Diferentes estados de saúde são descritos para o sujeito que deve assinalar um ponto na escala para cada condição. Se for marcado um estado de doença no número 60, será atribuído um escore de utilidade igual a 0,6.

Na técnica de aposta padronizada (*standard gamble*) cada respondente deve escolher entre duas alternativas. Em uma oferece-se um estado de saúde intermediário sob condição de certeza para o resto da vida. Na outra, dois desfechos são possíveis mediante submissão a um tratamento: retorno à saúde plena (com probabilidade p) ou morte imediata (com probabilidade 1-p). As probabilidades de saúde plena (p) *versus* morte imediata (1-p) são variadas até que o sujeito se mostre indiferente entre optar pela situação de certeza (alternativa um) e submeter-se ao tratamento que pode ocasionar desfechos incertos. Esse ponto de indiferença, p*, corresponde à utilidade do estado de saúde intermediário apresentado.

No método de permuta temporal (*time trade off*), também são oferecidas duas alternativas. Na primeira, a certeza de determinado estado de saúde por um tempo t, equivalente à expectativa de vida do indivíduo, seguido de morte imediata. A segunda alternativa é estar saudável por um tempo x, inferior à t. Varia-se o x, até que o sujeito fique indiferente às duas alternativas. Este é o ponto de indiferença. O escore de utilidade é calculado dividindo-se o x do ponto de indiferença por t.

CONSIDERAÇÕES FINAIS

A ACU apresenta a vantagem de sintetizar, em uma única medida (AVAQ), indicadores de sobrevida e qualidade de vida. Entretanto, as medidas de utilidade ainda são muito criticadas por não serem sensíveis a mudanças pequenas, embora clinicamente relevantes. Além disso, não há consenso sobre a técnica mais adequada para sua estimação ou sobre os participantes (pacientes ou população geral).

Esta falta de padronização limita, inclusive, comparações entre estudos ou entre diferentes condições clínicas. É preciso assegurar-se que foi utilizada a mesma base de referência e os mesmos instrumentos para mensuração da qualidade de vida.

A despeito destas limitações, este tipo de análise tem sido cada vez mais utilizada no cenário internacional para avaliação de tecnologias em saúde. Seguindo esta tendência, há indícios de que o gerenciamento clínico será com base nas melhores evidências científicas disponíveis, e a gestão em saúde considerará as preferências dos pacientes.

BIBLIOGRAFIA

Campolina AG, Ciconelli RM. Qualidade de vida e medidas de utilidade: parâmetros clínicos para as tomadas de decisão em saúde. *Revista Panamericana de Salud Pública* [Internet]. Organización Panamericana de la Salud 2006 Feb [cited 2015 Oct 15];19(2):128-36. Available from: http://www.scielosp.org/scielo.php?script=sci_arttext&pid=S1020-49892006000200013&lng=en&nrm=iso&tlng=pt.

Monteiro M, Vermelho LL. Transição demográfica e epidemiológica. In: Medronho R, Carvalho D, Bloch KV, Luiz RR, Werneck G, editors. *Epidemiologia*. São Paulo: Atheneu; 2004. p. 91–103.

Nita ME, Secoli SR, Nobre MRC, Ono-Nita SK, Campino ACC, Sarti FM, *et al*. Avaliação de tecnologias em saúde: evidência clínica, análise econômica e análise de decisão. Porto Alegre: Artmed; 2010. 600 p.

Seidl EMF, Zannon CMLC. Qualidade de vida e saúde: aspectos conceituais e metodológicos. *Cadernos de Saúde Pública* [Internet]. SciELO Public Health 2004 [cited 2011 Dec 28];20(2):580-8. Available from: http://www.scielosp.org/scielo.php?pid=S0102-311X2004000200027&script=sci_abstract&tlng=e.

The WHOQOL Group. The World Health Organization quality of life assessment (WHOQOL): Position paper from the World Health Organization. *Social Science & Medicine* [Internet]. 1995 Nov [cited 2015 Feb 2];41(10):1403-9. Available from: http://www.sciencedirect.com/science/article/pii/027795369500112K.

GERENCIAMENTO DE PACIENTES CRÔNICOS – VISÃO ECONÔMICA

CAPÍTULO 5

Ana Clara de Melo Souza Tolentino

INTRODUÇÃO

O aumento dos custos relacionados com as doenças prevalentes à alta expectativa de vida levou aos gestores de saúde, tanto da esfera pública quanto a da privada, a adotar estratégias que focassem na prevenção e no gerenciamento de pacientes em condições de saúde crônicas. Surge assim o termo "gerenciamento de doenças crônicas", cujo objetivo é focar no cuidado ao sujeito doente e em sofrimento, e buscar a construção de uma estrutura de apoio que possibilite ao mesmo e a seus familiares a enfrentar os problemas cotidianos advindos da enfermidade.

As condições médicas crônicas são aquelas manifestadas por seis meses ou mais e que apresentem as seguintes características, a saber: são permanentes; deixam incapacidade residual; são causadas por alteração patológica não reversível; requerem treinamento especial do paciente para reabilitação; pode-se esperar requererem um longo período de supervisão, observação ou cuidado; têm um período de duração superior a seis meses; iniciam-se e evoluem lentamente e apresentam efeitos de longo prazo difíceis de prever. Como exemplo, podemos citar a asma, tuberculose, síndrome da imunodeficiência adquirida (SIDA/AIDS), doenças cardiovasculares, diabetes, doenças musculoesqueléticas, hepatite, mal de Alzheimer, mal de Parkinson, acidente vascular cerebral e, recentemente incluída, a obesidade.

Nos países em desenvolvimento, como o Brasil, ao se imaginar como eram as condições de vida no início do século XX em cidades como o Rio de Janeiro, pode-se constatar como muita coisa foi mudada ao longo dos tempos (ainda que de forma desigual e lenta), mas não se pode negar que essas mudanças geraram impacto significativo na sobrevida da população em geral, bem como contribuíram para o aumento da expectativa de vida. Entretanto, ao longo dos anos, a melhora das condições de vida da população começou a gerar impactos negativos quanto à sua saúde, trazendo um rápido aumento de pessoas em condições crônicas. Por exemplo, nos Estados Unidos da América, cerca de 45% da população têm uma ou mais condições crônicas e, entre 2000 e 2030, projeta-se que o número de americanos com doenças crónicas aumentará em 37%, um aumento de 46 milhões de pessoas.

De forma geral, as doenças crônicas de maior impacto possuem quatro fatores de risco em comum, a saber: inatividade física, uso abusivo do álcool, tabagismo e alimentação não saudável. Além disso, também devem ser considerados os fatores ambientais e sociais, como o estresse no ambiente de trabalho e crises econômicas.

No Brasil, estima-se que, em 2005, foram gastos em torno de 3 bilhões de dólares em decorrência de mortes prematuras por doença cardiovascular e diabetes. Sabe-se que 80%

desses óbitos poderiam ter sido prevenidos, caso fosse adotada uma alimentação saudável e prática de atividade física. A Organização Mundial da Saúde estima que, ao longo de dez anos, a redução de 2% ao ano na taxa de mortalidade por doenças crônicas pode resultar em um ganho de 4 bilhões de dólares para o país.

A Organização Mundial da Saúde considera as seguintes intervenções populacionais como as melhores práticas para a prevenção e manejo nas condições de saúde populacional, sendo elas:

- Aumentar impostos e preços sobre os produtos do tabaco.
- Proteger as pessoas da fumaça do cigarro e proibir fumar em lugares públicos.
- Advertir sobre os perigos do consumo de tabaco.
- Fazer cumprir a proibição da propaganda, patrocínio e promoção de tabaco.
- Restringir a venda de álcool no varejo.
- Reduzir a ingestão de sal e do conteúdo de sal nos alimentos.
- Substituir gorduras *trans* em alimentos por gorduras poli-insaturadas.
- Promover esclarecimentos do público sobre alimentação e atividade física, inclusive pela mídia de massa.

As orientações por profissionais em saúde, responsáveis pelo gerenciamento do cuidado aos pacientes portadores de condições crônicas, favorecem uma maior relação entre custo e efetividade terapêutica, preocupação permanente nas ações envolvendo a avaliação econômica em saúde.

PROGRAMAS DE GERENCIAMENTO DE PACIENTES CRÔNICOS

Os programas de gerenciamento de pacientes crônicos consistem em ações que visam à mudança do paradigma de modelo em saúde, saindo do modelo tradicional e voltando para o modelo holístico, envolvendo ações onde o paciente é o ator principal no seu processo de cuidado em saúde. Esse gerenciamento pode ser alcançado pelos recursos de *softwares* de gerenciamento; identificação dos pacientes por grau de risco (isso é comumente utilizado por meio das carteiras de pacientes das operadoras de saúde); pelo fortalecimento do vínculo entre paciente e profissional da saúde; comprometimento do paciente ao tratamento; fortalecimento da cultura do autocuidado; aplicação de diretrizes e protocolos com base em evidências, entre outras iniciativas.

Como componentes do gerenciamento pode-se incluir: modelos de educação em saúde para os pacientes; indicadores de processos e resultados; oferta de benefícios entre rede de farmácias/assistência farmacêutica; suporte em tecnologia da informação; trabalho em equipe interdisciplinar entre outros componentes.

A partir da análise das informações disponíveis na operadora é possível iniciar o delineamento dos programas para promoção de saúde e prevenção de risco e doenças. Para tal, faz-se necessário definir a população para a qual se destina o programa conforme alguns critérios, entre eles: a faixa etária; sexo; presença de agravos ou fatores de risco; prevalência de doenças; indivíduos com comorbidades e risco de maior demanda assistencial; pessoas em fases ou ciclos da vida que requeiram atenção especial.

CONSIDERAÇÕES FINAIS

As ações para a identificação e gerenciamento de pacientes portadores de condições crônicas em saúde são vitais para o sistema de saúde propriamente dito, pois essa clientela faz parte de um grupo que representa alto custo; suas internações normalmente são de longa permanência; há um uso frequente de serviços de pronto-atendimento e um cuidado fragmentado e oneroso, do tipo "tapa-buraco" e não terapêutico.

Sendo assim, o conhecimento do profissional da saúde representa uma importante ferramenta capaz de auxiliar tecnicamente a gestão de serviços, uma vez que possibilita uma avaliação holística do paciente/usuário/população atendida.

BIBLIOGRAFIA

Brasil. Agência Nacional de Saúde Suplementar. Cartilha para a modelagem de programas para promoção da saúde e prevenção de riscos e doenças. Rio de Janeiro: ANS; 2011. p. 80.

Brasil. Ministério da Saúde. Secretaria de Ciência Tecnologia e Insumos Estratégicos. Departamento de Economia da Saude. Programa Nacional de Gestão de Custos: manual técnico de custos – conceitos e metodologia. Brasília: Editora do Ministério da Saúde; 2006. p. 7-8.

Veras RP, Caldas CP, Araújo DV, Kuschnir R, Mendes W. Características demográficas dos idosos vinculados ao sistema suplementar de saúde no Brasil. *Rev Saúde Pública* 2008;42(3):497-507.

World Health Organization. Action plan for the global strategy for the prevention and control of noncommunicable diseases 2008-2013. Geneva, 2008.

World Health Organization. The impact of chronic disease in Brazil. Geneva, 2005. Disponivel em: <http://www.who.int/chp/chronic_disease_report/media/brazil.pdf>. Acesso em 28 out. 2011.

Módulo VIII Biologia do Envelhecimento

TEORIAS BIOLÓGICAS PARA O ENVELHECIMENTO

CAPÍTULO 1

Sandra Regina Boiça da Silva
Marco Antônio Mello Guimarães

INTRODUÇÃO

Envelhecemos porque nossas células envelhecem e, com isso, há menor capacidade funcional e adaptativa dos nossos tecidos e órgãos. É um processo inexorável e que começou a ser explorado cientificamente somente há muito pouco tempo. Durante a primeira metade do século XX, acreditava-se na imortalidade celular. Dizia-se que células deixadas em cultura eram imortais, desde que fornecidos todos os ingredientes necessários à sua sobrevivência. Somente após o clássico trabalho de Leonard Hayflick e Paul Moorhead, no início da década de 1960, soubemos que células normais tinham uma capacidade limitada de se dividirem e, ultrapassado esse limite, entrariam em um estado de senescência, incapazes de proliferar.

TEORIAS BIOLÓGICAS DO ENVELHECIMENTO

Classicamente as causas para o envelhecimento são definidas como primariamente genéticas e causas estocásticas, as quais refletem danos aleatórios nas células do indivíduo. Em decorrência da grande interação entre o ambiente e os genes, as diversas causas serão alistadas em conjunto e não divididas nessas categorias.

- *Teoria dos danos em proteínas:* as proteínas são cumulativamente expostas a reações que alteram suas propriedades estruturais e, assim, suas funções nas células. Estas proteínas modificadas podem formar agregados proteicos intracelulares que necessitarão ser degradados pelo mecanismo da autofagia, o qual declina com o envelhecimento, favorecendo os acúmulos proteicos que trazem dano celular. Este dano é especialmente grave nas células que não proliferam e, portanto, não podem dividir esse "lixo" entre as células-filhas. Um exemplo da relevância deste mecanismo está nos neurônios e em enfermidades como a doença de Alzheimer ou a doença de Parkinson, ambas caracterizadas por acúmulos proteicos intracelulares. Igualmente, danos nas proteínas extracelulares participam do envelhecimento, como a modificação do colágeno e outras proteínas da matriz pela glicação não enzimática, gerando os produtos avançados de glicação (AGEs), que são modificações na estrutura das proteínas, tornando-as disfuncionais, favorecendo ligações cruzadas entre elas e servindo como sinal para a ativação da inflamação via receptores para AGEs. Os macrófagos teciduais têm papel fundamental neste processo não só degradando normalmente essas proteínas disfuncionais, e permitindo assim sua reposição por proteínas normais, como também quando estas se encontram em excesso, chamando mais leucócitos para auxiliarem no processo e levando à inflamação. A formação dos AGEs é um evento observado no diabetes melito e também no envelhecimento. Se esses danos nas proteínas do organismo não puderem ser reparados, contribuiriam então para o envelhecimento. É digno de nota que o exercício físico, entre outros efeitos, aumenta a capacidade de recomposição das proteínas celulares, seja estimulando proteínas que tentarão reparar enzimas malformadas ou danificadas, seja por aumentar a reciclagem dessas proteínas pela via do proteossomo ou pela autofagia.

- *Alterações nas enzimas de reparo celular:* sofrer danos é parte do processo de vida e a capacidade de reparar-se, fundamental. Neste quesito há um especial enfoque nas proteínas do reparo do DNA e sua importância atestada por síndromes humanas de envelhecimento prematuro (síndromes progeroides) que ocorrem por conta de falhas nas enzimas envolvidas na organização e reparo do DNA, como a progeria ou síndrome de Huntchinson-Gilford (defeitos na lamina A, proteína do envelope nuclear, cuja falta afeta a RNA polimerase II, enzimas do reparo do DNA e a organização da cromatina) e a síndrome de Werner (ocasionada por mutação em uma helicase, um tipo de enzima do reparo do DNA e cuja falta causa instabilidade do DNA, encurtamento dos telômeros e o término precoce da transcrição do DNA para RNA). Polimorfismos genéticos que levam ao ganho de função ou a maiores níveis das enzimas de reparo do DNA estão associados à longevidade e à menor incidência de cânceres.
- *Danos oxidativos:* reações metabólicas liberam, além de energia e outros componentes essenciais, espécies reativas de oxigênio ou nitrogênio. Podem ser formados por mecanismos distintos, como pela cadeia respiratória mitocondrial, ou por outras vias enzimáticas citoplasmáticas, como a da NADPH oxidase (dinucleotídeo de adenina e nicotinamida reduzido) e a xantina oxidase, dentre outros. Estas espécies reativas não tamponadas causam danos nas proteínas, lipídeos e no DNA. A capacidade maior ou menor de neutralizar estes agentes agressores alteraria a taxa de envelhecimento dos indivíduos. Infelizmente, não se conseguiu demonstrar que este potencial antioxidante intracelular possa ser modulado com medicamentos, mas este seria um dos mecanismos benéficos do exercício físico.
- *Alterações de mitocôndrias:* o DNA mitocondrial sofre intensos danos ao longo da vida. Isto ocorre porque este DNA não está protegido pelas histonas, como ocorre no DNA nuclear, e também por ser nessa organela que se lida intensamente com o oxigênio e suas espécies reativas. Mutações vão ocorrendo ao longo da vida e mecanismos de replicação e reparo dessas organelas decaem, bem como a fosforilação oxidativa e a geração de energia. As mitocôndrias disfuncionais geram maior quantidade de espécies reativas, danificando a célula. A autofagia é responsável pela remoção das mitocôndrias defeituosas e decai no envelhecimento, mas é estimulada pela atividade física.
- *Danos pelo metabolismo:* a taxa metabólica elevada constante causaria danos ao organismo e diminuiria sua longevidade. Animais com menor taxa metabólica geralmente vivem mais do que animais com metabolismo mais elevado. A restrição calórica sem desnutrição seria um mecanismo para diminuir o metabolismo e os danos celulares e foi comprovada sua eficiência em aumentar a longevidade em todos os modelos animais, exceto, até o momento, nos primatas. Mediadores para este efeito pode ser o menor metabolismo (e menor estresse mitocondrial e do retículo endoplasmático), níveis menores de insulina, aumento da expressão de sirtuínas (proteínas envolvidas na inibição da transcrição de genes do DNA nuclear e mitocondrial), estímulo à autofagia e à reciclagem da célula. Um aparente paradoxo seria o exercício físico, que estimula o metabolismo e, mesmo assim, aumenta a longevidade. A resposta seria a de que, no exercício físico, esse

aumento de metabolismo é transitório e daria à célula a chance não só de se recuperar, mas também de aumentar o nível de moléculas protetoras ao dano, como proteínas de choque térmico (que auxiliariam na regeneração de proteínas danificadas) e enzimas antioxidantes intracelulares. Seria então o exercício um estímulo deletério de baixo grau e pontual que culminaria em aumentar os mecanismos de proteção da célula aos danos.
- *Inflamação:* doenças inflamatórias crônicas, assim como a obesidade ocasionada por uma hiperalimentação, seriam causas para acelerar o envelhecimento. Sabe-se hoje que o tecido adiposo, especialmente o visceral, é composto não só por adipócitos, mas também linfócitos e macrófagos e produz diversas substâncias que medeiam a inflamação, a resistência à insulina, a hipertensão arterial e até o risco aumentado para trombose. É ainda importante salientar que uma adipocina benéfica, a adiponectina, que possui propriedades anti-inflamatórias e que sensibiliza as células à ação da insulina, tem sua produção diminuída conforme o adipócito aumenta de volume, sendo, portanto, mais produzida no indivíduo magro. Além disso, a inflamação é um processo amplo, com muitos aspectos protetores e deletérios. Ter um potencial anti-inflamatório maior no envelhecimento seria benéfico, enquanto que um potencial inflamatório maior na juventude, quando a exposição aos danos ambientais é maior, seria o ideal.
- *Senescência do sistema imune:* primeiro passo para o envelhecimento do sistema imune ocorre com a involução do timo ao redor dos 20 anos de idade e, com isso, ocorre perda da biodiversidade dos linfócitos. Em seguida, ao redor dos 80 anos, por conta da morte por apoptose dos linfócitos, exacerba-se a possibilidade de infecções graves. As inflamações crônicas e o estresse crônico tendem a aumentar o cortisol, hormônio envolvido com o controle da inflamação e com a morte dos linfócitos, acelerando a imunossenescência. No envelhecimento, observam-se dois aspectos da imunidade: o encolhimento da quantidade de células T e B virgens, aumento das células de memória e menor responsividade dos linfócitos aos estímulos. Pela diminuição dos linfócitos reguladores ocorre a maior incidência de doenças autoimunes. Por outro lado, o setor mieloide torna-se preponderante e há maior produção de citocinas inflamatórias com a idade, como a interleucina 6 e o fator de necrose tumoral. Daí ter sido cunhado o termo *"inflammaging"*, o aumento do perfil inflamatório com a idade.
- *Relógios biológicos:* erosão dos telômeros e o acúmulo de proteínas supressoras do ciclo celular – os telômeros são estruturas que possuem função crítica na proteção das extremidades dos cromossomos. São constituídos por repetições simples de nucleotídeos (TTAGGG) que vão sendo perdidas nas sucessivas divisões celulares, pois a DNA polimerase não consegue replicar linearmente a fita de DNA no sentido 3'→5. Por precisar que um pedaço de RNA se fixe na extremidade do cromossomo para que então a DNA polimerase se fixe e comece a transcrição, 50 a 150 pares de base não são duplicados a cada divisão. A telomerase é uma transcriptase reversa que adiciona sequências repetitivas à extremidade 3' do cromossomo. Observa-se diminuição da telomerase nas células somáticas. Isto culmina na incapacidade de replicação dos telômeros e senescência celular. Mas este não é o nosso único "relógio biológico". Há ainda o acúmulo de proteínas que bloqueiam o ciclo celular como a p16 (p16INK4a). O acúmulo progressivo dessas proteínas mantém a célula em G-0, fase do ciclo celular no qual a célula permanece indefinidamente na interfase, caracterizando a senescência celular.
- *Alterações neuroendócrinas:* o envelhecimento seria regulado por hormônios como a insulina/IGF1 (Fator de Crescimento Semelhante à Insulina) e pela queda dos hormônios sexuais e do hormônio do crescimento.

Recentemente, células senescentes com perfil secretor (SASPs – *senescence-associated secretory phenotype*) vieram contribuir para o entendimento de diversas situações e doenças. Elas secretam citocinas inflamatórias, proteases e fatores de crescimento, e estariam envolvidas com a proliferação celular, angiogênese e inflamação. Essas células participariam do estado inflamatório crônico presente na maioria dos idosos e causariam ou intensificariam doenças como o câncer, doenças neurodegenerativas, osteoartrite e aterosclerose.

CONSIDERAÇÕES FINAIS

Entendemos que se atua sobre o envelhecimento desde jovem, diminuindo as agressões do meio por evitar-se a falta ou o excesso de alimentos e tendo atenção à composição da dieta, evitando o fumo, a poluição, o uso excessivo de álcool ou drogas ilícitas, controlando o estresse. A prática de exercícios físicos e mentais, a manutenção de uma vida social ativa e de um propósito para a vida são fundamentais. Estas medidas preventivas interagem com a nossa genética e podem resultar no envelhecimento saudável.

Novas intervenções futuras poderão, talvez, ocorrer, modulando nossos genes e favorecendo a expressão de alguns e diminuindo a de outros (influenciando a epigenética) ou alterando diretamente os genes, o processo de edição gênica. Um gene candidato a uma maior expressão seria o da proteína klotho, a qual auxilia na excreção de fosfato e diminuiria calcificações vasculares e articulares, atuaria aumentando a sensibilidade à insulina e a anti-inflamação. Em resumo, chegamos ao envelhecimento saudável por uma combinação de fatores genéticos e ambientais, e doenças crônicas prevalentes no envelhecimento contribuem para acererá-lo.

BIBLIOGRAFIA

Campisi J. Aging, cellular senescence, and cancer. *Annu Rev Physiol* 2013;75:685-705.
Goronzy JJ, Li G, Yang Z, Weyand CM. The Janus head of T cell aging-autoimmunity and immunodeficiency. *Front Immunol* 2013;4(131):1-10.
Hayflick L, Moorhead PS. The serial cultivation of human diploid cell strains. *Exp Cell Res* 1961;25:585-621.
Lau CH, Suh Y. Genome and epigenome editing in mechanistic studies of human aging and aging-related disease. *Gerontology* 2017;63(2):103-17.
López-Otín C, Blasco MA, Partridge L, Serrano M, Kroemer G. The hallmarks of aging. *Cell* 2013;153(6):1194-217.

SISTEMA OSTEOMUSCULAR E SUA CORRELAÇÃO COM O RISCO DE QUEDAS NO IDOSO

Sandra Regina Boiça da Silva

INTRODUÇÃO

O osso possui inúmeras funções como as de sustentação e locomoção, proteção de órgãos, armazenamento mineral e participação no equilíbrio acidobásico, função endócrina na homeostase do cálcio e fósforo por meio da síntese pelos osteócitos da fosfatonina FGF23 e uma função ímpar na formação de células sanguíneas ao proteger e interagir com as células hematopoiéticas.

É um tecido ativo continuamente remodelado com o intuito de manter sua resistência, conservar seu conteúdo mineral, adaptar-se às forças sobre ele exercidas e curar-se de microfraturas, as quais ocorrem como consequência do contínuo deslocamento. Apresenta duas arquiteturas distintas, o osso cortical e o trabecular, este último expondo uma grande área de superfície e, assim, estando sujeito mais intensamente às influências dos sinais do organismo, com uma taxa de remodelamento maior do que a do osso cortical. Por ser mais dinâmico, possui uma maior proporção de osso recém-formado, o qual é mais apto à troca de minerais com o organismo. Estes fatores tornam o osso trabecular o mais responsivo a fatores de crescimento, hormônios e minerais e o que mais sofre com o envelhecimento. Estima-se que 25% da massa óssea trabecular e 3% da massa de osso cortical sejam substituídas a cada ano.

MASSA ÓSSEA

Diversos fatores influenciam na massa óssea de um adulto. O primeiro dentre estes fatores é a herança genética, poligênica, e para a qual colaboram igualmente genes oriundos de ambos os pais. Em seguida, contribuem significativamente fatores ambientais, como a alimentação e exercícios, que influenciam desde a infância, período no qual a aquisição de massa óssea é a mais intensa dentre todos os períodos da vida. Por conta então de fatores genéticos e ambientais, o pico de massa óssea adquirido no início da vida adulta será de capital importância para enfrentar-se o processo de envelhecimento. Há mesmo a noção de que a osteoporose seja uma doença pediátrica, sublinhando a importância no cuidado da massa óssea precocemente. Ao redor dos 40 anos de idade inicia-se a constante e gradual perda óssea, muito acentuada nas mulheres nos cinco anos subsequentes à menopausa. Este fato parece ser o resultado tanto da reabsorção aumentada, pelos osteoclastos, quanto da diminuição do número de precursores dos osteoblastos, talvez ocasionada por uma diferenciação preferencial das células do estroma da medula óssea para adipócitos, e não para osteoblastos, ou por uma diminuição da capacidade proliferativa ou de diferenciação destes precursores. Nos anos iniciais após a menopausa, há considerável perda óssea, mas isto acaba por evoluir para um estado de equilíbrio entre reabsorção e formação óssea, apesar de em um ritmo mais acentuado do que aquele observado antes da menopausa. Nos homens, o osso trabecular torna-se progressivamente mais fino com a idade, não havendo a perda de contato entre as porções de osso trabecular, como ocorre nas mulheres após a menopausa.

Outros fatores de risco para a osteoporose são a própria idade, imobilização, o índice de massa corpórea (o subpeso como fator de risco e mesmo um IMC normal, pois o menor índice de fraturas ocorre em indivíduos com IMC entre 25 a 30 kg/m^2), história prévia ou familiar de fratura, tabagismo, alcoolismo, uso de corticoides, hipogonadismo e estados inflamatórios. O osso mais frágil é amparado por músculos mais fracos, o que leva a quedas e sua consequência mais temida: fraturas. O osso e o músculo interagem na locomoção e partilham estímulos mútuos a tal ponto que a baixa força de preensão foi demonstrada como um indicador de osteoporose.

MASSA MUSCULAR

O tecido muscular é o mais abundante do corpo humano, representando aproximadamente 40 a 50% do peso de um homem adulto e 30 a 40% do peso de uma mulher. Nas células musculares, ocorre continuamente um processo de remodelamento, com a quebra de proteínas contráteis musculares e a síntese de novas. A perda da musculatura tem início a partir dos 30 a 40 anos de idade e intensifica-se, após os 50 anos, a uma taxa de 1% ao ano (aproximadamente 100 g/ano).

O envelhecimento está, então, associado à sarcopenia, nome dado ao decréscimo da massa muscular acompanhada pela perda progressiva da função muscular com a idade, isto é, da força máxima (capacidade de mover contra a gravidade em um esforço máximo), força rápida ou de explosão (a maior quantidade de força no menor tempo) e força de resistência (capacidade de um grupo muscular executar contrações repetidas por um período de tempo prolongado). A sarcopenia pode afetar cerca de 15% da população com mais de 65 anos e 50% dos indivíduos com idade superior a 80 anos, sendo um processo de causas múltiplas: inatividade física; decréscimo na ingesta nutricional (diminuição na ingestão de aminoácidos e vitamina D); inflamação (o músculo é o reservatório de aminoácidos do organismo e há estímulo ao catabolismo por meio de mediadores da inflamação ou em períodos de carência alimentar); disfunção mitocondrial; perda da inervação; diminuição do potencial regenerativo; diminuição de hormônios (hormônios sexuais, hormônio do crescimento, hormônios tireoidianos e vitamina D); resistência à insulina. Em especial, a testosterona aumenta a proliferação das células-satélites (precursoras das células musculares) e inibe a miostatina (inibidora do crescimento da célula muscular). No envelhecimento, com a senescência das células-satélites, o efeito da testosterona no anabolismo muscular decai acentuadamente. Esta é a importância do jovem "fazer" músculo para ser usado no envelhecimento. A vitamina D vem ganhando enorme importância na saúde do músculo e do indivíduo como um todo. A carência da vitamina D é atualmente um problema reconhecido mundialmente e ocorre principalmente por não nos expormos mais tão intensamente à tão deletéria radiação ultravioleta B, fator de risco para neoplasia cutânea e envelhecimento prematuro. Sua carência vem sendo implicada como uma das causas para a sarcopenia do idoso, mais susceptível à hipovitaminose por causa da menor espessura cutânea e das restrições alimentares. Estudos têm demonstrado melhora em diversos parâmetros, como força muscular e equilíbrio, com a reposição da vitamina D.

É notório, para todos aqueles que cuidam dos idosos, a grande perda de massa muscular que estes experimentam nos períodos de inatividade, como quando acamados, frequentemente ocasionando graves dificuldades para a deambulação após a alta. A prática regular de exercícios físicos é fundamental para a manutenção da musculatura desde jovem, inclusive aumentando a expressão de canais de transporte de aminoácidos na membrana, permitindo o anabolismo muscular. Outro aspecto do exercício é o de auxiliar no descarte de mitocôndrias disfuncionais e, para isto, é fundamental a autofagia, processo de degradação intracelular, o qual decresce com o envelhecimento. A autofagia é estimulada pelo exercício físico condicionado, aumentando o número e a função das nossas "usinas de força", as mitocôndrias. O exercício físico aumenta, ainda, o potencial antioxidante intracelular.

Uma adequada nutrição deve também ser levada em consideração para manutenção da musculatura do idoso. A dependência física do indivíduo, por vezes incapaz de comprar e preparar seu alimento e tendo de se sujeitar aos "hábitos da família", nem sempre saudáveis, pode adicionar danos. Especialmente digno de nota seria a baixa ingestão de aminoácidos essenciais, principalmente a leucina, aminoácido usado como "sensor" celular de nutrientes e estímulo para o anabolismo. Foi descrito que o idoso teria uma resistência anabólica, uma dificuldade de sintetizar proteínas contráteis musculares após estímulo e, assim, a dificuldade de combater a sarcopenia. Entretanto, a principal causa para tal fato é a inatividade física, pois verificou-se o mesmo quadro em indivíduos sedentários, e o exercício o principal estímulo para a manutenção do músculo. O exercício físico, estimulando o anabolismo muscular e ósseo pode ser considerado a "fonte da juventude", sendo importante mantê-lo ao longo de toda a vida. Uma nutrição adequada, inclusive após o exercício, é fundamental para o efeito anabólico do exercício sobre músculo. A prevenção da sarcopenia inclui, então, a prática de exercícios físicos regulares (estimulando não apenas a resistência muscular, mas também a contração rápida da musculatura – o que é essencial para os desafios diários – e o equilíbrio) por pelo menos 30 minutos, cinco vezes/semana, e uma nutrição adequada.

CONSIDERAÇÕES FINAIS

Assim, a expressão "*mens sana in corpore sano*" é uma das mais completas definições de saúde, refletindo que este é o resultado do bem-estar das unidades que formam o organismo. Para o deslocamento adequado do indivíduo idoso, evitando-se quedas e suas deletérias consequências, é necessária a perfeita integração osteomuscular-cerebral. O trabalho de prevenção começa cedo, desde os mais tenros anos, garantindo que a perda celular e funcional com o envelhecimento traga menor dano ao indivíduo. A alimentação com o fornecimento de nutrientes essenciais para o músculo (e certamente evitando-se a obesidade) e o exercício físico são até o momento os mais efetivos meios para atingirmos um envelhecimento bem-sucedido.

BIBLIOGRAFIA

Crane JD, Macneil LG, Tarnopolsky MA. Long-term aerobic exercise is associated with greater muscle strength throughout the life span. *J Gerontol A Biol Sci Med Sci* 2013;68:631-8.

Drummond MJ, Fry CS, Glynn EL, *et al*. Skeletal muscle amino acid transporter expression is increased in young and older adults following resistance exercise. *J Appl Physiol* 2011;111:135-42.

Fuggle N, Shaw S, Dennison E, *et al*. Sarcopenia. *Best Pract Res Clin Rheumatol* 2017;31(2):218-42.

Moore DR. Keeping older muscle "young" through dietary protein and physical activity. *Adv Nutr* 2014;5(5):599S-607S.

Santos L, Elliott-Sale KJ, Sale C. Exercise and bone health across the lifespan. *Biogerontology* 2017;18:931-46.

METABOLISMO, INFLAMAÇÃO, DIABETES E ENVELHECIMENTO

CAPÍTULO 3

Sandra Regina Boiça da Silva

INTRODUÇÃO

A insulina é um importante hormônio anabólico, cujas principais funções são a de permitir a entrada de glicose nas células insulinodependentes (como o tecido adiposo e músculos), estimular a síntese proteica, a replicação do DNA e coordenar o armazenamento de energia sob a forma de um polímero de glicose (o glicogênio, no fígado e músculos) ou sob a forma de ácidos graxos, esterificados a triglicerídeos. Poder guardar reservas energéticas é fundamental para a sobrevivência, auxiliando-nos a passar por períodos de escassez de alimentos.

Entretanto, o excesso de alimentos é similarmente deletério e incomum na história do homem. Como consequência do metabolismo celular, produtos deletérios são gerados, como as espécies reativas de oxigênio (radical hidroxila, superóxido e o peróxido de hidrogênio) que podem lesar mitocôndrias, lipídeos e DNA. Outras substâncias tóxicas são o gás carbônico, amônia, ácido úrico e sulfatos. Assim, não é de se estranhar que a célula se proteja da hiperalimentação e do hipermetabolismo. Neste contexto surge a resistência à insulina, na qual quantidades maiores de insulina são necessárias para a entrada de glicose na célula até notar-se a hiperglicemia, quando, então, há o diagnóstico de diabetes melito tipo II, doença que acelera o envelhecimento e está associada a quadros demenciais, ao declínio mais acentuado da capacidade de locomoção e a quedas no idoso.

MEDIADORES INFLAMATÓRIOS

A saúde do indivíduo depende da saúde dos constituintes das suas células. A hiperalimentação é um estresse para as mitocôndrias com excessiva produção de espécies reativas de oxigênio, as quais devem ser continuamente neutralizadas. É também um estresse para o retículo endoplasmático, pois a excessiva produção de proteínas mediada pela insulina pode levar ao acúmulo destas, causando estresse do retículo endoplasmático, e também do citoplasma, e morte da célula. Tem sido demonstrado que a hiperglicemia e hiperlipidemia causam aumento da atividade das células produtoras de insulina no pâncreas, estresse do retículo endoplasmático e podem gerar a morte destas células. A hiperglicemia constante leva ainda à glicação não enzimática de proteínas, o que pode causar deformação e perda da função da proteína, possibilidade da formação de agregados proteicos e ativação da inflamação quando estes produtos avançados da glicação de proteínas (AGES – da sigla em inglês para *advanced glycation end products*) ligam-se aos receptores específicos. A inflamação permanece, então, em um ciclo vicioso, pois se a hiperglicemia pode despertá-la, a hiperinsulinemia estimula o acúmulo de gordura visceral, o qual produz muitos mediadores inflamatórios, conhecidos como adipocinas, que perpetuam o estado inflamatório. Dezenas de adipocinas são conhecidas como exercendo efeitos nos músculos esqueléticos, coração, fígado, vasos sanguíneos e cérebro, dentre outros órgãos e tecidos, e estão envolvidas em ações como a regulação do apetite, o gasto energético, sensibilidade à insulina, função endotelial, imunidade e manutenção da cognição.

O hipotálamo, uma região do cérebro, parece ter um papel significativo neste processo. Citocinas inflamatórias e adipocinas atuam no hipotálamo, podendo gerar resistência à insulina e induzindo o envelhecimento. Animais com maior expressão no hipotálamo de fatores de transcrição relacionados com a inflamação, como o NF-kB (*nuclear factor kappa B*), mostram força muscular menor e piores testes cognitivos, enquanto os animais sem inflamação mostram um desempenho inverso, com melhor cognição e força, além de maior espessura de pele, musculatura e massa óssea. A inflamação no cérebro integraria sinais inflamatórios sistêmicos como os da aterosclerose, diabetes, câncer, infecções de repetição, doenças autoimunes e estresse emocional. A contínua ação das citocinas inflamatórias levaria, por exemplo, à diminuição do GnRH (*gonadotropin-releasing hormone*), substância importante para a liberação de hormônios sexuais e que parece ser importante também na neurogênese. Estudos em humanos e animais demonstram uma conexão entre obesidade na vida adulta e pior cognição com o envelhecimento, efeito este consequente à alteração da barreira hematoencefálica mediada por citocinas inflamatórias.

RESTRIÇÃO CALÓRICA

Neste contexto, a restrição calórica sem desnutrição surge como uma solução. Ela é preconizada como a redução em 10 a 40% dos nutrientes da dieta preconizada pelo peso, altura e gasto energético do animal. A dieta é planejada e constituída com os elementos necessários para evitar quadros carenciais e tem sido demonstrada como capaz de aumentar a expectativa de vida em diversas espécies. Deve ser ressaltado que a restrição nunca não deve ser empregada em animais ainda em crescimento ou em gestação, demonstrando-se, inclusive, em populações humanas assoladas por guerras, aumento da incidência de doenças como a hipertensão e diabetes em indivíduos que, quando crianças ou intraútero, tiveram privação de nutrientes.

A restrição calórica atuaria por diversos mecanismos propostos, sendo o principal a hipoinsulinemia. Animais, e alguns grupos de humanos, com mutações nas vias da transcrição da insulina que diminuem a atuação celular do hormônio, apresentam uma maior longevidade. Um segundo mecanismo pelo qual a restrição calórica atuaria seria causando um aumento de proteínas chamadas sirtuínas, responsáveis por diminuir a transcrição do DNA, minorando assim os danos ao material genético ou excessivo metabolismo e síntese intracelular. Recentemente foi questionada a capacidade das sirtuínas de mediar o efeito benéfico da restrição calórica, pois animais geneticamente modificados para não expressarem sirtuínas apresentaram, não obstante, aumento de sobrevida quando em restrição calórica. Outro mecanismo proposto para a atuação da restrição calórica é a indução da autofagia e a diminuição do "lixo" intracelular, como proteínas degeneradas e organelas disfuncionais. Mais recentemente foi demonstrado que animais submetidos a restrição calórica, em comparação com os animais-controle que se alimentavam livremente, apresentavam menor quantidade de metilação do DNA, uma alteração epigenética relacionada com o envelhecimento, que silencia a transcrição de genes, por exemplo, aqueles relacionados com a supressão de cânceres.

A restrição calórica sem desnutrição foi a única intervenção capaz de aumentar a expectativa de vida em todas as espécies estudas, mas há de ser ressaltado que não há comprovação da eficácia da restrição calórica em seres humanos, por conta do grande tempo de observação necessário, ao redor de quarenta anos. Entretanto, os humanos submetidos a esta intervenção apresentam um perfil metabólico formidavelmente saudável. Os estudos mais próximos com outros primatas, e já publicados, forneceram resultados conflitantes. Com um tempo de observação de vinte anos, foi divulgado, em 2009, um estudo em macacos *rhesus* nos quais foi observado o aumento da expectativa de vida nos animais submetidos à restrição calórica de 30% em relação aos animais com uma dieta usual. Os macacos sob restrição calórica apresentavam uma aparência mais jovem e menor incidência de doenças associadas ao envelhecimento, como resistência à insulina e diabetes, câncer, doenças cardiovasculares, atrofia cerebral, além de menor declínio da massa muscular. Entretanto, um estudo publicado em 2012 não encontrou dados tão entusiasmantes nos macacos com um grau de restrição calórica semelhante. Apesar dos macacos sob restrição serem mais magros, exibirem aparência mais jovem, demonstrarem melhores parâmetros metabólicos e imunológicos e de apresentarem acentuada redução na incidência de câncer, não houve aumento da expectativa de vida. A causa para resultados distintos talvez esteja no grupo-controle de ambos os estudos, o qual diferiu significativamente. Enquanto, no estudo de 2009, os animais podiam comer sem limite e foram alimentados com uma dieta industrializada, os animais do estudo de 2012 eram alimentados com uma dieta composta por ingredientes naturais, em quantidade planejada para prevenir a obesidade, com menor teor de sacarose, fontes variadas de proteínas e lipídeos, inclusive óleo de peixe, rico em ômega 3, lipídeo que diminui a inflamação. É possível que a resposta esteja em ter-se uma dieta saudável e que ajude a prevenir a obesidade, tendo sido o controle da obesidade demonstrado como vantajoso em vários estudos em humanos que avaliaram todas as causas de mortalidade. E aguardam-se os resultados de estudo com seres humanos sob restrição calórica, os quais estão em curso.

CONSIDERAÇÕES FINAIS

Em um resumo geral, o envelhecimento é caracterizado pelo declínio das funções fisiológicas e a exposição a agressões, as quais geram inflamação e predispõem ao envelhecimento. O metabolismo, especialmente se estimulado em excesso, pode acelerar este processo.

BIBLIOGRAFIA

Colman RJ, Anderson RM, Johnson SC et al. Caloric restriction delays disease onset and mortality in rhesus monkeys. *Science* 2009;325(5937):201-4.
Fontana L, Hu FB. Optimal body weight for health and longevity: bridging basic, clinical, and population research. *Aging Cell* 2014;13(3):391-400.
Maegawa S, Lu Y, Tahara T et al. Caloric restriction delays age-related methylation drift. *Nat Commun* 2017;8(1):1-11.
Mattison JA, Roth GS, Beasley TM, et al. Impact of caloric restriction on health and survival in rhesus monkeys from the NIA study. *Nature* 2012;489:318-21.
Parimisetty A, Dorsemans AC, Awada R. Secret talk between adipose tissue and central nervous system via secreted factors – an emerging frontier in the neurodegenerative research. *J Neuroinflammation* 2016;13(67).

CÂNCER E ENVELHECIMENTO

CAPÍTULO 4

Roberto Irineu da Silva

INTRODUÇÃO

O câncer constitui-se na segunda causa de morte entre os seres humanos. O surgimento de uma célula cancerígena decorre de um processo microevolucionário, exigindo um acúmulo de mutações colaborativas que conferem a célula portadora capacidade autônoma de reprodução, tornando-a competente para se disseminar no organismo (metástase). Neste tópico, são apresentadas associações entre câncer e envelhecimento, bem como são caracterizadas as vias bioquímicas determinantes à senescência e à aquisição do fenótipo maligno.

Uma vez compreendido que a etiologia e progressão do câncer requerem o acúmulo de uma série de lesões promutagênicas não letais no DNA das células somáticas, lesões estas capazes de comprometerem funcionalmente programas genéticos associados ao ciclo celular, mantenedores da estabilidade genética, diferenciação e apoptose, podendo conferir ainda às células afetadas capacidade de invasão e disseminação (metástase), é reconhecido que a senescência celular constitui-se em um fator de supressão à oncogênese por, em última análise, não somente limitar o tempo de exposição da célula a carcinógenos ambientais e endógenos, mas também por evitar a ocorrência de múltiplas mutações colaborativas capazes de assegurar à célula portadora das mesmas uma vantagem de sobrevivência perniciosa em relação às normais dentro do tecido onde está inserida.

Entretanto, deve ser considerado que já foi documentado que, em alguns casos, este próprio mecanismo inibidor da geração de cânceres pode propiciá-lo. Foram descritas células senescentes com perfil secretor (SASPs – em inglês *senescence-associated secretory phenotype*) que realmente não se proliferam, mas secretam fatores de crescimento, mediadores da inflamação e metaloproteinases que influenciam as células vizinhas, estimulando a proliferação destas ou favorecendo o microambiente tumoral.

ASSOCIAÇÃO ENTRE CÂNCER E ENVELHECIMENTO

A associação entre câncer e envelhecimento em si pode ser verificada em quatro instâncias descritas a seguir: 1) primeiramente, observa-se aumento exponencial em termos de incidência de neoplasias malignas com o progresso da idade, pontuando o envelhecimento como o fator de risco demográfico mais importante para o câncer no homem (cerca de 2/3 dos cânceres são diagnosticados em indivíduos com mais de 65 anos, sendo que a taxa de mortalidade ultrapassa 80% em diversos países, incluindo o Brasil); 2) experimentos, utilizando ratos como modelos, demonstram que aplicações únicas de determinados agentes genotóxicos no tecido cutâneo de indivíduos mais velhos destas espécies estimulam significativamente o surgimento de tumores em relação a indivíduos mais jovens, sendo esta observação adicional ao fato de haver uma correlação dosagem-dependente. Além disso, experimentos de transplantes de pele, com subsequente exposição a carcinógenos do tecido transplantado, demonstram que, mesmo o animal receptor sendo idoso, não há formação de tumores em quantidades significativas, quando o doador do referido tecido é um animal jovem. Contrariamente, aplicação de carcinógenos químicos em peles transplantadas de doadores velhos em camundongos mais jovens estimula significativamente o surgimento de tumores, confirmando uma susceptibilidade aumentada a câncer em indivíduos mais idosos; 3) pacientes com certos tipos de cânceres primários, submetidos à quimioterapia, apresentam mais chances de desenvolverem leucemias secundárias ao tratamento quando em idades mais avançadas; 4) finalmente, síndromes autossômicas recessivas associadas ao aumento de instabilidade genômica e envelhecimento prematuro, reconhecidas como síndromes progeroides, incluindo a síndrome de Werner e a síndrome de Rothmund-Thomson, são vinculadas à fenótipos de susceptibilidade aumentada ao câncer.

Neste contexto, temos a conjugação de três processos, a saber: 1) perda progressiva, relativa ao envelhecimento, da eficiência em manter a integridade genética exercida diretamente pela replicação e reparo de DNA e indiretamente pelos mecanismos de detoxicação de agentes xenobióticos; 2) incapacidade de ativar a senescência celular (caracterizada pela perda da capacidade da célula de se multiplicar, mesmo submetida a fatores de crescimento); e 3) capacidade de evadir ao processo apoptótico, que contribui para o surgimento de uma célula cancerígena, cuja transformação maligna é determinada pelas seguintes alterações fisiológicas: autossuficiência quanto ao mecanismo de reprodução, insensibilidade aos mecanismos de supressão à multiplicação celular, evasão dos mecanismos de ativação da apoptose, aquisição da capacidade de potencial replicativo ilimitado, angiogênese sustentada e a capacidade de invadir tecidos vizinhos com subsequente poder de disseminação (metástase).

Brevemente, segue uma caracterização das principais vias bioquímicas determinantes para o envelhecimento e câncer:

A) **Controle do ciclo celular:** todas as células possuem um ciclo de desenvolvimento característico que se inicia desde seu surgimento e finaliza com sua reprodução propriamente. A progressão deste ciclo não se realiza de forma irreversível ou automática, mas está submetida a rigorosos controles de checagem que monitoram ambas, as circunstâncias ambientais e a integridade do genoma. Uma vez detectados danos na molécula do DNA, a proteína p53 interrompe temporariamente a progressão do ciclo, estimulando a expressão de fatores supressores da divisão celular, como p21 e p16 que são proteínas inibidoras do complexo cdk-ciclina (cdk = cinase dependente de ciclina). Tal complexo tem a função de fosforilar uma proteína chamada retinoblastoma que, no seu estado hipofosforilado, previne a expressão de genes associados à fase S do ciclo por interagir com o fator transcricional E2F, impedindo-o de recrutar a RNA polimerase à região promotora por ele controlada, requisito necessário ao início da transcrição destes genes. Esta parada do ciclo é acompanhada pela expressão de proteínas envolvidas no reparo de DNA que identificam e removem as alterações introduzidas no material genético por agentes genotóxicos. Com a restauração da integridade genética, o ciclo progride com geração de progênies celulares normais. Entretanto, se, por ineficiência ou insuficiência dos mecanismos de reparo de DNA, houver acúmulos de danos nesta molécula, a proteína p53 ativa a expressão de genes pró-apoptóticos ou induz a célula a entrar num compartimento não replicativo (G_0), caracterizando, este último evento, a senescência celular.

Contextualizando, mutações no gene TP53 contribuem ao surgimento de células cancerígenas por não conseguirem prevenir a ocorrência de mutações subjacentes à incapacidade da célula de bloquear o ciclo celular temporária ou definitivamente mediante a presença de danos no DNA.

B) **Manutenção dos telômeros:** é reconhecido que todas as células têm um potencial replicativo limitado, definido pelo encurtamento progressivo dos segmentos terminais dos cromossomos, conhecidos como telômeros. Em estágios iniciais dos seus respectivos ciclos reprodutivos, as células produzem uma enzima transcriptase reversa denominada telomerase que é capaz de adicionar sequências hexaméricas GGGTTA ao final dos cromossomos e manter o tamanho dos telômeros, permitindo, assim, a continuidade das divisões celulares. Em um dado momento, entretanto, as progênies reprimem a expressão da telomerase e, a partir deste ponto, inicia-se o processo de senescência que culmina na interrupção definitiva do ciclo celular ou no desencadeamento da apoptose, justamente pelo fato da erosão dos telômeros representar uma espécie de dano no genoma, o que resulta na ativação da p53. A importância da telomerase no processo de envelhecimento e carcinogênese foi demonstrada em estudos de análise comparativa de sobrevivência entre ratos normais e geneticamente modificados que: 1) eram incapazes de expressar telomerase; 2) eram capazes de superexpressar telomerase e 3) eram capazes de superexpressar, conjuntamente, telomerase, p53 e p21. Inicialmente, foi constatado que os ratos mutantes para telomerase apresentavam um tempo de sobrevivência menor em relação aos normais e que as sucessivas gerações, descendentes destes mutantes, apresentavam progressivamente períodos de sobrevivência curtos, demonstrando a participação da telomerase na determinação da longevidade. Quando comparadas as quantidades de tumores espontâneos e induzidos em ratos mutantes, normais e aqueles que superexpressavam telomerase, foi observado que estes últimos, embora com evidências de atenuação dos sinais relativos ao envelhecimento, apresentavam alta frequência de cânceres em relação aos demais e que os mutantes apresentavam um fenótipo anticâncer, significando que desenvolveram menos carcinomas que os normais. Finalmente, os que superexpressavam telomerase, p53 e p21 apresentaram resistência aumentada contra o câncer, acompanhada de maior prolongamento da longevidade.

C) **Genes associados às vias bioquímicas de reparo de DNA:** o DNA, além de estar sujeito a mecanismos que garantam fidelidade no evento da replicação semiconservativa, também se encontra submetido a diversos mecanismos de revisão capazes de identificar e reparar modificações estruturais produzidas por agentes genotóxicos de ordem endógena (espécie reativas de oxigênio), exógena (radiação ultravioleta, carcinógenos do tabaco etc.), ou ainda como resultado de modificações espontâneas devidas à alteração do pH no núcleo, por exemplo. A incapacidade hereditária de processar lesões acumuladas no DNA resulta no surgimento de determinadas doenças e síndromes que têm por característica intrínseca e marcador principal a instabilidade genômica, consequente da ausência ou da deficiência de um tipo específico de reparo envolvido na identificação e remoção de uma categoria particular de danos. Além disso, indivíduos com tais mutações apresentam, frequentemente, predisposição ao desenvolvimento de cânceres e a aceleração do envelhecimento. Exemplificando, mutações nos genes envolvidos na via de reparo de erros de emparelhamento (*hMSH2*, *HMSH6*, *hMLH1* e *hPMS2*) estão associados a câncer colônico hereditário não associado a polipose (HNPCC). Mutações nestes genes permitem o acúmulo de trechos mal emparelhados no DNA, resultantes da inserção prévia de um nucleotídeo errôneo não complentar, deleções ou inserções de nucleotídeos de forma equivocada, durante a síntese do DNA. A persistência destes nucleotídeos errôneos no genoma conduz a mutagênese no ciclo de replicação do DNA subsequente e favorece ao surgimento de cânceres no ceco e no colo ascendente do intestino grosso caracterizando a HNPCC. Outro exemplo refere-se a mutações no gene *XPD* que resultam em fotossensibilidade a luz solar, estando associado a uma doença denominada de *Xeroderma Pigmentosum* (XP). Indivíduos homozigotos para mutações neste gene são incapazes de processar fotoprodutos, como os dímeros de pirimidina causados pela radiação ultravioleta, resultando numa tendência a desenvolver câncer de pele na razão de 1.000 vezes quando comparado com células normais. Em adição ao gene *XPD*, *Xeroderma pigmentosum* constitui-se um fenótipo patológico resultante da mutação de aproximadamente sete genes distintos associados à via de Reparo por Excisão de Nucleotídeo. Mutações nestes genes impedem a ocorrência de uma das etapas do processamento da lesão via Reparo por Excisão de Nucleotídeo como o reconhecimento da lesão (*XPA*, *XPE*), desenrolamento do DNA (*XPD* e *XPB*) e incisão do fragmento a ser removido (*XPG* e *XPF*), resultando em acúmulo de danos, cuja principal característica é a deformação da topologia normal do heterodúplex.

CONSIDERAÇÕES FINAIS

Concluindo, fica demonstrado que o fator longevidade é um requisito necessário à ocorrência da carcinogênese, somado a frequência de exposição a agentes genotóxicos. Portanto, a oncogênese no idoso é dependente da integridade de genes supressores de tumores como *TP53* e *P21* nas células, da eficiência das vias bioquímicas associadas ao reparo do DNA e, finalmente, da capacidade das células de ativarem a senescência ou apoptose como mecanismos de prevenção do acúmulo progressivo de múltiplas mutações cooperativas para fenótipo de malignidade, decorrentes de danos não reparados no genoma.

BIBLIOGRAFIA

González-Suárez E, Geserick C, Flores JM, Blasco MA. Antagonistic effects of telomerase on cancer and aging in K5-mTert transgenic mice. *Oncogene* 2005;24:2256-70.

Hoare M, Narita M. The power behind the throne: senescence and the hallmarks of cancer. *Annu Rev Cancer Biol* 2018;2:175-94.

Leone G, Mele L, Pulsoni A, Equitani F, Pagano L. The incidence of secondary leukemias. *Haematologica* 1999;84(10):937-45.

López-Otín C, Blasco MA, Partridge L, Serrano M, Kroeme G. The hallmarks of aging. *Cell* 2013;153(6):1194-217.

Ou HL, Schumacher B. DNA damage responses and p53 in the aging process. *Blood* 2018;131(5):488-95.

ATEROSCLEROSE E ENVELHECIMENTO

CAPÍTULO 5

Marco Antônio Mello Guimarães

INTRODUÇÃO
A aterosclerose é doença inflamatória crônica da parede arterial e está intimamente relacionada com a doença cardiovascular, constituindo-se na principal causa de morte no mundo. As síndromes coronarianas agudas e os acidentes vasculares cerebrais, que lideram o índice de mortalidade no grupo das doenças cardiovasculares e que ocorrem com maior frequência nas pessoas idosas, são consequentes, geralmente, à evolução das placas de ateroma.

A aterosclerose é caracterizada por lesão na camada íntima das artérias, conhecida como ateroma ou placa fibrogordurosa, constituída por uma capa de tecido conjuntivo denso, entremeado com células musculares lisas e moléculas de matriz extracelular, que encobre um núcleo lipídico, células inflamatórias e restos necróticos. O depósito lipídico tem sua origem no colesterol plasmático, especialmente o colesterol transportado pela lipoproteína de baixa densidade (LDL).

A elucidação do metabolismo das lipoproteínas, que rendeu o prêmio Nobel de medicina, em 1985, aos pesquisadores Michael Brown e Joseph Goldstein, teve como consequência um grande avanço no entendimento da aterogênese. A metabolização da LDL dá-se por meio da sua endocitose mediada por um receptor específico de alta afinidade – o receptor de LDL – presente em praticamente todas as células do nosso corpo. Após se dissociar do receptor, a LDL endocitada sofre degradação lisossomal e libera colesterol para ser utilizado pela célula. O aumento do colesterol intracelular provoca uma diminuição da exposição do receptor para LDL na superfície celular, controlando a entrada de colesterol por esta via. Entretanto, qualquer alteração estrutural da LDL, frequentemente associada aos fatores para ocorrência da aterosclerose, promove disfunção endotelial, o que inicia o processo de formação de uma placa de ateroma.

FATORES DE RISCO PARA ATEROSCLEROSE
Existem vários fatores de risco para a aterosclerose, sendo alguns modificáveis e outros não (como a idade, história familiar e o gênero). Quanto aos fatores de risco potencialmente modificáveis destacamos as dislipidemias, o tabagismo, o sedentarismo, a obesidade e os hábitos alimentares, entre outros. A ocorrência de doenças como hipertensão e diabetes, frequentes em nossa sociedade e, por vezes, silenciosas, está intimamente relacionada com a aterosclerose, sendo necessários o diagnóstico e tratamento precoces. O endotélio disfuncional tem suas propriedades modificadas, havendo menor biodisponibilidade de óxido nítrico e maior expressão de moléculas de adesão na sua superfície. Monócitos e linfócitos T circulantes ligam-se a esses sítios e migram para o espaço subendotelial, sob a orquestração de citocinas

inflamatórias liberadas pelas células participantes deste processo, criando um ambiente inflamado. Com isso, por estímulos de citocinas inflamatórias, as células musculares lisas deslocam-se da camada média para a íntima onde se proliferam e assumem um fenótipo secretor, sintetizando moléculas de matriz extracelular que irão participar da constituição da capa da placa aterosclerótica. Em decorrência do caráter crônico dos fatores de risco, com persistência das agressões ao endotélio e a resposta a elas, o resultado é o agravamento do processo inflamatório na parede arterial e a contínua progressão da placa ateromatosa.

O endotélio é permeável à LDL e a retenção e modificação desta lipoproteína – por exemplo, oxidação – no espaço subendotelial constituem processos-chave na aterogênese, fazendo com que a partícula não seja mais reconhecida por seu receptor clássico e, em contrapartida, passe a ser reconhecida por receptores da superfície de macrófagos e também de células musculares lisas, conhecidos como receptores de varredura. Esses receptores ligam e internalizam a LDL modificada com grande eficiência, porém sua exposição na superfície celular não sofre influência do conteúdo de colesterol intracelular. Com a falta deste controle, estas células são capazes de endocitar grande quantidade de LDL modificada e favorecer o acúmulo de ésteres de colesterol no seu citoplasma, transformando-se em uma célula típica da lesão aterosclerótica – a célula espumosa. O acúmulo destas células leva à formação das estrias gordurosas que são reconhecidas como as primeiras lesões da aterosclerose e que podem ocorrer ainda na infância, apesar das complicações da aterosclerose estarem mais associadas a pessoas a partir dos 40 anos.

Um marco na compreensão do processo aterogênico foi a reformulação da hipótese de que a aterosclerose, até então tida somente como uma doença de depósito lipídico, seria decorrente da resposta da parede arterial as agressões sofridas – resposta à injúria. A aterosclerose traduz-se assim como uma resposta inflamatória contínua, na qual o endotélio é o principal alvo das agressões. Além de controlar o tráfico molecular entre o sangue e os tecidos, o endotélio também regula as atividades contrátil, secretora, mitogênica e hemostática da parede vascular (Fig. 1).

A aterosclerose era classicamente reconhecida somente como um problema de obstrução arterial progressiva. Entretanto, a maioria dos infartos do miocárdio e acidentes vasculares cerebrais acontece por rupturas de placas, que não chegaram a obstruir 50% da luz do vaso. A placa propensa a rupturas é composta por um núcleo com abundante material lipídico, circundado por fina camada fibrosa. Este núcleo gorduroso exibe uma alta densidade de células inflamatórias com intensa atividade de metaloproteinases, responsáveis pela digestão das moléculas de matriz extracelular que participam da composição da capa fibrosa. Com a ruptura desta, observa-se rápido desencadeamento dos mecanismos hemostáticos com

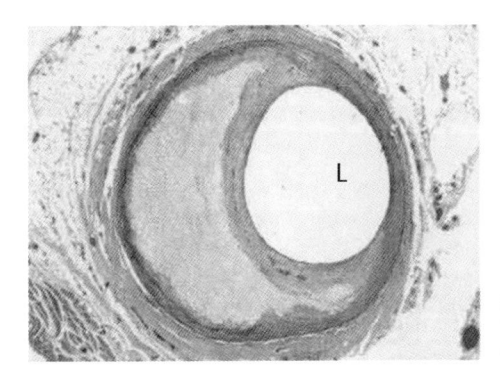

Fig. 1. Artéria coronária. (Fonte: http://www.revespcardiol.org/en/role-of-coronary-risk-factors/articulo/13052414/.)

a formação de trombo e obstrução da artéria, levando ao infarto do tecido irrigado por este vaso. Portanto, o fator mais importante na aterogênese é a atividade inflamatória intraplaca e atuamos justamente tentando diminuí-la, controlando os fatores de risco.

Estudos recentes destacam o importante papel do tecido adiposo visceral na patogênese da aterosclerose. Este tecido é composto por adipócitos, macrófagos e linfócitos e é produtor de adipocinas, que são diversas moléculas que influenciam no potencial inflamatório (fator de necrose tumoral, por exemplo), anti-inflamatório (adiponectina), na pressão arterial (angiotensinogênio), na hipercoagulabilidade (inibidor do ativador do plasminogênio) e até na neurogênese e neurodegeneração.

Recentemente tem-se estudado o tecido adiposo perivascular, que envolve a maioria das artérias e é capaz de influenciar a luz do vaso no processo de aterogênese (Fig. 2). As adipocinas chegariam à camada íntima do vaso tanto pela luz vascular quanto por difusão a partir da adventícia ou via os *vasa vasorum*. A proximidade do tecido adiposo epicárdico, por exemplo, com as artérias coronárias parece exercer importante papel na regulação do tônus vascular e na modulação da inflamação. A descoberta da provável interação bidirecional entre a parede vascular e o tecido adiposo que a envolve pode levar a importantes implicações no diagnóstico e tratamento de doenças cardiovasculares. Sabe-se, por exemplo, que a intervenção na evolução da doença aterosclerótica, por meio da modificação de hábitos de vida, pode alterar o fenótipo do tecido adiposo perivascular, contribuindo com menor do risco de acidente cardiovascular.

Além das nossas células de defesa e as constituintes naturais da parede arterial, várias outras estão também envolvidas na fisiopatologia da aterosclerose. As células progenito-

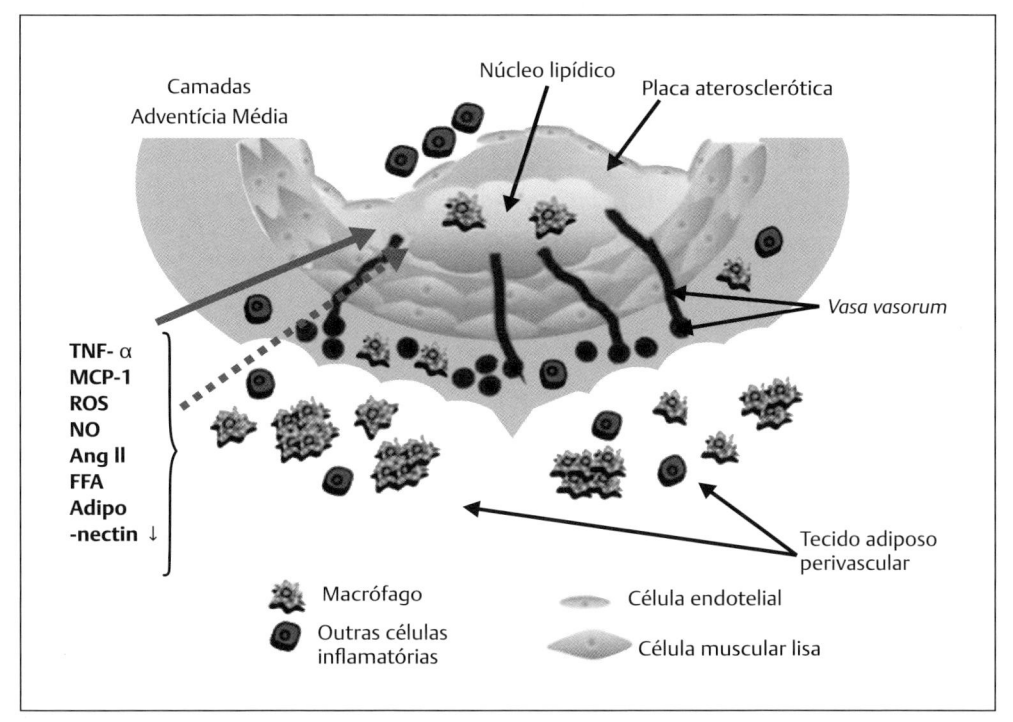

Fig. 2. Interação do tecido adiposo perivascular com a placa aterosclerótica. (Adaptada de Tanaka K *et al.* Front Physiol 2018.)

ras endoteliais, provenientes da medula óssea e que se diferenciam em células endoteliais maduras, participam diretamente do processo de reparo vascular inerente à aterosclerose, e os fatores de risco relacionados com esta doença fazem com que estas células estejam em número reduzido ou funcionalmente alteradas. Com isto, o melhor entendimento do papel das células progenitoras endoteliais na aterosclerose poderia incluí-las como opção nas estratégias para prevenção e tratamento da aterosclerose.

É constante a busca por biomarcadores para as várias fases da doença aterosclerótica, entretanto a baixa especificidade e o alto custo restringe a utilização destas moléculas na prática clínica. A mais utilizada na avaliação do risco de doença cardiovascular é a proteína C reativa, porém esta é o marcador de outros estados inflamatórios distintos da aterosclerose. Recentes trabalhos a apontam não apenas como marcador, mas inclusive como participante ativa na formação e ativação da placa de ateroma, podendo ser utilizada como alvo terapêutico para controle da doença.

Ainda em relação à fisiopatologia da aterosclerose, merece destaque a hipótese de que a aterosclerose possa ser reconhecida como doença autoimune. As proteínas de choque térmico, principalmente a HSP60, seriam consideradas como um sinal de dano celular, atraindo linfócitos para o endotélio e funcionando como um fator de risco para disfunção endotelial.

Experimentos laboratoriais com intervenções imunoterapêuticas, utilizando-se modelos animais, especialmente camundongos, têm mostrado resultados animadores no que se refere à diminuição e estabilização das placas ateromatosas, entretanto temos que considerar as diferenças existentes entre o metabolismo de lipoproteínas em roedores e no homem.

A prevenção da aterosclerose e de suas complicações passa pela avaliação do risco do paciente, tentando alterar fatores relacionados com hábitos de vida – parar de fumar, praticar exercício diário, controlar o peso corporal e adotar uma dieta saudável.

Evidências substanciais têm indicado que dietas pobres em gorduras saturadas, com abundância de frutas e legumes e ricas em grãos integrais, podem oferecer proteção significativa contra as doenças cardiovasculares. Ressaltamos, entretanto, que algumas dietas ricas em proteínas de origem animal, por exemplo, são relacionadas com a progressão acelerada da doença aterosclerótica por causa da alteração da microbiota intestinal.

As medidas preventivas podem ser associadas, na dependência do risco do paciente, ao uso de medicamentos que contribuam não só para maior estabilização da placa de ateroma, como as estatinas, mas também para prevenção dos eventos trombóticos, como a aspirina.

CONSIDERAÇÕES FINAIS
Apesar do vasto conhecimento sobre a fisiopatologia da doença, do controle dos fatores de risco associados à aterosclerose e das possíveis intervenções terapêuticas, estamos ainda distantes do efetivo controle da doença responsável pelo acentuado número de mortes no mundo.

BIBLIOGRAFIA
Aldiss P, Davies G, Woods R, et al. 'Browning' the cardiac and peri-vascular adipose tissues to modulate cardiovascular risk. *Int J Cardiol* 2017;228:265-74.
Hasson GK. Mechanisms of disease: inflammation, atherosclerosis, and coronary artery disease. *N Engl J Med* 2005;352(16):1685-95.
Mancio J, Oikonomo EK, Antoniades C. Perivascular adipose tissue and coronary atherosclerosis. *Heart* 2018;104(20):1654-62.
Serino M, Blasco-Baque V, Nicolas S, Burcelin R. Far from the eyes, close to the heart: dysbiosis of gut microbiota and cardiovascular consequences. *Curr Cardiol Rep* 2014;16:540-7.
Vega FM, Gautier V, Fernandez-Ponce CM, et al. The atheroma plaque secretome stimulates the mobilization of endothelial progenitor cells ex vivo. *J Mol Cell Cardiol* 2017;105:12-23.

Módulo IX Especificidades da Gerontologia

CENTRO DE CONVIVÊNCIA – UMA MODALIDADE DE INTEGRAÇÃO SOCIAL

CAPÍTULO 1

Wallace Hetmanek dos Santos

INTRODUÇÃO

O Centro de Convivência é uma modalidade de atenção que pode ser utilizada em diferentes instituições, tendo o alcance dos objetivos principais, podendo variar levemente de acordo com o contexto organizacional. Neste capítulo, abordaremos sobre o histórico dessa modalidade de atenção e apresentaremos o modelo de trabalho adotado na UnATI/UERJ, que possui mais de 25 anos de história e uma grande variedade de oficinas ministradas ao longo deste período.

PREÂMBULO E CONTEXTO SITUACIONAL

O modelo da universidade aberta à terceira idade foi criado pelo psicopedagogo Pierre Vellas, na Universidade de Toulouse, na França, nos anos 70, com cursos de atualização cultural que duravam de dois a três anos, nos quais eram ministradas disciplinas como história, economia, política, além de orientações na área de saúde e algumas atividades socioculturais. No Brasil, as Universidades Abertas à Terceira Idade chegaram na década de 1980 e foram convertendo-se em políticas públicas, em maior volume após 1994, com a promulgação da Política Nacional do Idoso, e já se podia observar mais de 150 projetos neste formato nos anos 2000 no país.

Hoje é também uma importante política da assistência social, com atividades em inúmeras prefeituras do país, com equipamentos destinados àqueles indivíduos com 60 anos e mais, um modelo que busca a melhoria da qualidade de vida dos idosos.

Os centros de convivência têm sido foco de alguns estudos no Brasil e buscam compreender: 1) os impactos deste modelo na qualidade de vida e outros aspectos da saúde, 2) o perfil dos idosos que frequentam centros de convivência, seja social, demográfico, educacional ou outros e 3) o melhor formato em número de oficinas, ênfase, carga horária, etc. Neste sentido, algumas pesquisas buscam avaliar a prevalência de doenças, fatores de risco, desfechos indesejados e comparar estes percentuais entre idosos que vivem em diversas situações, por exemplo, idosos que frequentam regularmente um centro de convivência quando comparados com idosos que moram em instituições de longa permanência para idosos. Verifica-se quais são as principais semelhanças e diferenças e quais impactos na saúde global do idoso.

Na geriatria e gerontologia são comuns as discussões sobre fragilidade e capacidade funcional. Estes dois temas atravessam a pesquisa, a prática e algumas discussões dentro do próprio centro de convivência, para capacitação das pessoas que trabalham, como estratégia de melhoria dos recursos humanos e ampliação do cuidado.

UNATI/UERJ E SEU MODELO DE ATUAÇÃO

A UnATI/UERJ iniciou suas atividades em 25 de agosto de 1993, com o objetivo de ser um centro de ensino, pesquisa, extensão, estudos, debates e assistência, tendo amadurecido o seu olhar para estas diferentes áreas de atuação ao longo dos anos, ampliando o número e variedade das oficinas, diversificando a produção de pesquisas e produção científica, ampliando e testando modelos de assistência aos idosos e seus familiares, e, em geral, numa perspectiva de amplo acesso da comunidade. Atualmente possui o selo da Organização Mundial da Saúde e é um centro de excelência no país, contando hoje com oficinas, divididas em três grupos. O Quadro 1 apresenta as atividades realizadas.

A UnATI/UERJ conta também com inúmeras atividades abertas ao público, além das salas de aula: as conferências, os seminários, os fóruns, os *workshops*, as palestras, os encontros externos, os grupos de estudos, os filmes com debates, as aulas abertas, as exposições, as comemorações e as festas temáticas promovidas pela coordenação de eventos educativos e socioculturais.

Em diversas oportunidades, as datas festivas são utilizadas também para a apresentação do conteúdo que os grupos produzem em sala de aula nas oficinas, com *performances* artísticas e culturais, desta forma possibilitando que os alunos idosos se exponham e demarquem seu lugar na universidade, ampliando o caráter social do projeto. Em muitas ocasiões, o que é atingido com os eventos socioculturais é a troca de experiências dos idosos com pessoas de diferentes idades, ou seja, as trocas intergeracionais, assim como a possibilidade dos familiares assistirem seus parentes idosos, muitas vezes, em papéis ou atividades completamente diferentes do cotidiano em família e como protagonistas.

Ao se discutir diferentes níveis de atenção à saúde dos idosos, o centro de convivência da UnATI/UERJ fica categorizado numa perspectiva sociossanitária de prevenção, apresenta-se de forma integrada com os dois ambulatórios e com foco não apenas em tratamento de doenças, como também em promoção de saúde e orientação para um acompanhamento multidisciplinar, envolvendo o olhar de um geriatra.

O Centro de Convivência da UnATI/UERJ também pode ser caracterizado como uma estratégia de atenção à saúde, sob a perspectiva de um olhar gerontológico, isto é, apesar da avaliação de saúde não ser o foco das oficinas, ainda assim, os profissionais que as conduzem estão atentos para alterações de humor, marcha, na estrutura familiar, cognição e assim por diante. Este olhar traz a possibilidade de rastreio mais rápido e efetivo por meio desta integração com os dois ambulatórios da instituição.

CONSIDERAÇÕES FINAIS

O Centro de Convivência da UnATI/UERJ realiza ações de educação para promoção do envelhecimento saudável e ativo, na prevenção de doenças e pioras evitáveis pelo caráter social e cultural de suas oficinas, com um olhar gerontológico e amplo, num projeto de "hierarquização da atenção ao idoso com base na complexidade dos cuidados".

A proposta social, para além de preencher o tempo livre, está sim associada ao profundo significado pessoal e existencial, que é a marca psicológica do centro de convivência. A reflexão que se coloca é sobre como aplicar e onde se aplicar este modelo. Ao questionarmos se os modelos de conivência seriam viáveis no âmbito particular ou dentro de instituições de longa permanência para idoso (ILPIs), obtemos como resposta: certamente que sim, como se pode observar em várias iniciativas existentes pelo Brasil por meio de operadores de saúde, de ILPIs filantrópicas, ILPIs religiosas e assim por diante.

Quadro 1. Atividades Oferecidas na UnATI/UERJ

Educação para saúde
- Passos seguros
- Psicomotricidade e corpo
- Voz, percepção e oratória
- Alimentação, nutrição e terceira idade
- Orientação postural
- Prevenção de quedas
- Saúde natural
- Treinamento de força aplicada

Arte e cultura
- Oficina de produção e apresentação para TV
- Dança de salão
- Dança holística
- Dança sênior – Grupo de apresentação
- Dança sênior – Grupo de criação
- Dançar a vida na bela idade
- Danças circulares
- Mulheres ciganas, suas trovas e poesias
- Oficina de teoria e prática de instrumentos musicais
- Viagens musicais

Conhecimentos gerais e específicos
- Academia da vida
- Alemão (extracurricular)
- Ciência não tem idade
- Curso de canção francesa
- Dinâmica motivacional
- Entre telas e textos: resgatando histórias e memórias
- Espanhol (extracurricular)
- Francês (extracurricular)
- História e cultura
- Informática para terceira idade e novas tecnologias
- Inglês (extracurricular)
- Inglês instrumental
- Italiano (extracurricular)
- Leitura das letras de samba na terceira idade
- Ler e escrever na terceira idade: sempre é tempo!
- Língua hebraica e cultura judaica I
- Língua hebraica e cultura judaica II
- Memórias do Rio de Janeiro – melhores momentos
- Oficina de leitura
- O prazer de ler e escrever na terceira idade
- O uso do cinema no Ensino da língua italiana para 3ª idade
- Assessoria aos idosos nas questões de participação social e direitos sociais
- Fazendo arte entre a psicologia e a música
- Oficina da memória – projeto de pesquisa (1º semestre)
- Programa de habilidades sociais e solidariedade intergeracional com idosos
- Reflexões sobre envelhecimento humano
- Noções de jornalismo
- Xadrez para principiantes
- Amizade dos idosos na família e na sociedade

Fonte: http://www.unatiuerj.com.br/cursos3.htm, acessado em 11/11/18.

É evidente que o formato mais específico vai depender da abrangência, público-alvo, objetivos específicos da elaboração de determinado centro de convivência.

Outro olhar interessante é pensar o "por que se iniciar um centro de convivência?" Por experiências e relatos de quem já vivenciou a potencialidade desse modelo de assistência. Não é incomum encontrar senhoras que encontraram significado de vida para reescrever a sua trajetória, após ficarem viúvas, ou o Centro de Convivência servir como uma estratégia de apoio na recuperação de processos depressivos.

Outros exemplos fáceis de serem encontrados são os de idosos que descobrem a sua capacidade de se expressar de uma forma completamente diferente, antes tímidos e acanhados e agora com expressões performáticas ou sensíveis, por meio de uma oficina de caráter motor e físico, como dança de salão, biodança ou teatro.

Um Centro de Convivência como a referencia de saúde, espaço para a possibilidade alfabetização na terceira idade ou um lugar de confiança (amparo) são boas premissas para se considerar a utilização do modelo. O contexto de um local onde é possível reconstruir os laços sociais, ressignificar a relação familiar, modificar a visão sobre seus próprios corpos e sexualidade, repensar a relação com a alimentação, no preparo e tipo de comida, são alguns outros bons exemplos de uso.

BIBLIOGRAFIA

Veras RP, Caldas CP. Promovendo a saúde e a cidadania do idoso: o movimento das universidades da terceira idade. *Ciência & Saúde Coletiva* 2004;9(2):423-32.

Veras RP, Caldas CP, Cordeiro HA. Modelos de atenção à saúde do idoso: repensando o sentido da prevenção. *Physis: Rev Saúde Coletiva* 2013;23(4):1189-213.

ENFERMAGEM GERONTOLÓGICA NO CONTEXTO INTERDISCIPLINAR

CAPÍTULO 2

Ivone Renor da Silva Conceição

INTRODUÇÃO

A abordagem à pessoa idosa não é restrita a uma ação sobre a doença, grupo de doenças ou agravos. Antes se deve considerar a funcionalidade e o nível de dependência deste idoso para o exercício de suas atividades de vida diária.

O alvo da enfermagem gerontológica não se limita a cura de enfermidades, mas principalmente à promoção da qualidade de vida do cliente/paciente idoso, mesmo que ele seja portador de uma ou mais doenças crônicas. Esta área do conhecimento agrega valores diversos, que tornam esta profissão essencial, em que os cuidados éticos e humanitários são requeridos, sem abrir mão da cientificidade, como na Geriatria e Gerontologia.

Diante da multidimensionalidade das necessidades da pessoa idosa, a atenção gerontológica requer o trabalho em equipe interdisciplinar, composta por enfermeiros, médicos, assistentes sociais, fisioterapeutas, psicólogos, nutricionistas, odontólogos, terapeutas ocupacionais e fonoaudiólogos, fundamentais para a assistência. Segundo a Política de Saúde da Pessoa Idosa, Portaria nº 1.395/1999, a equipe mínima deve ser formada por: Enfermeiro, Médico e Assistente Social, para prestar assistência integral, englobando o aspecto biopsicossocial.

PAPEL DA ENFERMAGEM NA MANUTENÇÃO DA FUNCIONALIDADE DA PESSOA IDOSA

A manutenção da funcionalidade é uma forma de reabilitação preventiva. É um processo dinâmico, contínuo, progressivo e principalmente educativo, que objetiva a prevenção das perdas e/ou a restauração funcional do indivíduo, sua reintegração à família, a comunidade e a sociedade. O cuidado pode ser realizado por duas formas básicas: Cuidado de Custódia e Cuidado Restaurador.

O Cuidado de Custódia é aquele que prioriza a tarefa em detrimento das necessidades individuais. Superprotege a pessoa, justificado por uma prevenção baseada no medo, não no conhecimento das reais capacidades e potenciais do indivíduo. Tolhe as capacidades do sujeito em nome de uma proteção desproporcional e incentiva a dependência, muitas vezes, baseada no controle. Esta modalidade de cuidado alcança, no máximo, a manutenção do *status* funcional presente, tendendo à perda.

Já o Cuidado Restaurador é um tipo de cuidado que estimula continuamente a recuperação da autonomia e independência, durante todas as suas intervenções. Sempre se baseia em um plano terapêutico individual, que considera as capacidades reais e potenciais da pessoa, planeja a partir da avaliação peculiar, com a participação do idoso e família, sendo um paradigma convergente com a enfermagem gerontológica em sua prática (Quadro 1).

Quadro 1. Tipos de Cuidado

Cuidado Reabilitador	Cuidados de Custódia
Individualizado	Massificado
Estimulante	Paternalista
Visa a autonomia e independência	Limitador
Contextualizado com idoso e família	Centrado no cuidador
Dinâmico e progressivo	Estático

ENFERMAGEM E EQUIPE MULTIDISCIPLINAR

O Enfermeiro atua em funções assistenciais, gerenciais e educativas (tanto para pacientes e familiares quanto para capacitação de equipes de auxiliares, técnicos de enfermagem, cuidadores e agentes de saúde). E, além destas, tem uma função de grande relevância na equipe, que é a função integrativa. Pelo seu caráter de orientador e/ou prestador de cuidados, relacionados com o cotidiano e a intimidade do sujeito, possui informações privilegiadas e frequentemente serve de elo entre diversas áreas de assistência, pacientes e profissionais especializados que não atuam diretamente com todos. Os principais pontos de integração dos enfermeiros com as outras áreas profissionais podem ser visualizados no Quadro 2.

Quadro 2. Principais Pontos de Integração dos Enfermeiros com as Outras Áreas Profissionais

Categorias profissionais	Pontos de integração
Enfermagem e Serviço social	▪ Detecção de: riscos sociais diversos (escassa rede familiar e social, escassez de recursos para suprir o autocuidado); falta de conhecimento de direitos sociais e dificuldade de acesso à serviços
Enfermagem e Fisioterapia	▪ Detecção de déficit motor, de mobilidade e risco de quedas ▪ Parceria no cuidado reabilitador
Enfermagem e Medicina	▪ Avaliação de necessidades de saúde ▪ Auxílio em procedimentos e exames ▪ Monitoramento de indicadores de saúde e *status* funcional ▪ Classificação de riscos de saúde na porta de entrada dos serviços
Enfermagem e Nutrição	▪ Reforço e monitoramento da adesão às orientações nutricionais ▪ Avaliação de alterações nutricionais e encaminhamento ▪ Parceria com a equipe de suporte nutricional ▪ Monitoramento de problemas na ingestão alimentar e processo digestivo
Enfermagem e Fonoaudiologia	▪ Detecção de riscos da deglutição e fala (disfagia, disfonia, sequelas) ▪ Reforço e monitoramento da adesão às orientações fonoaudiológicas
Enfermagem e Psicologia	▪ Detecção de distúrbios de humor e encaminhamento ▪ Monitoramento de comportamento à aceitação da terapia
Enfermagem e Odontologia	▪ Detecção de alterações na cavidade oral e prótese dentária e encaminhamento

TÓPICOS DA ASSISTÊNCIA DE ENFERMAGEM GERONTOLÓGICA AO IDOSO
- Incentivo ao estado de empoderamento da própria saúde.
- Apoio educativo sobre:
  - Doenças e problemas de saúde.
  - Tratamento medicamentoso e não medicamentoso/comportamental.
  - Higiene do corpo, da mente e do ambiente.
  - Medidas preventivas do câncer (útero, mama, próstata).
  - Medidas facilitadoras da adesão terapêutica.
  - Incentivo à atividade física.
  - Prevenção de acidentes em casa e na rua.
  - Atualização do esquema vacinal.
  - Prevenção de doenças transmissíveis (DT) e doenças crônicas não transmissíveis (DCNT) (HAS, DM, Asma).
  - Implementação de programa antitabagismo.
  - Planejamento e supervisão de cuidados domiciliares.
  - Implementação de práticas integrativas e complementares*.
    - Auriculoterapia, reflexologia, terapia floral, entre outras.
  - Implementação de práticas de estimulação cognitiva*; monitoramento/supervisão de autocuidado individual e apoiado.
  - Execução de métodos terapêuticos e diagnósticos (apoio ao autocuidado; tratamento de feridas; controle de indicadores de saúde; solicitação de exames; avaliação e monitoramento de aspectos da funcionalidade; prescrição de medicamentos em programas de saúde específicos: HAS, DM, outros).

ENFERMEIRO E CUIDADO FAMILIAR
O enfermeiro deverá investigar e diagnosticar a capacidade de recursos intrínsecos e extrínsecos de membros da família e/ou rede social do idoso para prover os cuidados necessários à pessoa idosa com dependências, em seu domicilio. Considera-se como recursos intrínsecos as capacidades físicas, habilidades emocionais e cognitivas. E como extrínsecos: condições ambientais mínimas de higiene e segurança, recursos financeiros, disponibilidade de materiais e equipamentos necessários às necessidades individuais.

INGREDIENTES DE UM CUIDADO BEM-SUCEDIDO
Devemos atentar para a singularidade e integralidade de cada idoso, enfatizando a manutenção e reabilitação da funcionalidade; apreciar as capacidades prévias individuais da pessoa, considerando como parâmetro de comparação e meta; estabelecer limites e possibilidades reais junto com o idoso e a família; investir na educação em saúde e valorizar a importância da interdisciplinaridade para um cuidado eficiente e eficaz.

CONSIDERAÇÕES FINAIS
Em síntese, o enfermeiro é um profissional capaz de atuar em diversas frentes, na prevenção, promoção e reabilitação da saúde da pessoa idosa. Especialmente, se estiver integrado a uma equipe de apoio, com técnicos e demais membros da equipe interdisciplinar, atuando sinergicamente em prol da preservação e construção da máxima qualidade de vida possível para a pessoa idosa.

---

* Todas as práticas somente serão exercidas com formação especializada, obtida em instituição reconhecida.

BIBLIOGRAFIA

Brasil. Ministério da Saúde. Secretaria de Atenção à Saúde. Departamento de Ações Programáticas e Estratégicas. Orientações Técnicas para a Implementação de Linha de Cuidado para Atenção Integral à Saúde da Pessoa Idosa no Sistema Único De Saúde (SUS) – [Recurso eletrônico]/. Brasília: Ministério da Saúde; 2018.

Caldas CP. O autocuidado na velhice. In: Freitas EV, *et al*. *Tratado de geriatria e gerontologia*.4ª ed. Rio de Janeiro: Guanabara Koogan; 2017.

Diogo MJDE. Consulta de enfermagem em gerontologia. In: Papaléo Netto M. *Tratado de gerontologia*. 3. ed. rev. e ampl. São Paulo: Atheneu; 2011.

Duarte YMD. Princípios de assistência de enfermagem gerontológica. In: Papaléo Netto M. *Tratado de gerontologia*. 4. ed. rev. e ampl. São Paulo: Atheneu; 2017

Wold GH. Enfermagem gerontológica / Gloria Hoffmann Wold [tradução de Ana Helena Pereira Correa, *et al*.]. Rio de Janeiro: Elsevier; 2013.

TENDÊNCIA EM PESQUISA NO CAMPO DA GERIATRIA E GERONTOLOGIA

CAPÍTULO 3

Ana Carolina Lima Cavaletti

INTRODUÇÃO

Consonante com o envelhecimento populacional, diversos países são confrontados com mudanças e necessidades ambientais, de segurança, direitos e de saúde da população envelhecida. Esses desafios configuram a Geriatria e Gerontologia como um campo científico e profissional em pleno desenvolvimento.

Em razão da pós-graduação *Latu sensu* encontrar-se integrada ao ecossistema da pesquisa e informação, essa disciplina tem como objetivo apresentar uma perspectiva atual sobre as publicações científicas no campo da Geriatria e Gerontologia. Ademais, tem como propostas formativas inteirar os discentes sobre as tendências em pesquisa no campo de estudo, despertar a perspectiva de formação *Strictu sensu* e nortear a escolha e elaboração de tema e objeto de pesquisa.

O interesse acadêmico científico, nesse campo de estudo, vem crescendo ao longo dos anos. Esse fato é ilustrado na Figura 1, onde podemos observar a quantidade de publicação em periódicos indexados na Web of Science (Clarivates Analytics), Scopus (Elsevier) e Medline/PUBMED durante os anos 1998 e 2018. Destaca-se ainda a ampliação das pesquisas no campo da Geriatria nos últimos cinco anos.

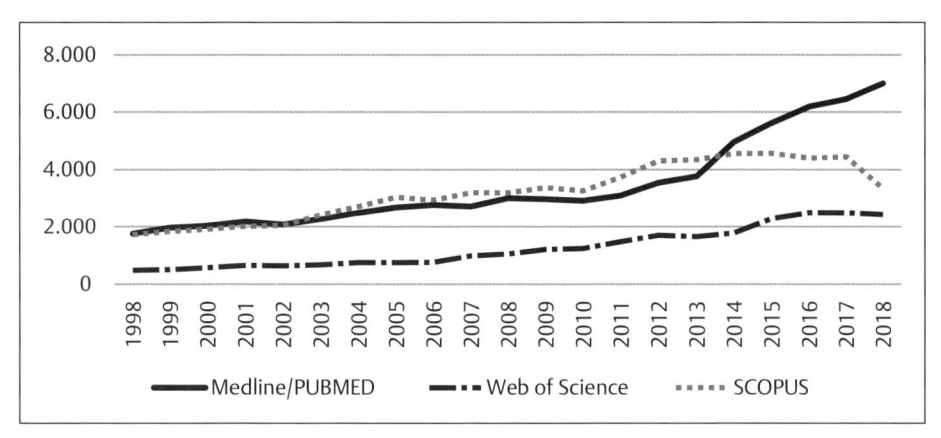

Fig. 1. Tendência de publicação no campo da geriatria e gerontologia durante 1998 e 2018. Rio de Janeiro, 2018. (Fontes: Web of Science, Medline/Pubmed e Scopus. Elaborada pela autora.)

Os conhecimentos gerontológicos convergem constructos teóricos e práxis de diversas áreas do saber, e disseminam-se nas ciências biológicas, humanas e exatas em favor do desenvolvimento tecnológico e científico humano, situando a Geriatria e Gerontologia no campo da interdisciplinaridade.

O interesse científico está presente em diversas situações do cotidiano. Pode ser na observação de um acontecimento (por exemplo, a ocorrência frequente de um desfecho de saúde em alguns pacientes), ou na necessidade de aprimorar os processos de um serviço, uma técnica ou insumo. O profissional, com conhecimentos adquiridos durante sua formação e prática, pode-se deparar com um problema e perceber a necessidade de obter mais informações sobre o fato.

Podemos dizer então que a construção do conhecimento é permanente e tende a ser direcionada a responder questões identificadas na prática profissional, desafios e *gaps* científicos. Cabe ressaltar que o ápice de uma pesquisa é alcançado quando seus resultados são publicados e passam a colaborar para a construção do conhecimento teórico no seu campo de estudo.

Os *gaps* científicos podem ser identificados pelos diversos tipos de revisão da literatura. As revisões sistemáticas e com metanálise, por exemplo, são amplamente conhecidas por quem trabalha com avaliação de tecnologias de saúde. Mas o uso social dos conhecimentos científicos apresenta-se de diferentes formas.

Entre algumas de suas contribuições, estudos cientométricos têm identificado o grau de desenvolvimento em determinadas áreas e apontado aquelas que precisam de maior incentivo e investimentos, por exemplo. Esses estudos são especialmente úteis para orientar decisões político-administrativas em distintos níveis de atuação.

EM QUAIS ÁREAS SÃO PUBLICADAS ESSAS PESQUISAS?

Investigar a tendência de pesquisa no campo da geriatria e gerontologia, por exemplo, mostra-nos um panorama mundial estimado sobre a quantidade de pesquisa desenvolvida no campo, as áreas mais ativas e os assuntos mais pesquisados. Mostra ainda os países que mais investem na construção do conhecimento nesse campo.

Os estudos sobre o envelhecimento, nas bases de indexação citadas, foram publicados principalmente em revistas temáticas de Geriatria e Gerontologia, Psiquiatria, Medicina Interna, Neurociências e Neurologia, Oncologia e Enfermagem. As principais áreas de pesquisa das publicações realizadas entre 2013 e 2018 são ilustradas na Figura 2.

Observamos que as pesquisas sobre o envelhecimento foram publicadas em distintas áreas, reforçando que os conhecimentos e práticas de Geriatria e Gerontologia envolvem multidiciplinaridades. As pesquisas na área da medicina incluem a clínica geral (*general practioners*) e também especialidades médicas, como oncologia, ortopedia, cardiologia, especialidades cirúrgicas, dentre outras.

Os diferentes momentos de desenvolvimento dos países, além de impactar no envelhecimento populacional, afetam também os objetos de interesse dos pesquisadores. Locais onde a transição demográfica ocorreu de modo gradativo, associada ao desenvolvimento social e econômico, tiveram a oportunidade de adequar seu espaço (ambiente, edificações, oferta de serviços) às necessidades da população que ali envelhecia. Por conseguinte, podem, na atualidade, usar os conhecimentos acumulados e as tectonoligas que dominam para investigar especificidades do nível individual (biológico, por exemplo), sem esquecer dos aprimoramentos em nível coletivo (saúde pública, por exemplo).

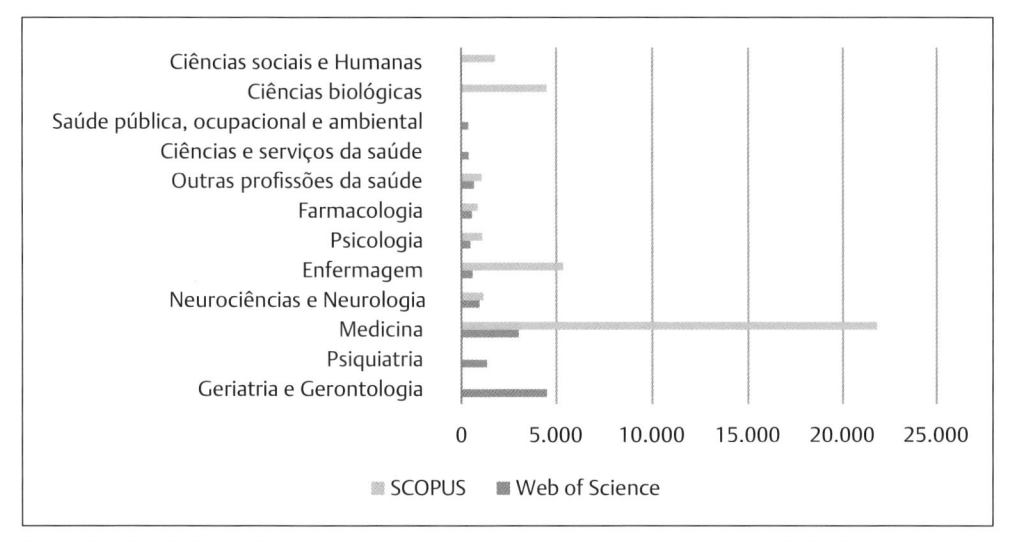

Fig. 2. Quantidade de publicação por área de pesquisa durante os anos de 2013 a 2018. Rio de Janeiro, 2018. (Fonte: Scopus e Web of Science. Elaborada pela autora.)

Nos países em que o envelhecimento populacional ocorreu de modo acelerado, diversos desafios são apresentados ao mesmo tempo. Competem a necessidade de ajustes na estrutura das cidades, das residências, dos serviços e no aprimoramento dos processos de trabalho para atender as demandas específicas da velhice.

QUAIS OS ASSUNTOS MAIS PESQUISADOS?

Muitas pesquisas tiveram como objeto de estudo o cuidado geriátrico, o cuidado da pessoa idosa, a assitência e cuidado de longa duração a idosos (vivendo ou não em instituições de longa permanência para idosos). Acrescenta-se franca pesquisa nas ciências biológicas, incluindo estudos nas áreas da Bioquímica, Genética, Biologia Molecular, Imunologia e Microbiologia.

As palavras-chave utilizadas no registro das publicações referem-se aos assuntos, população e desenho dos estudos. Portanto, a frequência em que elas são usadas estima os assuntos mais pesquisados (Fig. 3).

Alguns problemas de pesquisa tangem questões muito próprias da velhice e permanecem sendo os mais pesquisados, seja em busca de esclarecimentos etiológicos, ou inovações tecnológicas.

QUAIS PAÍSES TÊM PESQUISADO MAIS NO CAMPO DA GERIATRIA E GERONTOLOGIA?

A divulgação científica em meio eletrônico, a ampliação do acesso a informação e o estreitamento da comunicação entre pesquisadores têm favorecido o desenvolvimento tecnológico e científico de diversos países. Além desses fatores, o Brasil favoreceu-se do desenvolvimento socioeconômico, das políticas de equidade no acesso ao ensino superior e dos diversos incentivos para o desenvolvimento tecnológico e científico nacional. Na Figura 4, é possível observar que as pesquisas brasileiras têm ocupado destaque na produção de conhecimentos no campo do envelhecimento.

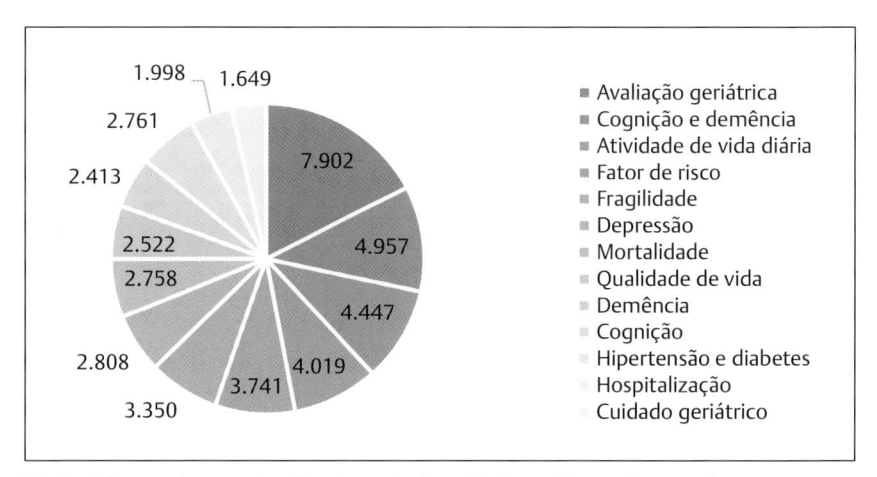

Fig. 3. Palavras-chave mais utilizadas na indexação dos artigos na Scopus durante os anos de 2013 a 2018. Rio de Janeiro, 2018. (Fonte: Scopus. Elaborada pela autora.)

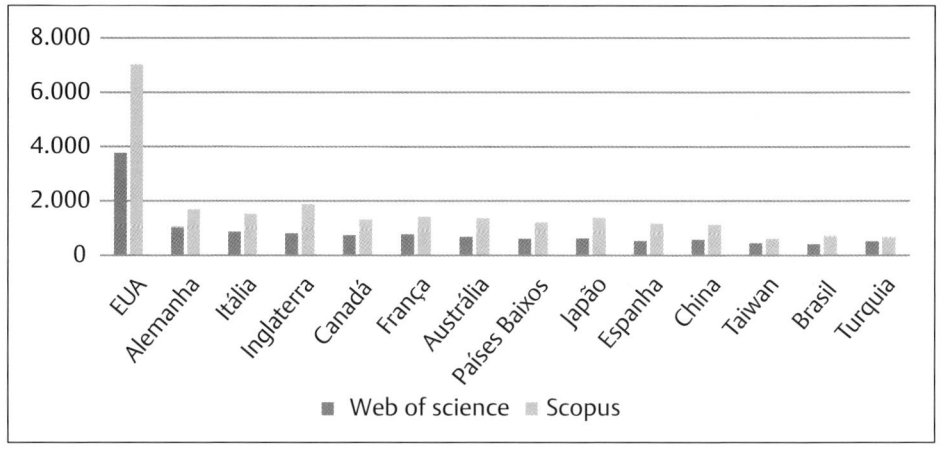

Fig. 4. Países que mais publicaram estudos no campo da Geriatria e Gerontologia durante os anos de 2013 a 2018. Rio de Janeiro, 2018. (Fonte: Web of science e Scopus. Elaborada pela autora.)

O Brasil possui destaque também na rede SciELO (Scientific Electronic Library Online). Muitas pesquisas ganham espaço em revistas das áreas de **políticas e serviços de saúde, ciências e serviços da saúde, saúde pública, ambiental e ocupacional**, e de *medicina*. Entretanto é nas revistas de **Enfermagem e de Geriatria e Gerontologia** que estão concentradas as pesquisas nacionais sobre envelhecimento.

Muitos estudos brasileiros investigaram aspectos psicológicos do envelhecimento, atividade física e nutrição. No entanto, estudos epidemiológicos nacionais têm contribuído para a construção de um conhecimento sólido sobre a condição de vida e de saúde da população idosa, além do impacto de políticas e serviços públicos voltados para esse segmento populacional.

Destacam-se os resultados da pesquisa Vigilância de Fatores de Risco e Proteção para Doenças Crônicas por Inquérito Telefônico (Vigitel), Pesquisa Nacional por Amostra de Domicílios (PNAD), Pesquisa Nacional de Saúde (PNS), dos estudos longitudinais EPIDOSO, ELSI Brasil, projeto Bambuí e dos estudos que utilizam banco de dados públicos como fontes para suas pesquisas.

CONSIDERAÇÕES FINAIS

Esse texto não tem a pretensão de exaurir sobre o vasto campo da pesquisa científica. Foi a curiosidade que nos impulsionou a nos tornarmos bípedes, então, lanço aqui o desafio de exercitar o olhar de cientista no cotidiano.

BIBLIOGRAFIA

Almeida E, *et al*. Gerontologia: práticas, conhecimentos e o nascimento de um novo campo profissional. *Rev Temática Kairós Gerontologia* 2012;15(6):489-501.

Benoit C, Gorry P. Health technology assessment: the scientific career of a policy concept. *Int J Technol Asses Health Care* 2017 Jun 1;33(1):128-34.

Jerez-Roig J, *et al*. Análise da produção científica da Revista Brasileira de Geriatria e Gerontologia: uma revisão bibliométrica. *Rev Bras Geriatria e Gerontologia* 2014:659-71.

Prado SD, Sayd JD. A gerontologia como campo do conhecimento científico: conceito, interesses e projeto político. *Ciência & Saúde Coletiva* 2006 Jun;11(2):491-501.

MEMÓRIA E OTIMIZAÇÃO COGNITIVA

CAPÍTULO 4

Tania Cristina Guerreiro Martins

INTRODUÇÃO

A manutenção da eficácia cognitiva no envelhecimento constitui-se em uma condição essencial para a qualidade de vida e preservação da autonomia com o avançar da idade. Embora possa ser frequente a observação de perdas cognitivas entre idosos, não podemos concluir que isso seja inevitável ou inerente ao processo de envelhecimento. É necessário abordar esta questão sob uma perspectiva dinâmica, em que se considere a ação de intrincados e numerosos fatores que atuam na vida do ser humano, incluindo a investigação de possíveis causas reversíveis de prejuízo cognitivo.

O desenvolvimento da inteligência humana ocorre ao longo de todo o curso de vida sob a ação de fatores genéticos e epigenéticos. Implica em ganhos e perdas, preponderando-se os ganhos na infância e as perdas na velhice. O processo é multifuncional e multidirecional, de tal forma que as diferentes capacidades evoluem em ritmos e direções muito próprios, fazendo com que as diferenças individuais tendam a se ampliar com o envelhecimento. Dessa forma, não seria adequado reduzir o conceito de envelhecimento cognitivo a um simples processo de declínio cognitivo, como se pensava no passado.

No envelhecimento saudável, apesar de existirem mudanças cognitivas, como a diminuição na velocidade de processamento das informações, o esperado é que a mente permaneça apta à aprendizagem, mantendo-se capaz de se adaptar aos novos estímulos dentro de condições adequadas de vida. Contudo, ainda não temos sido capazes, em nossa sociedade, de proporcionar um envelhecimento digno à maior parte da população. As condições oferecidas, como o acesso aos serviços sociais e à saúde, o ambiente físico das cidades, dentre outras questões, distancia-se do ideal para a promoção do envelhecimento ativo, trazendo consequências importantes na vida dos idosos. Além disso, as mudanças biológicas próprias do envelhecimento tornam o indivíduo mais vulnerável e, assim, propenso a doenças que podem atuar direta ou indiretamente no sistema nervoso, comprometendo suas capacidades cognitivas.

Por outro lado, observamos, pelo mundo, um número cada vez maior de idosos expressando vitalidade cognitiva. Dentre estes, alguns centenários se tornam exemplos de que é possível manter um alto padrão de desempenho a despeito da idade. Em certas regiões, conhecidas como Blue Zones – Okinawa (Japão), Sardenha (Itália), Loma Linda (Estados Unidos), Nicoya (Costa Rica) e Ikaria (Grécia) – estes casos não são uma exceção; eles representam um padrão diferenciado de envelhecimento, no qual o estilo de vida explica, em grande parte, a baixa prevalência de declínio cognitivo. Essas observações propiciam uma perspectiva de prevenção, ao sugerirem que perdas cognitivas possam ser evitadas, mesmo em idade avançada. Um grande número de pesquisas, na década de 1990, analisou a influência de variáveis relacionadas com o estilo de vida e condições de saúde sobre o desempenho cognitivo e ajudou a esclarecer diferenças entre o que pode ser esperado como normal no envelhecimento e o que é patológico. Nos últimos anos, têm sido identificados fatores de risco para declínio cognitivo e demência potencialmente reversíveis, e começam a ser forjadas diretrizes para a promoção da saúde cognitiva e o controle de fatores de risco para demência. Estes achados se somam às produções no campo da Psicologia do Envelhecimento e às descobertas em Neurociência, e fornecem uma sólida base conceitual para o desenvolvimento de intervenções de estimulação cognitiva para idosos.

MEMÓRIA NO ENVELHECIMENTO

A memória é uma complexa função mental que proporciona ao ser humano uma capacidade extraordinária de adaptação ao meio ambiente. Somos o que somos, em grande parte, em razão da expressão de nossa memória celular – genética e epigenética –, aliada às aprendizagens advindas dos diferentes momentos de nossas vidas, conscientes e não conscientes, que se encontram arquivadas em nossos sistemas de memória. A perspectiva de perda de memória é, portanto, algo assustador, já que traz em si o temor da perda da própria identidade. Quando associada ao processo de envelhecimento, período em que se espera a maior vulnerabilidade física e o maior risco de comprometimento da autonomia, essa perspectiva pode ser devastadora.

São esperadas mudanças sutis na cognição no envelhecimento saudável. Por volta dos 40 anos, muitos indivíduos já podem apresentar pequenas mudanças na memória que tendem a se ampliar com os anos, como a necessidade de um tempo maior para a retenção de novas informações e, consequentemente, para uma aprendizagem eficaz. O modo com que o indivíduo lida com essa questão – interpretações, encaminhamentos –, suas condições de saúde e seu estilo de vida interferem sobremaneira na evolução de seu desempenho. Por exemplo, ao observar dificuldades para novos aprendizados decorrente de uma menor velocidade de processamento de informações, o indivíduo pode julgar-se menos capaz e optar por não encarar novos desafios cognitivos, o que, por sua vez, poderia favorecer, a longo prazo, o declínio cognitivo.

A memória apresenta peculiaridades que a tornam mais suscetível à ação de fatores que promovem sua ineficácia. Isso pode ser observado, por exemplo, na sobrecarga da memória de trabalho por questões que envolvam grandes demandas emocionais, facilitando esquecimentos no dia a dia. Por outro lado, existe uma capacidade cognitiva de reserva que pode ser mobilizada para a manutenção ou aprimoramento do desempenho mnêmico e global em qualquer etapa do curso de vida. Essa capacidade de reserva ou plasticidade cognitiva, no entanto, é menor quanto maior a idade e encontra-se marcadamente comprometida nos processos neurodegenerativos. Esta observação tem sido utilizada como um parâmetro de avaliação, diagnóstico e prognóstico de transtornos cognitivos.

Embora o estudo das alterações no funcionamento da memória seja de grande interesse quando consideramos o envelhecimento cognitivo, é preciso destacar a existência de outras capacidades básicas e complexas – como a atenção e as funções executivas, respectivamente –, que sofrem mudanças e exercem importante papel no desempenho global dos idosos. Essas capacidades também são passíveis de apresentar prejuízos e de responder a intervenções que visem à melhora de seu funcionamento. De fato, a cognição é multidimensional e envolve um grande número de habilidades que interagem de maneira complexa e possuem uma estreita relação com a anatomia do cérebro e sua fisiologia.

NORMALIDADE E TRANSTORNOS COGNITIVOS

O conceito de cognição normal, embora frequentemente utilizado nas pesquisas, é pouco preciso, havendo várias possíveis definições. Destacam-se, no entanto, dois grupos de idosos que são classificados como normais. O primeiro é formado por indivíduos hígidos que vivenciam o que denominamos **envelhecimento bem-sucedido**. Um número ainda pequeno de idosos compõe este grupo e apresenta resultados semelhantes aos adultos jovens nos testes neuropsicológicos. O segundo é o grupo do **envelhecimento típico**, constituído por indivíduos que apresentam multimorbidades e obtêm nos testes um desempenho de até 1 desvio-padrão inferior à média do adulto jovem. O termo **prejuízo cognitivo associado ao envelhecimento** – Age-Associated Memory Impairment (AAMI) – refere-se a este segundo grupo e é utilizado para denominar as mudanças ocorridas na cognição no envelhecimento normal. O termo **envelhecimento cognitivo** tem sido, com frequência, adotado com referência às mudanças esperadas na cognição de um idoso – as perdas e os ganhos – que tem como base o envelhecimento das estruturas do cérebro e as mudanças em seu funcionamento.

A compreensão dos transtornos que afetam a cognição dos idosos e que geram um desempenho que se situa entre a normalidade e a demência é considerada uma prioridade nas pesquisas no campo do envelhecimento. Estudos demonstraram que indivíduos portadores de Comprometimento Cognitivo Leve (Mild Cognitive Impairment – MCI) apresentam maior risco de evoluir para demência, e existe grande interesse no desenvolvimento de intervenções de caráter preventivo para esse grupo. O MCI é considerado uma condição heterogênea em termos de apresentação clínica, etiologia, prognóstico e prevalência. Recentemente, seus critérios diagnósticos foram revisados e passaram a contemplar outros domínios cognitivos além da memória, favorecendo a identificação mais precisa de seus subtipos, para uma melhor compreensão dos processos que levam à evolução do MCI para diferentes tipos demência.

OTIMIZAÇÃO COGNITIVA

Intervenções cognitivas destinadas a melhorar o desempenho de idosos têm sido propostas há muitas décadas. As primeiras publicações científicas sobre o tema começaram a ser produzidas a partir de 1950. Inicialmente, as propostas restringiam-se ao treinamento da memória, e os resultados dos estudos já sugeriam a melhora do desempenho em tarefas que envolviam a estimulação de capacidades classicamente reconhecidas como declinantes no envelhecimento (p. ex., memorização de lista de palavras). No final da década de 1980, as investigações sinalizavam a existência de uma substancial capacidade de reserva nos idosos que poderia ser mobilizada por meio de treinamento.

Nos anos 1990, período conhecido como Década do Cérebro, a produção de conhecimento foi intensa e propiciou o surgimento de uma nova visão sobre as potencialidades do cérebro no envelhecimento. A presença de plasticidade cognitiva foi confirmada na velhice saudável, foi comprovada a neurogênese no cérebro humano adulto e foram identificados fatores de risco para declínio cognitivo potencialmente modificáveis. Nesse período, foi deflagrada uma onda de crescente interesse na aplicação de intervenções cognitivas com diferentes abordagens. A partir da primeira década do século XXI, com a enorme e diversificada produção científica, que reafirma a presença da neuroplasticidade e a existência de inúmeros fatores modificáveis promotores de saúde cognitiva na velhice e do sucesso de intervenções multimodais para a prevenção de declínio, o desafio passou a ser a transformação de todo esse conhecimento em ações que objetivem o envelhecimento bem-sucedido.

Clare e Woods identificaram três principais abordagens e propuseram a padronização da nomenclatura:

- *Reabilitação cognitiva:* abordagem individual onde o terapeuta define metas personalizadas e trabalha com o paciente e seus familiares para o desenvolvimento de estratégias de reabilitação. Ênfase é dada à melhora da *performance* no cotidiano, partindo dos pontos fortes do paciente, visando à compensação de perdas.
- *Treinamento cognitivo:* prática orientada para tarefas padronizadas, desenhadas para atuar em funções cognitivas específicas. Pode ser desenvolvido em grupo ou em atendimento individual.
- *Estimulação cognitiva:* relacionada com uma gama de atividades e dinâmicas, objetiva a melhora do desempenho cognitivo e social. Geralmente desenvolvida em grupo.

A Otimização Cognitiva pode ser compreendida como um programa amplo de estimulação cognitiva e baseia-se na concepção da Teoria de Curso de Vida da psicologia do envelhecimento, comportando a noção de potencialidades e limites. Visa à conquista de uma renovada condição de equilíbrio entre perdas e ganhos para a manutenção da eficácia cognitiva. O trabalho é focado na pessoa, considerando sua história e características, e desenvolvido preferencialmente em grupo. Possui uma abordagem teórico-vivencial que prioriza a assimilação de conhecimentos metacognitivos e relativos a cuidados de saúde, além da estimulação de capacidades mentais, como a cognição, o afeto, a criatividade e a motivação. A Otimização Cognitiva dá-se a partir da aquisição de conhecimentos metacognitivos, da construção de novas estratégias cognitivas, do desenvolvimento de práticas de autoconhecimento (p. ex., meditação) e da melhoria da condição de saúde. Existem cursos e eventos com formatações distintas, definidas a partir do perfil dos participantes (nível de escolaridade; condições de saúde; *status* cognitivo; interesses etc.).

A Otimização Cognitiva, ao intervir a partir de uma abordagem multifatorial, vem-se revelando como um caminho de prevenção e adiamento do declínio em atividades críticas do cotidiano, favorecendo a manutenção da autonomia e conquista de melhor qualidade de vida no envelhecimento.

BIBLIOGRAFIA

Anstey KJ, *et al.* Bridging the translation gap: from dementia risk assessment to advice on risk reduction. *J Prev Alzheimers Dis* 2015;2(3):189-98.

ILC – Brasil (Centro Internacional de Longevidade – Brasil). *Envelhecimento ativo: um marco político em resposta à revolução da longevidade.* Rio de Janeiro: ILC – Brasil; 2015.

IOM (Institute of Medicine). *Cognitive aging: Progress in understanding and opportunities for action.* Washington DC: The National Academies Press; 2015. http://www.nap.edu/catalog/21693/cognitive-aging-progress-in-understanding-and-opportunities-for-action (capturado em 04/07/2015).

Ngandu T, *et al.* A 2 year multidomain intervention of diet, exercise, cognitive training, and vascular risk monitoring versus control to prevent cognitive decline in at-risk elderly people (FINGER): a randomised controlled trial. *Lancet* 2015 Jun 6;385(9984):2255-63.

Shaffer J. Neuroplasticity and clinical practice: building brains power for health. *Front Psychology* 2016;7:1118.

AVALIAÇÃO NUTRICIONAL NO IDOSO

CAPÍTULO 5

Adriana de Andrade Gomes

INTRODUÇÃO

A avaliação do estado nutricional é um conjunto de métodos e técnicas utilizados com o objetivo de identificar a presença de distúrbios nutricionais, possibilitando intervenção adequada e precoce de modo a haver recuperação e/ou manutenção do estado nutricional. A avaliação nutricional no idoso deve incluir anamnese nutricional, antropometria, exame físico, avaliação bioquímica e diagnóstico nutricional. Essas informações serão utilizadas para a prescrição dietética.

Muitos são os fatores determinantes da saúde e nutrição em idosos (Fig. 1). Existem fatores que dificultam a avaliação nutricional do idoso, como alterações fisiológicas em decorrência da idade, alterações anatômicas e na composição corporal, que afetam parâmetros antropométricos, e a presença de doenças.

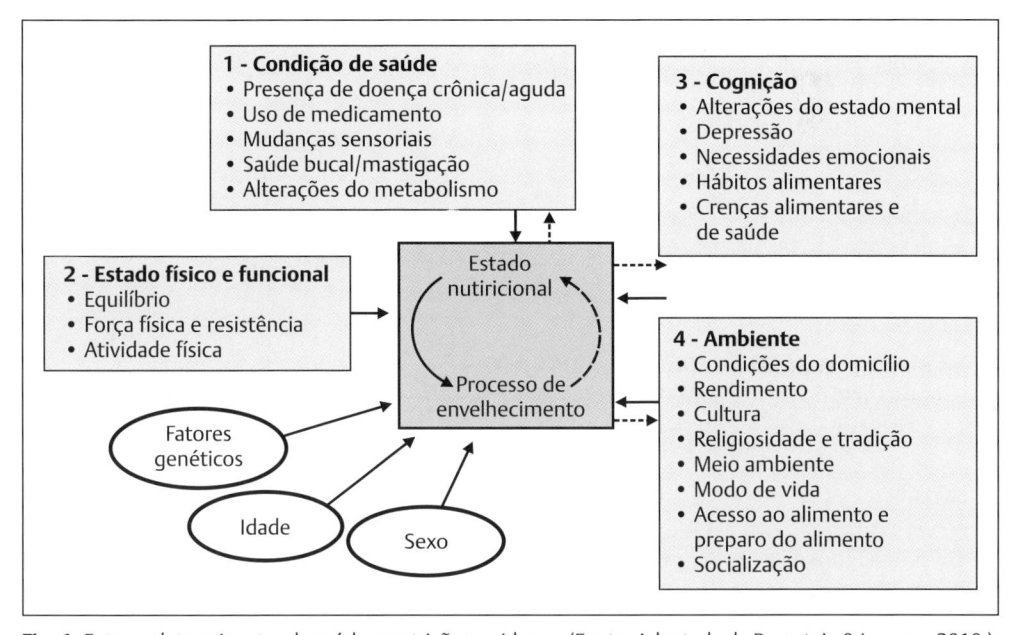

Fig. 1. Fatores determinantes da saúde e nutrição em idosos. (Fonte: Adaptada de Bernstein & Luggen, 2010).

ANAMNESE NUTRICIONAL
A anamnese nutricional pode ser dividida em:

- *Queixa:* o que motiva o idoso a buscar ou ser encaminhado para a avaliação nutricional, como, por exemplo, ganho de peso, alterações bioquímicas, disfagia etc.
- *História pregressa:* história familiar de doenças e antecedentes do idoso.
- *Hábitos alimentares:* o questionário de frequência alimentar pode ser utilizado para investigar o consumo de grupos de alimentos; o recordatório de 24 horas, que consiste em perguntar o que foi consumido nas últimas 24 horas.
- *Questões especiais:* hábitos sociais; etilismo; tabagismo; alergias e aversões alimentares; mastigação; hábito intestinal; uso de medicamentos e suplementos, para observar possíveis interações droga-nutriente; ingestão hídrica, já que o idoso se desidrata com maior facilidade por causa da diminuição do volume de água na composição corporal e a redução da sensação de sede comum nessa faixa etária.

ANTROPOMETRIA
É um método não invasivo, de baixo custo e fácil de ser aplicado, considerado forte preditor de doenças. O indicador antropométrico é essencial na avaliação nutricional geriátrica, entretanto algumas alterações que ocorrem com o envelhecimento podem comprometer a acurácia e a precisão do método. As medidas e indicadores antropométricos mais utilizados são: peso, estatura, índice de massa corporal (IMC), circunferências e dobras cutâneas.

Peso Corporal
É realizado em balança, entretanto alguns obstáculos podem surgir: dificuldade de caminhar até a balança e/ou falta de equilíbrio. Uma solução a ser adotada é o uso de cadeira na balança, devendo-se descontar o peso da cadeira. O peso pode ser ainda estimado, utilizando fórmulas de estimativa do peso para idosos:

$$\text{Homem: } (0{,}98 \times CP) + (1{,}16 \times AJ) + (1{,}73 \times CB) + (0{,}37 \times DCSE) - 81{,}69$$
$$\text{Mulher: } (1{,}27 \times CP) + (0{,}87 \times AJ) + (0{,}98 \times CB) + (0{,}4 \times DCSE) - 62{,}35$$

> CP: circunferência da panturrilha (cm); AJ: altura do joelho (cm); CB: circunferência do braço (cm); DCSE: dobra cutânea subescapular (mm).

A perda de água corporal, massa óssea e massa muscular podem causar diminuição ponderal, bem como levam a redução na taxa metabólica basal, reduzindo as necessidades energéticas. Há ainda aumento da gordura corporal, com maior concentração na região abdominal.

Estatura
Deve ser realizada com estadiômetro ou régua de dois metros ou fita métrica bem presa na parede. O idoso deve ficar de costas, descalço, com os pés juntos, em posição ereta e com a cabeça reta, olhando para o horizonte. Alguns obstáculos podem surgir em razão do encurvamento da coluna, arqueamento de membros inferiores ou achatamento do arco plantar, alterações que os idosos comumente apresentam. A solução, nesses casos, é utilizar a estatura estimada, que pode ser realizada por meio de três métodos:

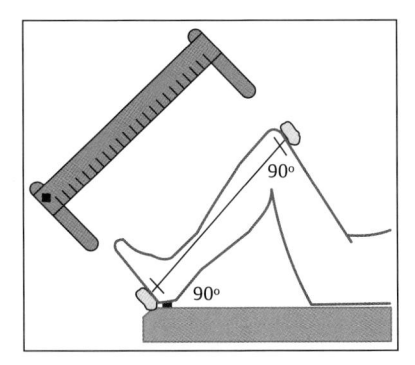

Fig. 2. Medida da altura do joelho.

- *Envergadura do braço:* distância entre o dedo médio de uma mão e da outra, realizada com os braços do paciente estendidos em ângulo de 90° em relação ao corpo.
- *Altura recumbente:* medida realizada com o idoso deitado no leito.
- *Altura do joelho:* obtida com o idoso em posição supina com o joelho dobrado em ângulo de 90° (Fig. 2). A altura será utilizada para estimar a estatura, utilizando as fórmulas de Chumlea et al.:

Homem: $64,19 - (0,04 \times idade) + (2,02 \times altura\ do\ joelho)$
Mulher: $84,88 - (0,24 \times idade) + (1,83 \times altura\ do\ joelho)$

IMC

É o indicador antropométrico mais utilizado para avaliação de risco nutricional por ser uma medida de fácil aplicabilidade. É calculado pela fórmula abaixo, na qual o peso deve ser em quilogramas e a estatura em metros.

$$IMC = \frac{Peso}{(Estatura)^2}$$

É importante destacar que o IMC não reflete a distribuição regional de gordura e nem a perda de massa muscular, não refletindo as mudanças nesses compartimentos que ocorrem com o envelhecimento. Sendo assim, o ideal é que este indicador seja utilizado associado a outros indicadores e medidas. Não existe consenso sobre a definição de IMC alto ou baixo para o idoso, mas alguns autores propõem classificações específicas (Quadro 1).

Quadro 1. Pontos de Corte para a Classificação do Índice de Massa Corporal

Referência	Magreza	Eutrófico	Sobrepeso
OMS, 1995	< 18,5	18,5 a 24,9	≥ 25
Perissinotto et al., 2002	< 20	20 a 30	> 30
Lipschitz, 1994	< 22	22 a 27	> 27

Circunferências

São medidas relacionadas com a distribuição de gordura. As mais utilizadas são circunferência da cintura, sendo utilizada para definir o risco cardiovascular (> 88 cm em mulheres e > 102 cm em homens), e a circunferência do quadril. Podem ser também utilizadas a circunferência do braço, que reflete a redução de massa muscular e do tecido subcutâneo, e a circunferência da panturrilha, que é um indicador de desnutrição, sendo uma medida sensível da massa muscular.

Em 2015, Silva *et al.* realizaram estudo transversal no qual foram avaliados 52 idosos (com 60 anos ou mais) atendidos em ambulatório de nutrição de Centro de Referência em Assistência à Saúde do Idoso, localizado em Niterói – RJ, com o objetivo de descrever o perfil antropométrico e a composição corporal. Observou-se que 43,5% dos idosos apresentaram sobrepeso (IMC $\geq$ 25 kg/m^2) e 23,9% apresentaram obesidade (IMC $\geq$ 30 kg/m^2).

Avaliação da Composição Corporal

Como é comum no processo de envelhecimento ocorrer aumento da gordura corporal e diminuição da massa muscular, a importância da avaliação da composição corporal é conhecida e bem documentada. A maior dificuldade é encontrar um método preciso, válido e de fácil manuseio para ser utilizado em idosos. Os métodos mais disponíveis são bioimpedância e somatório das dobras cutâneas.

As dobras mais utilizadas são a dobra cutânea tricipital e a subescapular por se correlacionarem significativamente com a quantidade de gordura subcutânea. Contudo, a flacidez da pele pode interferir na aferição das dobras.

EXAME FÍSICO

Procura avaliar carências nutricionais, incluindo sinais de desnutrição. São os mesmos utilizados para adultos, devendo ser observados unhas, cabelos, pele, dentição, úlceras de pressão, saliva etc. Contudo, nos idosos, alguns cuidados devem ser tomados, já que sinais de carências nutricionais podem ser confundidos com alterações fisiológicas decorrentes do processo de envelhecimento, como, por exemplo, a cegueira noturna que pode ser devida à presença de catarata ou à deficiência de vitamina A.

AVALIAÇÃO BIOQUÍMICA

Para a avaliação bioquímica do estado nutricional do idoso podem ser empregados: glicemia, lipidograma, albumina, marcadores do metabolismo de ferro (transferrina, ferritina, ferro sérico), hemograma completo, vitamina D, vitamina B12, ácido fólico e homocisteína.

Deve-se estar atento para a correta interpretação desses exames, já que as alterações podem estar ligadas a alterações nutricionais, que, contudo, podem ser influenciadas por doenças de base, especialmente doenças inflamatórias, uso de medicamentos ou mesmo estresse.

A diminuição da ferritina indica redução dos estoques de ferro, que pode estar relacionada com perdas crônicas de sangue (úlceras, divertículos) ou com a deficiência na ingestão deste mineral. A redução da albumina sérica é correlacionada a desnutrição, mas pode estar reduzida em decorrência de doenças crônicas. A deficiência de vitamina B12 pode ser devida à baixa ingestão ou à gastrite atrófica que diminui a secreção de ácido clorídrico e também do fator intrínseco secretado pelas células parietais, e que é parte importante no processo de absorção desta vitamina no intestino.

DIAGNÓSTICO NUTRICIONAL

Segundo a Organização Mundial da Saúde, não existe um idoso "típico". A diversidade das capacidades e necessidades de saúde dos idosos é advinda de eventos que ocorrem ao longo da vida. Dessa forma, o diagnóstico nutricional deve ser claro e explicitar os fatores e parâmetros utilizados, e, com isso, a intervenção nutricional poderá ser mais efetiva.

CONSIDERAÇÕES FINAIS

Há grande dificuldade para intervenção nutricional nos idosos, uma vez que os hábitos alimentares já se encontram muito arraigados. Entretanto, se a avaliação nutricional for detalhada, a prescrição dietética poderá ser individualizada e bem definida, levando a resultados mais efetivos e melhora da qualidade de vida.

BIBLIOGRAFIA

Bernstein MA, Luggen AS. *Nutrition for the older adult.* Sudbury: Jones & Bartlett Learning; 2010.
Chumlea WC, Guo S, Roche AF, Steibaugh ML. Estimating stature from knee height for person 60 to 90 years of age. *JAMA* 1985;33:116-20.
Santos DM, Sichieri R. Índice de massa corporal e indicadores antropométricos de adiposidade em idosos. *Rev Saúde Pública* 2005;39(2):163-8.
Silva ALSC, Silva BS, Brandão JM, Barroso SG, Rocha GS. Avaliação antropométrica de idosos atendidos no Ambulatório de Nutrição do Centro de Referência em Assistência à Saúde do Idoso da Universidade Federal Fluminense, no município de Niterói-RJ. *Demetra* 2015;10(2):361-74.
World Health Organization (WHO). Physical status: the use and interpretation of anthropometry. Geneva: World Health Organization; 1995.

Módulo X Neuropsicologia e Envelhecimento

SISTEMA NERVOSO E ORGANIZAÇÃO DO CÓRTEX CEREBRAL

CAPÍTULO 1

Luciene de Fátima Rocinholi

INTRODUÇÃO

O conhecimento sobre as estruturas neurais e suas relações com os processos cognitivos e comportamentos faz-se necessário na atuação do Neuropsicólogo, já que a Neuropsicologia Clínica estabelece seu campo de trabalho tanto nas avaliações neuropsicológicas, apoiando-se no entendimento neurocientífico de que o sistema nervoso está envolvido na expressão afetiva, cognitiva e comportamental, como nas intervenções que visam promover modificações comportamentais e reorganização cognitiva.

ORGANIZAÇÃO DO TECIDO NERVOSO

O cérebro é composto por células nervosas (neurônios e células gliais), sendo que os neurônios se comunicam por meio de sinapses. As transmissões sinápticas ocorrem pela ação dos neurotransmissores (serotonina, dopamina, norepinefrina, entre outros), que, liberados no terminal sináptico, promovem a transmissão da informação pelos impulsos nervosos. Esta estrutura em funcionamento atua como substrato neural de percepção, memória, fala, planejamento, emoções e pensamentos, e assim viabiliza a expressão de comportamentos no mundo. Quanto maior o tamanho do cérebro de uma espécie, maior o número de células e de sinapses, sendo assim mais complexas as funções expressadas por este órgão. Podemos, então, reconhecer a importância de diferentes áreas funcionais no sistema nervoso e acessá-las pó meio do estudo das divisões deste sistema (Fig. 1).

CÓRTEX CEREBRAL

O córtex cerebral pode ser classificado de acordo com critérios: 1) **anatômicos**: considera a divisão do córtex em giros, sulcos e lobos; 2) **filogenéticos**: considera a divisão do córtex em arquicórtex, paleocórtex e neocórtex, de acordo com o desenvolvimento cortical da espécie humana; 3) **estruturais**: considera a divisão do córtex de acordo com diferentes áreas citoarquiteturais, – classificação de Brodmann –, que considera 52 áreas corticais diferentes; 4) **funcionais**: considera a divisão do córtex de acordo com as funções.

Classificação Anatômica, Funcional e Estrutural do Córtex Cerebral

O córtex cerebral é dividido de acordo com critérios anatômicos em cinco lobos: frontal, parietal, temporal, occipital e ínsula. Cada lobo é formado por giros (saliências) e sulcos (reentrâncias). As áreas corticais nos diferentes lobos são responsáveis por diferentes funções, contudo as localizações devem ser consideradas especializações funcionais de determinadas áreas e não compartimentos isolados e estanques. Desta forma, uma área pode ser considerada primordialmente sensorial, mas apresentar, em situações específicas, funções motoras (Quadro 1).

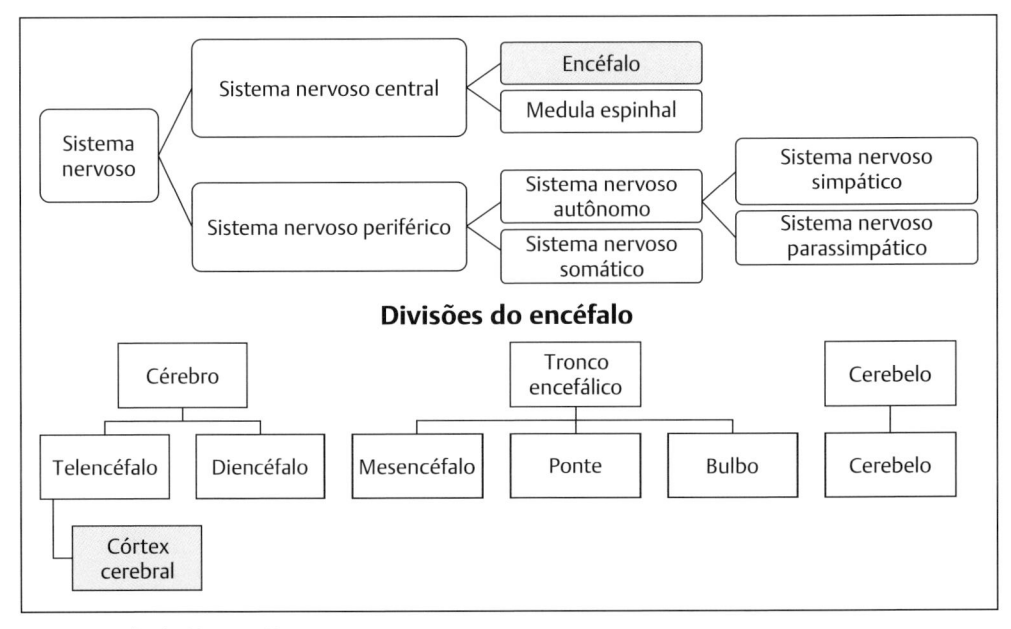

Fig. 1. Divisão do Sistema Nervoso.

Seguindo a Classificação Funcional de Luria, o córtex pode ser dividido em: 1) áreas de projeção, subdividida em áreas sensitivas (recebem fibras sensoriais) e áreas motoras (originam fibras motoras) – são áreas primárias (unimodais); 2) áreas de associação: áreas corticais relacionadas com funções mentais mais complexas, divididas em secundárias (unimodais) e terciárias (supramodais) (Quadro 2).

As três áreas do córtex cerebral podem ser identificadas em cada lobo:

- Lobo frontal: **área motora primária** (BA4) – execução do movimento; **áreas pré-motora** (BA6) e **área motora suplementar** (BA6 medial) – elaboração e planejamento motor; **córtex pré-frontal** (BA9-10, 11-12, 45-47) – memória de trabalho, atenção, funções executivas, comportamentos e processos emocionais, processos inibitórios, tomada de decisão e julgamento; **área de broca** (BA44) – produção motora da fala. Exemplo clássico de lesão neste lobo apresentado pela Neuropsicologia: caso Phineas Gage.

Quadro 1. Classificações Anatômica, Funcional e Estrutural do Córtex Cerebral

Anatômica	Funcional	Estrutural
Lobos • Frontal • Parietal • Temporal • Occipital • Ínsula	**Áreas de projeção** • *Sensitivas* • *Motoras* *Áreas Primárias – Unimodais*	**Isocórtex** • 6 camadas celulares
	Áreas de associação • *Secundárias – Unimodais* • *Terciárias – Supramodais*	**Alocórtex** • Número variável de camadas celulares

Quadro 2. Classificação Funcional das Áreas Corticais Primárias, Secundárias e Terciárias

Primárias	Secundárias	Terciárias ou áreas de associação
• Especificidade modal • Redundância inter-hemisférica • Sensação e movimento	• Especificidade modal • Integração intramodal • Assimetria inter-hemisférica • Percepção e organização do movimento	• Convergência polimodal ou heteromodal • Assimetrias inter-hemisféricas • Integra áreas primárias e secundárias • Funções cognitivas superiores: atenção, memória, funções executivas, linguagem, emoção e organização do comportamento

- *Lobo parietal:* **giro pós-central**, corresponde a área somestésica primária (áreas 3,2,1 de Brodmann) – recebe informações sobre dor, temperatura, pressão, tato e propriocepção; **parietal superior**, que compreende a área somestésica secundária (áreas 5 e parte da área 7 de Brodmann) – interpretação ou gnosia dos objetos; **parietal inferior**, formado pela área somestésica terciária (áreas 39 e 40 de Brodmann) – elaboração de estratégias comportamentais.
- *Lobo temporal:* giro temporal transverso (giro de Helsh) – área auditiva primária (áreas 41 e 42 de Brodmann) e área auditiva secundária (área 22 de Brodmann). Este lobo está mais relacionado com o processamento auditivo, embora funções visuais (áreas 20, 21 e 37 de Brodmann) tenham sido associadas a ele posteriormente. Além disso, está intrinsecamente responsável pela função mnemônica.
- *Lobo occipital:* a área visual primária (área 17 de Brodmann) recebe informações das fibras provenientes do corpo geniculado lateral, no tálamo, e da área visual secundária (unimodal) (áreas 18 e 19 de Brodmann). É o principal lobo responsável pela visão.
- *Ínsula:* lobo límbico, relacionada com o comportamento emocional.

HEMISFÉRIOS CEREBRAIS

Para se estudar o cérebro, podemos dividi-lo longitudinalmente e examinar os hemisférios direito e esquerdo, reconhecendo que o cérebro é assimétrico em suas funções, levando a especialização hemisférica. Um exemplo desta assimetria é o processamento linguístico, que está mais relacionado com o hemisfério esquerdo, com as áreas de Wernicke (terço posterior de BA22, e áreas adjacentes BA39 e 40) e Broca (BA44) presentes nesse lado do cérebro. As áreas de Broca e de Wernicke são responsáveis pela produção motora e elaboração da fala, respectivamente. Áreas correlatas no hemisfério direito participam da prosódia (musicalidade e emoção na linguagem), dando a fala diferentes entonações características em diferentes situações emocionais. Atualmente é possível estudar essas correlações entre áreas e funções com exames de Neuroimagem funcional, como a ressonância magnética funcional, o SPECT e o Pet-Scan.

SISTEMA LÍMBICO

O sistema límbico compreende estruturas corticais (giro do cíngulo, giro para-hipocampal e o hipocampo) e subcorticais (amígdala, área septal, núcleos mamilares, núcleos anteriores do tálamo) organizadas de modo circular. Esta organização anatômica possibilita a reverberação da informação de conteúdo emocional, facilitando o armazenamento e a evocação. Funções: regulação dos processos emocionais, motivacionais e do sistema nervoso autônomo endócrino, memória e aprendizagem.

CONSIDERAÇÕES FINAIS
O córtex cerebral apresenta redução no número de células durante o desenvolvimento que se acelera durante o processo de envelhecimento, reduzindo seus giros e causando dificuldade de realização das funções cognitivas superiores.

BIBLIOGRAFIA
Cosenza RM. Bases estruturais do sistema nervoso. In: Andrade VM, Santos FH, Costa DI, Azambuja LS, Portuguez MW, Costa JC. Avaliação neuropsicológica da criança. *J Ped* 2004;80 (supl 2).
Damasio A. O erro de Descartes: emoção, razão e cérebro humano. São Paulo: Companhia das letras; 1996.
Lent R. *Cem bilhões de neurônios*. 2. ed. São Paulo: Atheneu; 2012
Machado A. *Neuroanatomia funcional*. 2. ed. São Paulo: Editora Atheneu; 2006.
Miotto EC, De Lucia MCS, Scaff M. *Neuropsicologia clínica*. São Paulo: Editora Rocca; 2012.

ATENÇÃO

CAPÍTULO 2

Ana Carolina Monnerat Fioravanti

INTRODUÇÃO

A atenção consiste na capacidade do sujeito de focalizar a consciência, concentrando os processos mentais em uma única tarefa principal, colocando as demais em segundo plano. Para tal, dois aspectos são fundamentais:

- Estar alerta: estado geral de sensibilização, recebendo estímulos do meio ambiente e a eles respondendo.
- A focalização deste estado sobre certos processos mentais e neurobiológicos.

Assim, a atenção é um processo de concentração de atividade mental, que permite ao sujeito selecionar aspectos do mundo sensorial de maneira eficiente. Os outros aspectos (fora da atenção) não são processados em detalhes. A atenção permite processar algumas informações de forma mais completa, enquanto outras são ignoradas.

As informações podem ser processadas de duas formas distintas: controladas e automáticas.

Os processos controlados da atenção exigem maiores recursos atencionais, são mais lentos, usados em tarefas novas ou diferentes, necessitando de maior esforço intencional e conhecimento consciente da tarefa. São tarefas realizadas serialmente, consumindo mais tempo no processo por requisitarem níveis elevados de processamento cognitivo.

Os processos automáticos da atenção não exigem muitos recursos atencionais, são mais rápidos e usados em tarefas repetidas (superaprendidas) com pouco ou nenhum esforço intencional e sem consciência. Podem ser realizados em paralelo, pois são tarefas conhecidas, com prática, exigindo níveis baixos de processamento cognitivo.

Processos controlados da atenção são automatizados com a repetição ou prática, o que conhecemos como curva de aceleração negativa da aprendizagem para a execução da tarefa.

Ao executar uma tarefa, dois tipos de erro podem ocorrer: os lapsos e os enganos. Enganos são erros na escolha de um objetivo ou na especificação de um meio para atingi-lo; quando, por exemplo, a pessoa escolhe deixar o livro em casa antes de ir viajar, pois não queira mesmo estudar. No dia da prova, a pessoa percebe que deveria ter levado o livro, pois percebe o erro de não ter estudado.

Os lapsos são erros na realização de um meio intencional para alcançar um objetivo; quando, por exemplo, a pessoa separa o livro para levar na viagem e estudar, mas na pressa de sair de casa acaba o deixando na mesa. Quando chega na prova, percebe que deveria ter levado o livro.

Lapsos ocorrem quando nos desviamos de uma rotina e os processos automáticos invadem inapropriadamente os processos controlados. Processos controlados são interrompidos por eventos internos ou externos.

FUNÇÕES DA ATENÇÃO
As principais funções da atenção são: seletiva; vigilância; sondagem e dividida.
- *Atenção seletiva:* consiste na capacidade de escolher um estímulo entre vários e ignorar os demais. Pesquisas com técnicas de espionagem, onde é pedido ao sujeito para escutar duas mensagens diferentes de modo simultâneo em cada ouvido e seguir apenas uma, mostram que o sujeito reproduz uma das duas mensagens ou a mistura das duas, demostrando como ele, seletivamente, prestou a atenção.
- *Vigilância:* consiste na capacidade de estar presente durante um longo período, procurando detectar o aparecimento de um sinal, um estímulo-alvo, e pronto para responder a ele; como, por exemplo: o salva-vidas em uma praia. A vigilância é estudada pela Teoria de Detecção de Sinais, ou seja, pela interação entre sensação física e processos cognitivos de tomada de decisão, em que quatro alternativas se apresentam:
  - Acerto: detectar um sinal presente.
  - Erro: não detectar um sinal presente.
  - Alarme falso: detectar um sinal ausente.
  - Rejeição correta: não detectar um sinal ausente.
- *Sondagem:* consiste na busca ativa pelo estímulo-alvo, diferente da passividade da vigilância, embora o sujeito não esteja certo de que ele irá aparecer. Ao realizar uma sondagem, o sujeito pode cometer erros, ao encontrar estímulos distratores. O número de alvos distratores afeta a dificuldade da tarefa. A sondagem pode ser de característica, quando distinguimos características singulares do estímulo, ou sondagem de conjunção, quando o estimulo não tem muitas características singulares (é parecido com outros) e o sujeito busca uma combinação característica. Em sondagem de conjunção, um estímulo com características singulares, em meio a outros estímulos, retarda o processo, por aumentar o nível de processamento cognitivo (atencional) para realizar a busca.
- *Atenção dividida:* consiste na capacidade de realizar duas (ou mais) tarefas ao mesmo tempo. No entanto, quando a pessoa tenta executar duas tarefas simultaneamente, o desempenho nas duas tarefas é inferior. Tarefas controladas são mais difíceis de realizar com atenção dividida, sendo as automáticas (apreendidas) mais fáceis.

ATENÇÃO E FUNÇÕES EXECUTIVAS (FEs)
Alguns autores caracterizam as FEs como uma rede de estruturas cerebrais responsáveis pelo sistema de atenção superior ou anterior, que tem como objetivo o recrutamento atencional para detectar estímulos e controlar áreas cerebrais para o desempenho de tarefas cognitivas complexas.

Para melhor elucidar o funcionamento atencional, Cosenza e Guerra comparam a atenção a uma lanterna, que, em meio a uma infinidade de estímulos (objetos do mundo), ilumina aqueles cujo o interesse é despertado, sejam estes externos ou internos. A atenção está ligada ao processamento dos estímulos sensoriais a partir de certas preferências, podendo, de acordo com o qual é empregada, melhorar ou piorar a velocidade de tomada de decisão em uma dada tarefa.

A atenção pode ser um processo conduzido de baixo para cima (*bottom-up*) ou de cima para baixo (*top-down*). Por atenção *bottom-up* pode-se classificar aquela que não é voluntária, que acontece de maneira reflexa, de modo a ser capturada por um estímulo externo. Enquanto isso, o processo *top-down* é aquele que parte de um movimento voluntário da atenção, podendo ser movido por aspectos motivacionais e demandas de tarefas.

Cosenza e Guerra explicitam que é possível dividir a atenção em dois circuitos distintos: o circuito orientador e o circuito executivo. O circuito orientador permite o desengajamento de um foco atencional e o deslocamento para um novo ponto, assim como um reengajamento da mesma. Pode ser associado ao sistema atencional posterior, formado anatomicamente pelo lobo parietal superior, colículo superior e núcleo pulvinar do tálamo.

O circuito executivo é responsável pela manutenção da atenção por um tempo prolongado, o que demanda a inibição de estímulos distraidores. A atenção executiva é modulatória e necessária para o aprendizado consciente. O sistema atencional anterior é formado anatomicamente pelo lobo frontal, giro do cíngulo e gânglios da base.

A partir destes constructos atencionais, é possível entender problemas de aprendizado associados a condições e desordens pré-frontais, assim como se dá no transtorno de déficit de atenção.

A relação íntima entre atenção e funções executivas pode ser evidenciada por meio do uso de testes que avaliam atenção concentrada em baterias ou protocolos de análise das funções executivas. Apesar da diferença de enfoque dado pelos diferentes constructos ao analisar os princípios das FEs, é impossível dissociá-las dos processos de atenção voluntária. Conforme evidenciado por Gazzaniga, Ivry e Mangun, uma das funções executivas, o controle inibitório, age de maneira complementar a atenção seletiva, inibindo os estímulos distraidores irrelevantes para uma dada tarefa.

BIBLIOGRAFIA

Carreiro *et al.* Protocolo interdisciplinar de avaliação neuropsicológica, comportamental e clínica para crianças e adolescentes com queixas de desatenção e hiperatividade. *Revista Psicologia: Teoria e Prática* 2014;16(3):155-71.

Cosenza RM, Guerra LB. *Neurociência e educação: como o cérebro aprende.* Porto Alegre: Artmed; 2011.

Gazzaniga M, Ivry R, Magnun G. *Neurociência cognitiva: a biologia da mente.* 2. ed. Porto Alegre: Artmed; 2006.

Posner MI, Cohen Y. Components of visual orienting. In: Bouma H, Bouwhuis DG, editors. Attention and performance. Hillsdale, N.J.: Lawrence Erlbaum 1984;10:531-56.

MEMÓRIA

CAPÍTULO 3

Ana Carolina Monnerat Fioravanti

INTRODUÇÃO

A memória é um processo contínuo e dinâmico, que nos permite uma consciência autobiográfica, localizando-nos enquanto sujeitos biopsicossociais. Por meio da memória, podemos lembrar-nos de episódios passados, fazer cálculos matemáticos, localizar-nos espaço-temporalmente, andar de bicicleta, etc.

Segundo Sternberg, memória "é o meio pelo qual você recorre às suas experiências passadas a fim de usar estas informações no presente. Como um processo, a memória refere-se aos mecanismos dinâmicos associados à retenção e à recuperação da informação sobre a experiência passada".

Tal processo se divide em três estágios básicos: a codificação; a retenção e a evocação.

CODIFICAÇÃO

Entendemos por codificação, o momento em que o estímulo se apresenta a consciência e nele alocamos o foco atencional. Assim como na atenção, a codificação ocorre em função de dois tipos de processamento: de modo automático ou com esforço cognitivo.

O processamento automático ocorre com pouco ou nenhum esforço e sem interferência sobre o nosso pensamento sobre outras coisas. É geralmente relacionado com informações sobre espaço, tempo e frequência, sendo difícil impedi-lo e podendo ser treinado.

Já o processamento com esforço, ao contrário, ocorre com esforço e atenção para codificar a informação, por meio de ensaio, ou repetição consciente, sendo que, quanto mais espaçado o ensaio, melhor a lembrança. Somente a repetição não é capaz de armazenar as informações, é necessário também codificar os aspectos significativos destas.

Assim, informações verbais são arquivadas pelo significado (associamos com o que já conhecemos ou imaginamos), como diretores de teatro que recebem um *script*, de modo a "reconstruir" uma determinada informação. O que lembramos são, na verdade, reconstruções dos aspectos significativos das informações codificadas, e não a informação literal.

A memória para substantivos concretos é auxiliada pela codificação tanto semântica quanto visual. Lembramos mais das palavras que se associam a imagens do que das palavras abstratas, sem associação de imagens.

Alguns tipos de informações, em particular sobre espaço, tempo e frequência, são quase sempre codificados de maneira automática, ao passo que outros tipos de informações, inclusive a maior parte do processamento de significado, imagem e organização, exigem esforço. Os expedientes mnemônicos dependem da memorização de imagens visuais e da informação que é organizada em agrupamentos. Organizar informações em agrupamentos e hierarquias também ajuda a memória.

RETENÇÃO

Após codificarmos as informações sobre os estímulos, eles são armazenados em diferentes níveis de armazenamento, em função da tarefa a ser desempenhada.

Primeiramente a informação é armazenada no que chamamos de armazenamento da memória sensorial: a informação entra no sistema da memória por meio dos sentidos. Registramos e guardamos por um instante (milissegundos) imagens visuais pelamemória icônica (ou visual), e sons pela memória ecoica.

As informações relevantes, ou aquelas nas quais prestamos mais atenção, são codificadas e passam para o armazenamento da memória de curto prazo: a extensão da memória de curto prazo para a informação que acaba de ser recebida é bastante limitada; uma retenção de poucos segundos até sete ou oito itens, dependendo da informação e de como é apresentada. No modelo Atkinson-Shiffrin, o armazenamento de curto prazo não só mantém alguns itens, mas também regula os processos de controle que regulam as informações para o armazenamento de longo prazo.

Do mesmo modo, informações relevantes são novamente codificadas e passam para o armazenamento da memória de longo prazo: nossa capacidade para armazenar informações em caráter permanente é essencialmente ilimitada.

EVOCAÇÃO

Indicadores de recuperação das informações armazenadas são os artifícios usados para "buscar" a informação requisitada. Para ser lembrada, a informação que está "lá dentro" deve ser recuperada, com a ajuda de associações (indicadores) que preparam a memória. A recuperação é, às vezes, ajudada pelo retorno ao contexto original. O ânimo, também, afeta a memória. Enquanto de bom ou mau humor, muitas vezes recuperamos memórias congruentes com esses ânimos.

MEMÓRIA DE TRABALHO

Alguns estudos sugerem interpretações das funções executivas (FEs: capacidade do sujeito de planejamento e organização para desempenhar uma determinada tarefa), como relacionadas aos circuitos neurais da memória de trabalho, sendo estas processos ligados a um constructo denominado por Baddley e Hitch de executivo central, tendo as FEs, aspectos secundários, moduladores e auxiliares.

A memória de trabalho está localizada no córtex pré-frontal dorsolateral e pode ser entendida como um depositário transitório, que armazena temporariamente tanto as informações do ambiente atual do indivíduo quanto memórias de experiências passadas. Barkley define como função da memória de trabalho a capacidade de reter mentalmente representações para guiar comportamentos.

Diversos estudos relacionados com a memória de trabalho utilizam como base o modelo de Baddley e Hitch, que inicialmente propôs que esta seja formada por três componentes: o executivo central e seus dois sistemas escravos: a alça fonológica e o esboço visuoespacial. Baddley posteriormente sugeriu um quarto componente chamado de *buffer* episódico.

O Executivo Central é responsável por monitorar e coordenar as operações realizadas pelo esboço visuoespacial e a alça fonológica, além de responsável por funções como inibição, planejamento, monitoramento. Também é responsável pela comunicação com a memória de longo prazo, recuperando informações armazenadas, caso necessário em dada tarefa.

O esboço visuoespacial é um componente de grande importância em decorrência do destaque da visão entre os sentidos humanos. Tem como função armazenar informações visuais, coloração, brilho, textura e orientações espaciais (volumes, distâncias, formas). É responsável pela representação de mapas mentais temporários, adquiridos por meio de informações ambientais e/ou de informações previamente armazenadas na memória de longo prazo. O córtex pré-frontal dorsolateral direito é apontado como sua principal área neuroanatômica correspondente.

A alça fonológica é a função responsável pela compreensão da fala, internalização, passagem de instruções, questionamento e autodescrição. Tem como principal área neuroanatômica correspondente o córtex pré-frontal dorsolateral esquerdo.

O *buffer* episódico, incorporado posteriormente por Baddley, seria um quarto componente da memória de trabalho, também gerenciado pelo executivo central, responsável em unir as informações operadas por ambos os sistemas escravos (alça fonológica e esboço visuoespacial), formando memórias visuais contextualizas (episódios) de curta duração. O *buffer* episódico também possui grande importância na ligação entre memória de trabalho e a memória de longo prazo.

Lesões no córtex pré-frontal dorsolateral podem causar déficits significativos na memória de trabalho e, consequentemente, em alguns comportamentos expressos pelo indivíduo. Além disso, alguns estudos apontam correlações entre déficits na memória de trabalho, desatenção e outras funções executivas, como déficits de monitoramento e flexibilidade cognitiva.

MEMÓRIA DE LONGO PRAZO

Conhecemos como memória de longo prazo nossa capacidade para armazenar fatos e eventos circunscritos no tempo e espaço, com capacidade ilimitada de armazenamento por longos períodos de tempo.

A memória de longo prazo pode ser dividida em explícita/declarativa (o sujeito tem consciência de estar armazenando e recuperando a informação) ou implícita/não declarativa (forma-se de modo implícito, ou sem a total consciência do sujeito no seu processo de retenção e evocação).

A memória explícita pode ser semântica (referente ao conhecimento geral, formação de conceitos sobre os objetos, pessoas etc., adquirido ao longo da história de vida, e localizada no lobo temporal lateral); ou episódica (referente a fatos e eventos ocorridos).

A memória explicita episódica divide-se em anterógrada (relacionada com informações mais recentes e localizada no hipocampo e adjacências); e retrógrada (relacionada com fatos e eventos mais antigos e localizada no lobo temporal lateral).

As memórias não declarativas ou implícitas são processos automáticos adquiridos com a repetição e prática, relacionadas com a memória procedural, efeitos de *priming*, condicionamento clássico simples, habituação, sensibilização e efeitos secundários perceptivos, localizadas nos núcleos da base e córtex pré-frontal.

BIBLIOGRAFIA

Baddeley AD. The episodic buffer: a new component of working memory? *Trends in Cognitive Sciences* 2000;4(11):417-23.
Baddeley AD, Hitch G. In: Gordon HB, editors. *Working memory. The psychology of learning and motivation 2*. Cambridge: Academic Press; 1974. p. 47-89.
Barkley RA. Behavioral inhibition, sustained attention, and executive functions: constructing a unifying theory of ADHD. *Psychological Bulletin* 1997;121(1):65-94.
Sternberg RJ. *Psicologia cognitiva*. Porto Alegre: Artmed; 2008.

FUNÇÕES EXECUTIVAS

CAPÍTULO 4

Ana Carolina Monnerat Fioravanti

INTRODUÇÃO

Nas últimas décadas, houve um enorme progresso no estudo do córtex pré-frontal. Tal área ocupa quase um terço da massa total do córtex humano e comunica-se com diversas áreas do cérebro por meio de suas ramificações. Dentre as áreas cerebrais, constitui uma área terciária, ou de associação, que integra as áreas primarias e secundárias (motoras), viabilizando as funções cognitivas superiores (atenção, memória, função executiva, linguagem, emoção e organização do comportamento).

Bem à frente do lobo frontal (uma estrutura quase exclusiva dos primatas), esse córtex associativo possibilita o planejamento consciente de ações, confrontando todas as informações sensoriais disponíveis, sejam atuais, armazenadas na memória, e de todos os programas de resposta disponíveis (recém-criados ou já testados e armazenados na memória motora). Constitui assim, talvez, o mais sofisticado substrato da nossa consciência, permitindo-nos uma consciência previsiva.

Antes, acreditava-se que o córtex pré-frontal possuía uma estrutura única, porém, atualmente, pode ser dividido em três partes para melhor entendê-lo: o córtex pré-frontal ventromedial, orbitofrontal e o dorsolateral. Cada uma dessas estruturas é relacionada com funções distintas, podendo estar envolvidas com processamentos de conteúdo emocional e envolvimento afetivo, motivacional ou relacionados com processos puramente cognitivos. Esta estrutura está funcionalmente relacionada com as funções executivas (FEs).

São denominadas de FEs as funções que orientam o indivíduo de forma independente e autônoma, a elaborar, planejar e executar comportamentos adaptativos, direcionados a obtenção de uma meta ou finalidade. Podem ser entendidas como as habilidades necessárias para uma resposta fora do habitual, que requerem atenção, geralmente onde respostas "automáticas" e intuitivas não são consideradas adequadas.

Segundo Barkley, o termo funções executivas incorpora aspectos como: volição, planejamento, propósito, traçar metas e ação intencional, inibição e resistência à distração/desenvolvimento de estratégias para resolução de problemas, seleção e monitoramento/flexibilidade na troca de ações para satisfazer demandas de tarefas/manutenção e persistência para atingir um objetivo/autoconsciência temporal.

Lesak *et al.* dividem as funções executivas em quatro grandes domínios: volição, planejamento, ação prospectiva ou com finalidade e desempenho efetivo. A volição estaria ligada a motivação intencionalidade e autoconsciência. O planejamento seria a capacidade de organizar sequências de tarefas, escolher alternativas, identificar, focalizar e traçar metas e objetivos. Ação prospectiva ou com finalidade refere-se à capacidade de flexibilização de atividades, mudança de estratégia, integralidade de funções, inibição e interrupção de atividades. Tais processos estariam constantemente sendo monitorados e autorregulados pelo desempenho efetivo.

A maturação dos circuitos cerebrais, envolvidos nas FEs, é influenciada por fatores genéticos e também ambientais. Ao longo do desenvolvimento, crianças vão adequando seus comportamentos a vida diária, desempenhando tarefas a fim de obter uma finalidade, e, aos poucos, vão aprendendo uma ou mais maneiras de solucionar problemas. O desenvolvimento das atividades do córtex pré-frontal e, consequentemente, das funções executivas pode ser observado a partir do primeiro ano de idade, até o momento onde começa a estabilizar-se (por volta dos vinte anos). A estes desenvolvimentos estão ligados os processos cognitivos primários, como memória e atenção, assim como processos emocionais e motivacionais.

MODELOS EXPLICATIVOS DAS FUNÇÕES EXECUTIVAS

Há na literatura diversos modelos de entendimento das funções executivas, alguns que as consideram como uma unidade, ou aqueles que abordam as FEs como integradas, porém distintas. Segundo Verdejo-Garcia & Bechara, podemos observar quatro modelos teóricos de abordagem das funções executivas: os modelos de processamento múltiplo, hierarquicamente organizados (*top-down*), os modelos de integração temporal orientada, utilizando o constructo de memória de trabalho, modelos que pensam as funções executivas como habilidades que contém representações especificas sobre atividades voltadas a objetivos e aqueles que abordam aspectos do funcionamento executivo, levando em conta diversos aspectos abordados por todos os outros modelos prévios.

Os modelos de processamento hierárquico classificam como a característica primordial das FEs solucionar eventos que apresentam novidades, por meio de uma adaptação necessária. Assim, de acordo com o modelo, o indivíduo deve: observar falhas das estratégias de procedimento habitual e identificar a nova situação, frear respostas automáticas e habituadas à condição antiga, procurar uma nova operação para alcançar o objetivo proposto, pensando em alternativas e podendo reajustá-la a qualquer momento do procedimento.

O modelo de memória de trabalho foi proposto por Baddley, sendo integrado pelo executivo central que coordena três componentes: a alça fonológica, a alça visuoespacial e o *buffer* episódico.

Grafman, em seu "modelo de acontecimentos complexos estruturados a eventos", aborda as funções executivas como instâncias representacionais, entendendo como aspectos estruturados uma sequência de eventos que levam o indivíduo a uma ação voltada a metas. Conforme apontam Verdejo-Garcia e Bechara, a diferença crucial deste para os modelos anteriores é o entendimento das funções executivas não apenas como um constructo que gerencia informações, mas também como depósito de conteúdo relacionado com tais aspectos.

Por último, temos os modelos que trabalham as FEs sob um olhar influenciado pelos modelos anteriores, porém estes se focam nos aspectos mais específicos das habilidades e sua relação com as áreas frontais do córtex. Tais sistemas compreendem as funções executivas como compostas de vários componentes implicados de maneira complexa, podendo, contudo, ser observadas separadamente em modelos experimentais.

Apesar de diversos modelos de entendimento das FEs, é possível encontrar, em uma parte significativa dos trabalhos, certo consenso em abarcá-las em três habilidades básicas: inibição, flexibilidade cognitiva e memória de trabalho.

Inibição

A inibição, ou função inibitória, trata-se do *delay* entre a memória executiva e o comportamento. Tem a importância de frear as respostas inapropriadas para o alcance de dado objetivo. Segundo Capovilla, Assaf e Cozza, durante a realização de tarefas, há uma seleção de informações relevantes e inibição das demais. Seleção de informações pode ser considerada uma tarefa das FEs, estando mais associada a atenção do que a memória. Algumas escalas e outros métodos de avaliação sugerem que respostas impulsivas estão ligadas a um déficit no sistema inibitório, sendo este o mais comum dos déficits relacionados com a falta de atenção.

Flexibilidade Cognitiva

A flexibilidade cognitiva deve-se a capacidade de mudar de estratégia, caso o plano inicial não seja bem-sucedido, ou quando é necessário alternar dois ou mais objetivos distintos. Em certos contextos, torna-se necessário o uso de estratégias cognitivas específicas a uma atividade. Mudado o contexto ou tarefa a ser executada, torna-se necessário adequar-se ao novo cenário, o que exige montar outra estratégia. Desta forma, a flexibilidade cognitiva é a habilidade que permite tal adaptação. Déficits de flexibilidade cognitiva podem resultar em erros de perseveração, onde o indivíduo mantém uma resposta insatisfatória sem reavaliá-la. Alguns instrumentos neuropsicológicos, entre eles o WCST (Wisconsin Card Sorting Task), mostram-se bastante sensíveis na identificação de respostas perseverativas.

Memória de Trabalho

A memória de trabalho está localizada no córtex pré-frontal dorsolateral e pode ser entendida como um depositário transitório, que armazena temporariamente tanto as informações do ambiente atual do indivíduo quanto as memórias de experiências passadas. Barkley define, como função da memória de trabalho, a capacidade de reter mentalmente representações para guiar comportamentos. Diversos estudos relacionados com a memória de trabalho utilizam como base o modelo de Baddley e Hitch de 1974, que inicialmente propôs que esta seja formada por três componentes: executivo central e seus dois sistemas escravos: a alça fonológica e o esboço visuoespacial. Baddley posteriormente sugeriu um quarto componente chamado de *buffer* episódico.

FUNÇÕES EXECUTIVAS FRIAS E QUENTES

Com objetivo de melhor entender aspectos particulares das funções executivas, alguns estudos as classificam em dois tipos: FEs frias e quentes.

As funções executivas frias (*cool*), localizadas anatomicamente no córtex pré-frontal dorsolateral, estão relacionadas com os aspectos puramente cognitivos. Testes como Stroop, Wisconsing Card Sorting Task e o Torre de Londres são instrumentos bastante usados por mostrarem-se sensíveis para avaliar tais funções.

As chamadas funções executivas quentes (*hot*) estão localizadas anatomicamente no córtex pré-frontal orbitomesial, e são aquelas que possuem envolvimento afetivo e emocional. Instrumentos bastante usados para avaliar esse tipo de FEs são os "*Gambling Tasks*", entre eles o "*Iowa Gambling Task*".

Nos últimos anos, déficits das FEs têm sido associados a diversos transtornos mentais, aos quais podemos chamar de síndromes disexecutivas, dentre elas o transtorno de déficit de atenção e hiperatividade (TDAH) e as demência frontais.

BIBLIOGRAFIA

Baddeley AD. Working memory: looking back and looking forward. *Nat Rev Neuroscience* 2003;4:829-39.

Barkley RA. Behavioral inhibition, sustained attention, and executive functions: constructing a unifying theory of ADHD. *Psychological Bulletin* 1997;121(1):65-94.

Capovilla AGS, Assef ECS, Cozza HFP. Avaliação neuropsicológica das funções executivas e relação com desatenção e hiperatividade. *Aval Psicol* 2007;6(1):51-60.

Lezak MD, Howieson DB, Loring DW. *Neuropsychological assessment.* New York, NY: Oxford University Press; 2004.

Verdejo-García A, Bechara A. Neuropsicología de las funciones ejecutivas. *Psicothema* 2010;22(2):227-35.

BATERIA BREVE DE RASTREIO COGNITIVO

CAPÍTULO 5

Ana Cláudia Becattini-Oliveira
Helenice Charchat-Fichman

INTRODUÇÃO

A detecção precoce de alterações cognitivas pode modificar a história natural de muitas das doenças que acometem os idosos. Existem diversas condições que comprometem a cognição, sendo algumas reversíveis quando diagnosticadas e tratadas precocemente. Outras, apesar de irreversíveis, podem ter sua evolução protraída pela intervenção nas etapas iniciais da doença. O Quadro 1 lista causas reversíveis e irreversíveis de alterações cognitivas nos idosos.

Os instrumentos de rastreamento cognitivo constituem uma importante ferramenta na avaliação inicial do idoso. Apresentam boa sensibilidade, sendo de rápida e fácil aplicação, o que favorece a sua utilização em idosos com queixa de déficit cognitivo. Podem ser utilizados por profissionais de saúde que atuam nos diferentes níveis de atendimento ao idoso.

Os instrumentos podem ser didaticamente divididos em escalas e testes. As escalas geralmente são baseadas em questionários preenchidos a partir de informações do próprio paciente e/ou de seu acompanhante. Um exemplo é a Escala de Depressão em Geriatria, que avalia risco de depressão a partir de perguntas a cerca da presença de sintomas depressivos. Os testes, por sua vez, avaliam o desempenho em tarefas executadas na presença do avaliador, como é o caso do Teste de Memória de Figuras.

Quadro 1. Causas de Alteração Cognitiva

Reversíveis	Irreversíveis
Hipotireoidismo	Doença de Alzheimer
Deficiência de vitamina B12	Demência vascular
Deficiência de ácido fólico	Demência frontotemporal
Hidrocefalia de pressão normal (HPN)	Demência dos corpos de Lewy
Infecção pelo HIV	Demência associada à doença de Parkinson
Sífilis	

BATERIA BREVE DE RASTREIO COGNITIVO

A Bateria Breve de Rastreio Cognitivo (BBRC) consiste em um conjunto de instrumentos de rastreamento que fornecem medidas cognitivas a cerca da memória, atenção, funções executivas, linguagem e habilidade visuoconstrutivas. Mais recentemente questionários de avaliação da funcionalidade e do risco de depressão também foram incorporados a BBRC, conforme apresentado no Quadro 2. Os instrumentos da BBRC são:

- *Miniexame do estado mental (MEEM):* teste de rastreamento largamente empregado em todo o mundo que avalia a habilidade cognitiva global. O teste é formado por uma sequência de tarefas rápidas que medem orientação, atenção e memória, funções executivas, linguagem e habilidade visuoconstrutiva. A pontuação total do teste varia de 0 a 30, e a pontuação para a presença de déficit cognitivo depende do nível de escolaridade.
- *Teste de memória de figuras (TMF):* teste que avalia a habilidade de nomear, memorizar e reconhecer as figuras de dez objetos. As figuras, dispostas em duas folhas, são apresentadas ao paciente em diferentes intervalos de tempo. A pontuação de cada etapa varia de 0 a 10.
- *Teste de fluência verbal – categoria animais (TFV):* teste que avalia memória semântica e funções executivas. O teste mede a habilidade de nomear espontaneamente quantos animais forem possíveis em um intervalo de tempo de um minuto.
- *Teste do desenho do relógio (TDR):* teste que avalia funções executivas e praxia a partir do desenho de um relógio, de acordo com instruções específicas. O desenho deve incluir números, e os ponteiros devem indicar "quinze para as três". Os critérios de Sunderland fornecem pontuações que serão dadas de acordo com o desenho executado pelo paciente. A pontuação total do teste varia de 0 a 10.
- *Escala de atividade básica de vida diária (AVD):* escala baseada em um questionário de autorrelato a cerca da habilidade na realização de tarefas básicas do dia a dia, como tomar banho, vestir-se, usar o banheiro, realizar transferência, alimentar-se e ter controle da continência. Cada pergunta é pontuada em: 3 pontos, se realiza a tarefa sem assistência, 2 pontos, se necessita de alguma assistência para realizar a tarefa, e 1 ponto, se não consegue realizar a tarefa sem assistência. A escala varia de 6 a 18, com 18 pontos indicando o maior grau de independência e 6 a total dependência na realização de tarefas básicas do dia a dia.
- *Escala de atividade instrumental de vida diária (AIVD):* escala baseada em um questionário de autorrelato acerca da habilidade na realização de tarefas mais elaboradas do dia a dia, como usar o telefone, realizar compras, preparar alimentos, realizar pequenas tarefas domésticas, lavar roupa, usar transporte, manusear medicamentos e lidar com dinheiro. Cada pergunta é pontuada em: 3 pontos, se realiza a tarefa sem assistência, 2 pontos, se necessita de alguma assistência para realizar a tarefa, e 1 ponto, se não consegue realizar a tarefa sem assistência. A escala varia de 7 a 21, com 21 pontos indicando o maior grau de independência e 7 a total dependência na realização de tarefas instrumentais do dia a dia.

Quadro 2. Bateria Breve de Rastreio Cognitivo (BBRC)

Teste	Avalia	Pontuação
Miniexame do estado mental	Funcionamento cognitivo global com itens de orientação temporal e espacial	0 a 30
Teste de memória de figuras	Memória de curto e longo prazo, aprendizado, reconhecimento e nomeação	0 a 10 em cada item
Teste de fluência verbal – categoria animais	Linguagem e funções executivas, como organização mental, velocidade de processamento e memória de trabalho	não há limite
Teste de desenho do relógio	Praxia e funções executivas, como planejamento, organização mental, memória de trabalho e autorregulação	0 a 10
Escala de atividade básica de vida diária	Capacidade funcional na realização de tarefas básicas do dia a dia	6 a 18
Escala de atividade instrumental de vida diária	Capacidade funcional na realização de tarefas instrumentais do dia a dia	7 a 21
Escala de depressão em geriatria	Risco de depressão	0 a 15

- *Escala de depressão em Geriatria (EDG):* escala constituída por perguntas fechadas com respostas de "SIM" ou "NÃO" acerca de sintomas depressivos. Existem diversas versões, sendo a mais utilizada aquela com 15 perguntas. A escala varia de 0 a 15, com as maiores pontuações indicando maior risco de depressão. Considera-se 6 pontos ou mais para a provável presença de depressão.

A maioria dos testes cognitivos sofre o impacto da educação, sendo necessário considerar valores de acordo com os anos de escolaridade do avaliado. Esses valores são adotados com base em dados normativos, ou seja, o desempenho médio daquela parcela da população com escolaridade correspondente. A BBRC foi normatizada para uso em idosos de todos os níveis de escolaridade, inclusive analfabetos. Neste processo foi possível concluir que quanto menor a escolaridade, pior é o desempenho dos idosos nas tarefas que avaliam funções executivas e o funcionamento cognitivo global. O MEEM, o TFV e o TDR têm seu resultado influenciado pela baixa escolaridade. A escolaridade, no entanto, não tem o mesmo impacto no TMF, apesar da existência de dados normativos para este último. O Quadro 3 apresenta dados normativos da BBRC para idosos da comunidade residentes da cidade do Rio de Janeiro. Os dados relativos à AVD não foram incluídos por se tratarem de idosos independentes para essas atividades.

Quadro 3. Dados Normativos da Bateria Breve de Rastreio Cognitivo (BBRC) de Idosos da Comunidade da Cidade do Rio de Janeiro

Grupo de escolaridade/ tarefa da BBRC		Analfabetos	Entre 1 e 4 anos de estudo	Entre 5 e 8 anos de estudo	Entre 9 e 12 anos de estudo	Acima de 12 anos de estudo
TMF	Nomeação	8,95	8,78	9,27	9,10	9,47
	Mem. incidental	4,28	3,89	4,34	4,00	3,95
	Mem. imediata	6,09	6,10	6,32	6,42	6,36
	Aprendizagem	7,59	6,70	7,19	7,40	7,23
	Mem. tardia	6,09	4,62	5,58	5,30	5,71
	Reconhecimento	9,70	8,75	9,15	9,27	9,12
TDR		1,63	2,78	3,38	3,53	3,96
TFV		9,93	8,79	9,75	10,88	12,97
MEEM		17,17	19,87	21,56	22,32	23,29
EDG		7,43	7,31	4,78	6,08	5,32
AIVD		18,81	17,34	18,77	19,19	19,07

TMF: teste de memória de figuras; TDR: teste do desenho do relógio; TFV: teste de fluência verbal; MEEM: miniexame do estado mental; EDG: escala de depressão em geriatria; AIVD: escala de atividades instrumentais de vida diária.
(Cedido pela pesquisadora Verônica Araujo.)

CONSIDERAÇÕES FINAIS

Ao contrário de muitos testes neuropsicológicos, a BBRC pode ser aplicada por qualquer profissional de saúde. A sua aplicação e interpretação depende, no entanto, de capacitação e treinamento para se obter familiaridade com os instrumentos. O uso inadequado da BBRC pode resultar em redução da sensibilidade dos instrumentos na detecção de alterações cognitivas

BIBLIOGRAFIA

Araujo VC, Lima CMB, Barbosa ENB, Furtado FP, Charchat-Fichman H. Impact of age and schooling on performance on the brief cognitive screening battery: a study of elderly residents in the city of Rio de Janeiro, Brazil. *Psychology & Neuroscience* 2018;11(3):317-28.

Lima CMB, Alves HVD, Mograbi DC, Pereira FF, Fernandez JL, Charchat-Fichman H. Performance on cognitive tests, instrumental activities of daily living and depressive symptoms of a community-based sample of elderly adults in Rio de Janeiro, Brazil. *Dementia & Neuropsychologia* 2017;11(1):54-61.

Paradela EMP, Lourenço RA, Veras RP. Validação da escala de depressão geriátrica em um ambulatório geral. *Rev Saúde Pública* 2005;39(6):918-23.

Módulo XI Reabilitação e Envelhecimento

EXERCÍCIO, POTÊNCIA AERÓBIA E ENVELHECIMENTO

CAPÍTULO 1

Renato de Oliveira Massaferri
Juliana Pereira Borges

INTRODUÇÃO

Atualmente, o paradigma do envelhecimento sob a ótica da decadência, dependência e perda de controle sobre a própria vida vem sendo substituído pelo modelo do envelhecimento saudável, sobretudo, despindo-se do limitado conceito de saúde pela ausência de doenças e apropriando-se de uma conotação positivista. Isso significa que um indivíduo, mesmo portador de uma doença, poderá sentir-se saudável, desde que seja ativamente capaz de desempenhar funções, atividades, alcançar expectativas e desejos. Em síntese, todo idoso necessita fundamentalmente de autonomia, ou seja, capacidade de decisão e comando, e independência, que permitam a realização de algo por seus próprios meios. Essas capacidades devem ser estimuladas essencialmente por meio de estilos de vida mais saudáveis, nos quais o exercício físico tem participação mandatória.

EXERCÍCIO E POTÊNCIA AERÓBIA

Ainda que o exercício físico não seja capaz de impedir os processos fisiológicos do envelhecimento, existem evidências concretas de que a prática regular de exercício pode, ao menos, minimizar o impacto desse processo e aumentar a expectativa de vida por impedir o desenvolvimento e progressão de doenças crônico-degenerativas e condições incapacitantes. Idealmente, o treinamento físico para idosos deve incluir exercícios aeróbios, de força muscular e de flexibilidade. Nomeadamente, o exercício aeróbio é a modalidade na qual seus benefícios se traduzem no aprimoramento da capacidade cardiorrespiratória, ou potência aeróbia, que pode ser definida como a capacidade de realizar exercício dinâmico de intensidade leve a alta, com grande grupo muscular, por períodos longos de tempo (por exemplo, caminhar, correr, pedalar ou nadar).

A realização efetiva de tal exercício depende do maquinário cardiorrespiratório composto pelos sistemas respiratório, cardiovascular e musculoesquelético, onde cada um tem seu papel fundamental dentro de uma perspectiva em modelo de engrenagem. A maneira mais efetiva de se quantificar a capacidade física de um indivíduo e a integridade funcional desse sistema é medindo o consumo de oxigênio máximo ($VO_{2\,máx}$), elegantemente definido pelo fisiologista Archibald Vivian Hill, em 1923, como o maior volume de oxigênio por unidade de tempo que um indivíduo consegue captar, respirando ar atmosférico. Sob a perspectiva integrativa dos sistemas, o $VO_{2\,máx}$, padrão ouro para medida da potência aeróbia, depende da adequada captação e transporte de oxigênio pelo sistema respiratório e cardiovascular até os músculos em atividade para sua efetiva utilização pelas mitocôndrias.

Uma elevada capacidade cardiorrespiratória, além de beneficiar a capacidade funcional e propiciar autonomia, pode ser considerada o mais potente preditor de mortalidade dentre outros fatores de risco para doença cardiovascular. No entanto, é bem estabelecido que a capacidade cardiorrespiratória apresenta declínio significativo durante o processo de envelhecimento na ordem de 5-9% ao ano a partir da terceira década de vida. Tanto indivíduos ativos quanto inativos sofrem tal redução da potência aeróbia ao longo dos anos, no entanto ainda não é claro se a magnitude de declínio do $VO_{2\,máx}$ de indivíduos ativos é menor em relação àqueles não ativos. Contudo, vale ressaltar que a potência aeróbia de pessoas acima de 50 anos que praticam atividade física regularmente é, em média, 20 a 30% superior àquela de inativos de mesma idade. Isso é importante, pois em idades avançadas, essa diferença pode exercer papel fundamental quando se trata da manutenção da autonomia e qualidade de vida. Dito isso, faz-se necessário o entendimento das alterações relacionadas com o envelhecimento que contribuem para a diminuição da potência aeróbia e quais as implicações de um programa de exercício físico nessas alterações.

Como descrito pela equação do Dr. Adolf Eugen Fick, em 1885, o consumo de oxigênio (VO_2) é igual ao produto do débito cardíaco (Q) (frequência cardíaca × volume sistólico) – componente central – pela diferença arteriovenosa de oxigênio (Dif-avO_2) – componente periférico. Assim, em se tratando de potência aeróbia, a máxima capacidade funcional desse produto [(Q) × Dif-avO_2] determina a capacidade cardiorrespiratória expressa por meio do $VO_{2\,máx}$. Centralmente, a frequência cardíaca (FC) máxima apresenta declínio uniforme com o avanço da idade em torno de 1bpm ao ano, independentemente do nível de treinamento físico ou sexo, em decorrência da menor sensibilidade dos receptores β-adrenérgicos às catecolaminas. No que diz respeito ao volume sistólico máximo ($VS_{máx}$), seu declínio com o avançar da idade é evidente em indivíduos sedentários. Todavia, ainda não há um consenso acerca do papel do exercício físico na prevenção desse declínio.

Apesar da maior dependência dos idosos ao mecanismo de Frank Starling – relação entre estiramento e força de contração do miocárdio – para compensar a redução do Q por meio do $SV_{máx}$, o $Q_{máx}$ encontra-se em declínio com o envelhecimento, mesmo em idosos atletas, contribuindo assim com a redução do $VO_{2\,máx}$ relacionada com a idade. Estudos demonstram uma contribuição relativa da redução da $FC_{máx}$ de 40 a 100% na redução do $Q_{máx}$, que representa importante papel nas alterações centrais relacionadas com a redução do $VO_{2\,máx}$ com o envelhecimento.

Além dessas alterações centrais, a redução no $VO_{2\,máx}$ relacionada com a idade também está claramente associada às alterações da composição corporal, mais especificamente à diminuição da massa corporal magra (MCM) e aumento da massa de gordura. Nesse contexto, Rosen et al. (1998), utilizando um modelo estatístico, sugeriram que 35% do declínio do $VO_{2\,máx}$ relacionado com o envelhecimento pode ser atribuído a perda da MCM. Não obstante, adaptações periféricas ao envelhecimento também incluem redução na Dif-avO_2, refletida pela menor utilização de oxigênio pela MCM. Para ratificar que a diminuição concomitante da MCM e do $VO_{2\,máx}$ não é fruto de um artefato, existe evidência de que pessoas com idade avançada possuem reduzida capacidade aeróbia, independente de perdas na MCM. Contudo, ainda não está claro se isso é consequência de uma menor entrega de oxigênio para o músculo esquelético, ou da inabilidade do maquinário muscular de utilizá-lo.

Embora sejam diversas as alterações relacionadas com o envelhecimento que contribuem para a diminuição da potência aeróbia, acumulam-se evidências demonstrando que o exercício físico é capaz de minimizar o impacto dessas alterações. Sobretudo, o sistema cardiovascular parece ser bastante adaptável ao treinamento, independentemente da idade, uma vez que há evidências de aumentos relativos no $VO_{2\,máx}$ após treinamento físico similares aos observados em indivíduos jovens. No entanto, a identificação de relações ideais do tipo dose-resposta em relação ao treinamento físico para idosos ainda é um grande desafio. Ao mesmo tempo que intensidades mais elevadas têm sido cada vez mais recomendadas para obtenção de adaptações mais expressivas no $VO_{2\,máx}$, deve-se considerar os desejos e anseios do praticante, principalmente no que diz respeito a aderência da população idosa a exercícios de intensidade elevada.

Nesse sentido, é primordial a realização de um teste cardiopulmonar, que irá prover informações cruciais usadas tanto para balizar a prescrição da intensidade quanto para a segurança do praticante. Apesar da dificuldade de apresentar recomendações quanto à intensidade ideal do exercício para idosos, em geral preconiza-se uma faixa entre leve e moderada (40 a 70% do $VO_{2\,máx}$). Outra possibilidade, apesar de frequentemente limitada pelo uso de medicamentos com impacto no sistema cardiovascular, é aplicar o cálculo da FC de reserva, no qual: $FC_{de\,reserva} = (FC_{máx} - FC_{de\,repouso}) \times \% + FC_{de\,repouso}$. Nesse caso, recomendam-se intensidades de 50 a 70% e de 60 a 80% da FC de reserva para idosos sedentários e treinados, respectivamente. Em relação à frequência semanal, parece haver um consenso de que três a quatro sessões, preferencialmente em dias alternados, seriam suficientes para promover benefícios e, ao mesmo tempo, evitar desmotivação, sobrecarga e lesões. Já no que tange à duração da sessão, recomenda-se sessões que podem variar entre 20 a 60 min, de acordo com a intensidade empregada.

CONSIDERAÇÕES FINAIS

Concluindo, em linhas gerais, as recomendações de exercícios aeróbios para idosos (geralmente caminhar, correr, pedalar ou nadar, de acordo com a preferência do praticante) giram em torno de 150 a 300 min por semana quando realizados em intensidade moderada, ou de 75 a 150 min por semana caso o sejam realizados em intensidade vigorosa. As sessões devem ser compostas de, pelo menos, 20 a 30 minutos, podendo ser fracionadas ao longo do dia, alternando-se intensidades moderadas e vigorosas. Habitualmente, idosos são fortemente encorajados a realizar exercícios resistidos para incrementar a força e a capacidade funcional, e assim prevenir a redução da MCM, que está intimamente relacionada com o declínio do $VO_{2\,máx}$. Embora ganhos fisiológicos mais evidentes possam ser observados com o treinamento aeróbio e de força, nenhum programa de treinamento visando a melhora da capacidade funcional global, principalmente preconizado para idosos, deve deixar de contemplar exercícios de flexibilidade e de equilíbrio.

BIBLIOGRAFIA

Azevedo LF, Alonso DO, Okuma SS, Ueno LM, Reis SF, Melo RC. Envelhecimento e exercício físico. In: Negrão CE, Barreto ACP (orgs.). *Cardiologia do exercício: do atleta ao cardiopata*. 3. ed. Barueri: Manole; 2010.

Farinatti PTV (org.). *Envelhecimento, promoção da saúde e exercício: bases teóricas e metodológicas*. São Paulo: Manole; 2008.

Ferrari AU, Radaelli A, Centola M. Invited review: aging and the cardiovascular system. *J Appl Physiol* 2003;95:2591-7.

Harridge SD, Lazarus NR. Physical activity, aging, and physiological function. *Physiology (Bethesda)* 2017;32(2):152-61.

Rosen MJ, Sorkin JD, Golberg AP, Hagberg JM, Katzel LI. Predictors of age-associated decline in maximal aerobic capacity: a comparison of four statistical models. *J Appl Physiol* 1998;84:2163-70.

EXERCÍCIO, FORÇA MUSCULAR E ENVELHECIMENTO

Renato de Oliveira Massaferri

INTRODUÇÃO

Com o aumento significativo no número de adultos idosos no mundo, estima-se que em 2030, só nos EUA, esse número será de aproximadamente 71 milhões. Com o aumento da idade, esses indivíduos tendem a diminuir o nível de atividade física, e, concomitantemente, nota-se a diminuição da tolerância ao esforço e da força muscular. Níveis adequados de força muscular são fundamentais para a preservação da mobilidade funcional para essa população. O sedentarismo, a incapacidade e a dependência são as maiores adversidades da saúde associadas ao envelhecimento. Estima-se que 84% das pessoas, com 65 anos ou mais, sejam dependentes para realizar suas atividades cotidianas. Nesse sentido, a perda de força muscular em idosos tem ganhado destaque dentre as temáticas de pesquisa mais relevantes nesse campo nos últimos anos.

PERDA DE MASSA MUSCULAR

Após a segunda e terceira décadas de vida, verifica-se uma diminuição lenta e imperceptível da força muscular até aproximadamente 50-60 anos nos homens e 40-50 anos nas mulheres. A partir desse momento, os níveis de força começam a declinar de forma mais significativa, em taxas de aproximadamente 12 a 15% por década. Sobretudo, depois dos 65 anos de idade, essas alterações caminham a passos mais largos ainda, em torno de 20-40% entre as sétimas e oitavas décadas de vida. Um dos maiores problemas associados a diminuição de força com o envelhecimento é a progressiva perda do estilo de vida independente e comprometimento da autonomia de ação para atividades cotidianas. Um dos principais fatores que explica o declínio da força em idosos é a redução da massa muscular relacionada com a idade, patologicamente conhecida como sarcopenia.

A sarcopenia é descrita como uma síndrome que tem como sua característica central a perda progressiva e generalizada da massa muscular esquelética. Esse termo tem sido definido de várias formas em virtude das suas relações com outros fatores além da massa muscular, como, por exemplo: a força e a capacidade física. Algumas definições se baseiam na quantidade de massa muscular por área, enquanto outras mais recentes se baseiam na relação da perda da massa muscular com a fraqueza e aumento da inaptidão funcional, uma vez que a incapacidade de levantar-se de uma cadeira e realizar cuidados pessoais está diretamente associada a sarcopenia. Consequentemente, definições mais abrangentes de sarcopenia têm sido adotadas, como os déficits de função muscular esquelética, que incorporam força e capacidade funcional em conjunto com a massa muscular. Ou seja, são avaliados os aspectos quantitativos e qualitativos do tecido muscular esquelético.

O surgimento da sarcopenia manifesta-se de forma progressiva e por uma combinação de múltiplos fatores. Como principais mediadores desse processo destacam-se: fatores hormonais, nutricionais e metabólicos, desde os imunológicos até os neurais. Alterações relacionadas com o envelhecimento, que acometem os sistemas mencionados anteriormente, são passíveis de desencadear adaptações que, em conjunto, comprometem os níveis de força e massa muscular esquelética. No entanto, evidências sugerem que os déficits de função muscular podem ser tratáveis com intervenções de exercício físico, mais especificamente o treinamento resistido – exercícios de força com sobrecarga progressiva onde os músculos exercem uma força contra uma carga externa. Essa modalidade tem-se mostrado um método seguro e eficaz para aumentar a força de adultos mais velhos. Não obstante, relatos recentes também sugerem que melhorias na capacidade funcional e na qualidade de vida têm sido associadas de forma positiva ao treinamento de resistência.

Desta forma, é importante entender melhor como se dão as adaptações relacionadas com a perda da massa muscular e capacidade funcional (sarcopenia) para que o planejamento das intervenções que vão na contramão dessas alterações seja bem-sucedido. Não é novidade que a sarcopenia se manifesta em função de múltiplos fatores, entretanto o presente texto elencará apenas uma parte destes. Entre eles, sobretudo, aqueles que podem contribuir objetivamente para o planejamento de programas de treinamento resistido, foco do presente capítulo. São eles: variação da sarcopenia em função i) do grupamento muscular, ii) do tipo de fibras muscular, iii) do tipo de ação muscular e iv) do nível de condicionamento físico. A partir do esclarecimento dessas questões, facilita-se a tomada de decisão no que diz respeito a combinação das variáveis de prescrição.

Estudos longitudinais, por exemplo, sugerem que os decréscimos de força evoluem de forma diferente em relação aos grupamentos musculares de membros superiores e inferiores. Sendo assim, os achados indicam perdas de força muscular associadas ao envelhecimento, mais acentuadas para os membros inferiores. Adicionalmente, parece que o tipo de ação muscular (concêntrico vs. excêntrico) também pode sofrer alterações específicas com o envelhecimento. Um estudo transversal, que avaliou 346 homens e 308 mulheres de 20 a 93 anos de idade, mostrou que indivíduos mais velhos tendem apresentar mais diminuição da capacidade de produzir força concêntrica, comparado com a excêntrica, independente do sexo. Ou seja, essas adaptações se manifestam da mesma forma, e tanto homens quanto mulheres perdem força na mesma proporção com o avançar da idade, e essa queda é mais acentuada para contração concêntrica.

Em termos práticos, os achados supracitados mostram que programas de treinamento resistido para indivíduos mais velhos devem privilegiar mais os membros inferiores, sendo estimulados, principalmente, em condições de ação muscular concêntrica. Por exemplo, tarefas como levantar de uma cadeira ou subir degraus tendem a ser mais afetadas do que àquelas onde o "freio" (ação excêntrica) é dominante, como, por exemplo, descer degraus, sentar na cadeira ou vaso sanitário. Contudo, isso não significa que trabalhos contendo ações excêntricas, bem como de membros superiores, sejam deixados em segundo plano ou evitados. Embora esses dados colaborem no sentido amplo da prescrição, recomenda-se que cada caso seja avaliado de forma isolada para um melhor entendimento das necessidades individuais.

As alterações relacionadas com a composição do músculo esqueléticos e as taxas de diminuição da força também parecem avançar em diferentes proporções, quando são comparados os diferentes tipos de fibra muscular com o envelhecimento. Estudos comparando indivíduos em diferentes idades mostrou que, com o avançar das décadas, as fibras do tipo II decaíam em maior escala quando comparadas as fibras do tipo I. Não obstante, em relação as capacidades funcionais do músculo, foram observados: aumento no tempo para atingir o pico de torque, declínio na frequência de disparos das unidades motoras, retardo nas propriedades contráteis do músculo e déficit no desempenho para contrações voluntárias rápidas. Todas essas adaptações são reflexo das alterações previamente mencionadas da composição do músculo com o avançar da idade.

Assim, uma vez que as fibras do tipo II são dotadas de maior capacidade de produção de força em menor escala de tempo, sua diminuição implica em modificações relacionadas com o "atraso" dos eventos neurais e mecânicos implícitos na contração muscular esquelética. Ou seja, as atividades que exigem maior velocidade de "tempo de reação", ou maior desenvolvimento de potência muscular (força × velocidade), tendem a ficar mais comprometidas. Nesse sentido, para contrapor a perda mais acentuada do tecido muscular responsável por contrações rápidas e com maior capacidade de geração de tensão (força), exercícios realizados em maior velocidade de execução parecem ser mais vantajosos para indivíduos com idade avançada.

Ratificando as afirmações previamente mencionadas, um estudo de metanálise que realizou uma análise combinada de 377 indivíduos comparou os efeitos do treinamento resistido tradicional (velocidade de execução moderada) com o treinamento de potência (velocidade de execução rápida) sobre atividades funcionais em idosos. Seus achados revelam que o treinamento de potência muscular com altas velocidade de movimento e cargas moderadas (50-60% de 1RM) podem produzir maiores efeitos sobre a funcionalidade do idoso do que o TF convencional. Inclusive, uma vantagem encontrada para o treinamento de potência pode estar relacionada com a menor percepção de esforço quando comparado ao treinamento resistido tradicional, tendo em vista a utilização de menores cargas absolutas.

Porém, esses resultados precisam ser aplicados com muita cautela. Colocar idosos realizando exercícios com sobrecarga e, sobretudo, em velocidade depende de um trabalho de aprendizado motor e uma progressão muito bem planejada para garantir a segurança desse tipo de intervenção. Não é recomendado, em hipótese alguma, que idosos sem experiência no treinamento resistido sejam estimulados a praticar exercícios com sobrecarga em velocidade. Sendo assim, o paradigma do "treinamento seguro" (superprotegido) para idosos, que se apropriam de exercícios de força em condições excessivamente controladas e com velocidades de execução lentas a moderadas, não necessariamente parece ser o que confere os melhores benefícios no que diz respeito a capacidade funcional muscular esquelética.

Por fim, após aprofundamento das questões relacionadas com a sarcopenia, acredita-se que o processo de tomada de decisão relacionado com a prescrição do treinamento de força para idosos seja facilitado. As recomendações metodológicas do *American College of Sports Medicine* (ACSM) para indivíduos idosos sugerem uma frequência semanal de pelo menos duas vezes por semana, com intensidade de moderada a vigorosa (Borg: 5-6), privilegiando tanto exercícios de força tradicionais quanto exercícios com carácter mais funcional (maior transferência para atividades da vida diária). Estes devem ser realizados de 8 a 10, em quantidade, com 2 a 3 séries de 8 a 12 repetições e um intervalo entre as séries de 1 a 3 minutos.

CONSIDERAÇÕES FINAIS

Ainda que o ACSM traga uma recomendação geral, é importante que os conhecimentos abordados ao longo desse capítulo sejam considerados no momento da prescrição do treinamento resistido para adultos idosos.

BIBLIOGRAFIA

Cruz-Jentoft AJ, Baeyens JP, Bauer JM. Sarcopenia: European consensus on definition and diagnosis. *Age and Ageing* 2010;39:412-23.

Farinatti PTV (org.). *Envelhecimento, promoção da saúde e exercício: bases teóricas e metodológicas.* São Paulo: Manole; 2008.

Harridge SD, Lazarus NR. Physical activity, aging, and physiological function. *Physiology (Bethesda)* 2017;32(2):152-61.

Nelson ME, Rejeski WJ, Blair SN, *et al.* Physical activity and public health in older adults: recommendation from the American College of Sports Medicine and the American Heart Association. *Med Sci Sports Exerc* 2007;39(8):1435-45.

Tchopp M, Sattelmayer MK, Hilfiker R. Is the power training or conventional resistance training better for functional in elderly person? A meta-analysis. *Age Ageing* 2011;40:549-56.

REABILITAÇÃO OSTEOARTICULAR E ENVELHECIMENTO

CAPÍTULO 3

Karynne Grutter Lisboa Lopes dos Santos
Paulo de Tarso Veras Farinatti

INTRODUÇÃO

A população brasileira vem apresentando mudanças em sua estrutura etária no sentido de seu envelhecimento e, consequentemente, as doenças relacionadas com a idade passam a ganhar maior atenção nos serviços de saúde. O envelhecimento é um processo contínuo durante o qual ocorre progressivo declínio morfológico e funcional dos sistemas orgânicos, levando ao comprometimento dos componentes da aptidão física relacionados com a saúde, que, somados às limitações clínicas, levam a incapacidades e dependências.

Assim, a realização das atividades da vida diária e, por conseguinte, a manutenção de um estilo de vida ativo vão-se tornando mais difíceis. Nesse contexto, o exercício físico é recomendado na prevenção e reabilitação das doenças que afetam o aparelho locomotor senil, minimizando os sintomas e preservando a função e, consequentemente, reduzindo as incapacidades, otimizando a autonomia funcional e melhorando a qualidade de vida.

Nas próximas sessões serão revisadas as alterações osteomioarticulares no envelhecimento, bem como as formas de prevenção e a terapêutica por meio do exercício físico.

ALTERAÇÕES ESQUELÉTICAS NO ENVELHECIMENTO

A osteoporose é uma doença osteometabólica caracterizada por redução da densidade mineral óssea (DMO) e da microestrutura trabecular, aumentando a fragilidade esquelética e o risco de fraturas. O pico da DMO ocorre ao final da adolescência, declinando após 30-35 anos, de forma mais acentuada em mulheres na pós-menopausa.

A etiologia dessas condições parece estar associada a herança genética, idade, redução da função ovariana que resulta na deficiência de estrogênio, etnia, baixo peso corporal, deficiências de cálcio e vitamina D, tabagismo, alcoolismo e sedentarismo. Com base em sua etiologia, a osteoporose classifica-se em primária tipo I, quando associada à deficiência de estrogênio, e tipo II ou senil, quando relacionada com o envelhecimento, e, ainda, secundária, quando decorre do uso de medicamentos e ou de doenças endócrinas, gastrointestinais, desordens nutricionais, doenças pulmonares, câncer e HIV/AIDS.

Clinicamente, ela se manifesta com dor crônica, deformidades e limitações funcionais, que levam a variados quadros de dependência e, consequente, à redução da qualidade de vida do paciente. Entre os efeitos clínicos mais importantes da fragilidade esquelética, destaca-se a fratura. Nesse sentido, a DMO é reconhecida como fator determinante para o aumento do risco, sendo responsável por mais de 70% da variância da força óssea e com valor preditivo bem estabelecido para a identificação da osteoporose. Mais de 90% das fraturas de quadril em idosos são resultantes de quedas e resultam em problemas graves para o paciente, contribuindo para elevadas taxas de internação hospitalar, incapacidades, redução da autonomia funcional, risco de institucionalização, isolamento social, declínio da saúde e mortalidade.

Quanto ao diagnóstico, os pacientes devem ser avaliados clinicamente e realizar a densitometria da coluna lombar e da porção proximal do fêmur. A identificação da doença em seu estágio inicial ajudará na terapêutica adequada, afim de prevenir perdas ósseas adicionais e fraturas subsequentes, reduzindo, assim, morbidades, institucionalização e mortalidade.

ALTERAÇÕES ARTICULARES NO ENVELHECIMENTO

A osteoartrose (OA) é uma doença articular crônico-degenerativa que se evidencia pelo desgaste da cartilagem hialina e do osso subjacente, levando à redução da amplitude de movimento, incapacidade funcional e dependência. Além de a cartilagem articular, outros componentes, como o osso subcondral, a cápsula articular e o líquido sinovial, também podem ser afetados. Mais de 10% dos indivíduos com idades superiores a 60 anos apresentam OA, mais de 80% desses pacientes apresentam limitações para os movimentos articulares e 25% não conseguem realizar as atividades da vida diária.

Embora a OA possa ocorrer em qualquer articulação do corpo, parece ser mais prevalente em articulações da mão, joelho, quadril e coluna. Clinicamente, caracteriza-se por dor crônica, rigidez articular matinal, inflamação, derrame articular e deformidades, e, quanto aos aspectos radiológicos, observa-se comprometimento da cartilagem articular, redução do espaço articular, formações de osteófitos e esclerose do osso subcondral. Uma vez que a dor dificulta a realização de movimentos, podem ocorrer atrofias musculares.

Alguns fatores parecem estar associados ao desenvolvimento da OA, como a herança genética, idade avançada, sobrepeso, lesões traumáticas ou por esforços físicos repetitivos e problemas ortopédicos prévios. Quanto ao diagnóstico, a história clínica, os exames físico, de imagem e laboratorial são utilizados.

ALTERAÇÕES MUSCULARES NO ENVELHECIMENTO

A importância da massa magra e da força muscular para a manutenção e/ou melhora do desempenho funcional, da autonomia e como preditores de longevidade já foi estabelecida. Aumentos da massa e da força muscular são evidentes até 20-30 anos de idade, atenuando com o avanço da idade pela perda progressiva de neurônios motores de alto limiar de estimulação, afetando especialmente as fibras musculares do tipo II em relação às do tipo I, com consequente redução da área de secção transversa muscular. Estudos transversais mostraram magnitudes de redução da força muscular em torno de 20-40% entre 25 e 65 anos de idade, afetando, em especial, os membros inferiores, com repercussões na redução da velocidade da marcha, na qualidade do passo e no aumento do risco de quedas.

Eventos comuns à senilidade parecem estar associados à etiologia dessas condições, como o declínio na produção de hormônios anabólicos, o aumento de citocinas pró-inflamatórias, a baixa ingestão proteica, a diminuição da função neuromuscular, a disfunção mitocondrial, os fatores genéticos e o sedentarismo.

A sarcopenia, descrita pelo pioneiro Irwin Rosenberg como a redução da massa muscular esquelética associada ao avanço da idade, é um dos aspectos físicos de identificação da síndrome da fragilidade, condição bastante prevalente em idosos e associada ao aumento do risco de quedas, fraturas, incapacidades, dependências, hospitalização, institucionalização e mortalidade. Além da sarcopenia, outros indicadores da fragilidade incluem a redução da força muscular, o autorrelato de exaustão, a diminuição da velocidade da marcha e o baixo nível de atividade física, todos eles relacionados com o desempenho do aparelho locomotor.

Cruz-Jentoft *et al.* propuseram critérios de diagnóstico para a sarcopenia com base na redução da massa magra, da força muscular e do desempenho funcional, classificando-a em categorias e estágios. Quanto à categoria, a sarcopenia pode ser primária quando é associada ao avanço da idade, ou secundária quando existem uma ou mais causas evidentes, como as relacionadas com doenças neurodegenerativas, inatividade física e fatores endócrinos e nutricionais. Quanto ao estágio, pode ser classificada em pré-sarcopenia, quando ocorre redução apenas na massa magra sem o impacto na força muscular e no desempenho funcional; sarcopenia, quando ocorre redução na massa magra e/ou força muscular e desempenho funcional e sarcopenia severa, quando há redução das três condições.

Instrumentos para avaliação da massa magra (tomografia computadorizada, ressonância nuclear magnética, densitometria com emissão de raios X de dupla energia e bioimpedância elétrica), da força muscular (força de preensão manual, flexão e extensão do joelho e pico de fluxo expiratório) e do desempenho funcional (*short physical performance battery, gait speed, timed get up and go test, stair climb power test*) podem ser utilizados no ambiente clínico e na pesquisa.

TRATAMENTO

A atividade física regular é capaz de melhorar o desempenho físico e minimizar ou prevenir o aparecimento de incapacidades ao longo do envelhecimento. A prescrição do exercício físico para a terceira idade deve contemplar os diferentes componentes da aptidão física (composição corporal, aptidão muscular, flexibilidade e aptidão cardiorrespiratória) e, para esses fins, o programa de treinamento deve incluir exercícios de flexibilidade, de força e aeróbios, visto que cada modalidade promoverá diferentes benefícios biológicos.

Os exercícios de flexibilidade, por exemplo, podem melhorar a mobilidade articular, a amplitude de movimento e o padrão da marcha. Sabe-se que a amplitude de movimento está associada à capacidade de realização das atividades do cotidiano e à prevenção de lesões osteomioarticulares, e, portanto, à aptidão funcional. O exercício de força pode promover efeitos positivos na mineralização óssea, ajudando no manejo da osteoporose, na prevenção da instabilidade articular e, possivelmente, na OA, para melhorar o padrão da marcha, diminuindo a ocorrência de quedas e, por conseguinte, de fraturas a ela associadas, e para a sarcopenia, melhorando o desempenho funcional para a realização de tarefas diárias.

O tratamento da osteoporose tem por objetivo prevenir a perda adicional e, até mesmo, melhorar a DMO, prevenir quedas que ocorrem por causa das alterações do equilíbrio e da força muscular e reduzir a ocorrência de fraturas osteoporóticas, bem como das complicações delas advindas.

Com relação a OA, até o momento, parece não haver cura. No entanto, existem formas de administração da sintomatologia e de melhorar a função. O tratamento clínico, por meio de exercícios terapêuticos para manter a articulação funcional, prevenir e/ou retardar a progressão para o dano, controlar o peso corporal e o uso de medicações para a redução da dor e inflamação, e, para a osteoartrose grave, possivelmente cirurgia de substituição articular parecem ser as formas apropriadas de manejo.

Considerando a natureza multifatorial etiológica da sarcopenia, formas de intervenção abrangentes, como dieta adequada com suplementação proteica, terapias farmacológicas e exercícios de força, são apropriadas. Independentemente de qual seja a intervenção, o objetivo da prevenção e do tratamento da sarcopenia será reduzir o declínio da massa magra, melhorar a funcionalidade e prevenir e/ou tratar a incapacidade física.

Orientações domiciliares, diagnóstico precoce e medidas de prevenção são condutas que devem ser adotadas na prática clínica. A termoterapia, eletroterapia e o uso de órteses tem-se mostrado benéficos ao paciente, podendo ser implementados na reabilitação.

CONSIDERAÇÕES FINAIS

O exercício físico, como forma de prevenção e manejo das lesões osteomioarticulares, é capaz de promover a autonomia funcional, reintegrando o idoso ao ambiente de convívio social e, consequentemente, melhorando a autoestima e a qualidade de vida. Medidas preventivas e avaliação clínica prévia para identificar as limitações funcionais, o nível de aptidão física e o diagnóstico precoce poderão nortear a terapêutica adequada, otimizando os objetivos a serem alcançados.

BIBLIOGRAFIA

Chodzko-Zajko WJ, *et al.* Exercise and physical activity for older adults. *Med Sci Sports Exerc* 2009;41(7):1510-30.

Cruz-Jentoft AJ, *et al.* Sarcopenia: European consensus on definition and diagnosis. *Age Ageing* 2010;39(4):412-23.

Farinatti PTV. *Envelhecimento, promoção da saúde e exercício: bases teóricas e metodológicas, volume 1*. Barueri, SP: Manole; 2008

Farinatti PTV. *Envelhecimento, promoção da saúde e exercício: tópicos especiais em aspectos biológicos e psicossociais, volume 2*. Barueri, SP: Manole; 2013.

REABILITAÇÃO CARDIOPULMONAR E ENVELHECIMENTO

Gustavo Gonçalves Cardozo

INTRODUÇÃO
O presente capítulo apresenta aspectos de programas de reabilitação cardíaca (RC) para idosos. Para tanto, discutem-se tópicos relacionados com a fisiologia do exercício, avaliação e prescrições de atividades físicas e diferentes efeitos agudos e crônicos desse tipo de programa na condição clínica dos pacientes, bem como em sua aptidão física e saúde de forma mais geral.

RC NO IDOSO: CARACTERÍSTICAS DA PREVENÇÃO E DO TRATAMENTO
As complicações cardiovasculares e metabólicas estão fortemente associadas ao envelhecimento cronológico e biológico. Dentre elas, podem-se citar as disfunções endoteliais, hipertrofia ventricular esquerda patológica oriunda de hipertensão arterial sistêmica, diminuição da sensibilidade à insulina, dislipidemia e o infarto agudo do miocárdio (IAM). Este último pode gerar nos idosos um quadro de insuficiência cardíaca (IC), ou seja, o coração perde o seu potencial mínimo de ejeção para que as funções periféricas normais sejam realizadas no cotidiano. Os principais documentos científicos recomendam que esses sujeitos participem de programas de RC, que permitam, por meio da atuação de trabalho multiprofissional, melhorar as suas condições clínicas e restituir sua capacidade físico-funcional.

Normalmente, a maioria da população idosa que sofre o IAM apresenta obstrução significativa em algum(ns) ramo(s) da artéria coronária, comprometendo a irrigação do miocárdio. Para compreender os possíveis benefícios que indivíduos idosos podem ter ao participar de programas de reabilitação cardiovascular, devem-se conhecer os aspectos preventivos e de tratamento do evento agudo coronariano. No que diz respeito aos aspectos preventivos, podem ser citados o auxílio farmacológico para estabilização das placas de ateroma e o controle de variáveis hemodinâmicas, e a mudança no estilo de vida com dieta e atividade física regular. Quanto ao tratamento, a atividade física é de suma importância no aumento da capacidade periférica, pois ela proporciona melhorias significativas da capacidade oxidativa da musculatura esquelética, algo que apresenta efeito protetor ao miocárdio nas atividades cotidianas. Além disso, a atividade física gera melhoria na capacidade central, aumentando o potencial de ejeção sanguínea do miocárdio, diminuindo a frequência de arritmias e a reincidência de IAM.

BENEFÍCIOS DA RC EM IDOSOS
Estudos demonstram um crescimento na sobrevida de grupos que, após o IAM, aumentam o potencial periférico e central do consumo de oxigênio pelos programas de RC. Foi

igualmente demonstrado que a pressão arterial diminui, contribuindo para o declínio da mortalidade por doenças cardiovasculares. Isso, geralmente, é obtido pela condução de programas de RC com predominância de exercícios aeróbios.

A melhoria da aptidão cardiorrespiratória faz com que o estresse do miocárdio para atividades submáximas seja menor, ou seja, o duplo-produto, após um processo de condicionamento físico, passa a ser menor para uma mesma exigência de esforço. Isso passa a oferecer uma segurança maior na realização das atividades cotidianas. Mas o grande efeito protetor da atividade física para a reincidência de IAM em indivíduos com IC, conforme demonstrado em estudos experimentais, remete a uma melhor modulação do sistema nervoso autonômico, diminuindo a atividade simpática de repouso. Além desses efeitos primários, outros benefícios secundários parecem ser alcançados com a inserção dos indivíduos idosos em programas de RC, dentre eles uma diminuição da pressão arterial pós-esforço, da frequência cardíaca de repouso, dos níveis basais de insulina, do LDL e do percentual de gordura corporal. Destacam-se, ainda, o aumento da sensibilidade à insulina, do HDL, do metabolismo basal e da massa corporal magra.

RECOMENDAÇÕES METODOLÓGICAS DA AVALIAÇÃO E PRESCRIÇÃO DE ATIVIDADE FÍSICA NA RC

- *Avaliação pré-participação:* a avaliação pré-participação é de suma importância, pois por meio dela pode-se realizar uma triagem em um serviço de RC. Geralmente, esta avaliação é feita seguindo as normas dos principais consensos científicos para grupos com disfunções cardiometabólicas. Nesse contexto, encontram-se alunos com diversos fatores de risco para eventos cardiovasculares que merecem atenção em um programa de atividade física. Não é incomum lidar-se com idosos que exibem complicações clínicas relevantes, como arritmias, miocardiopatias, coronariopatias, doenças metabólicas, do aparelho respiratório e outras. Tendo ciência dos aspectos clínicos e funcionais, por meio de exames complementares, realiza-se uma prova funcional de esforço: um teste de exercício (ergométrico ou ergoespirométrico) que apresenta a característica de levar o indivíduo ao pico de sua capacidade cardiorrespiratória e/ou funcional com as suas condições clínicas preservadas. O protocolo do teste pode ser em rampa ou escalonado, sendo interrompido quando o idoso apresenta algum sinal ou sintoma que possa afetar a sua integridade física. Geralmente, o teste é acompanhado por um especialista em análise de testes metabólicos que consiga identificar e correlacionar os diversos registros com as complicações clínicas adversas. São obtidos registros eletrocardiográficos, de gases inspirados e expirados, da saturação de oxigênio, da potência de esforço individual e das respostas inotrópicas e cronotrópicas do miocárdio. Na avaliação pré-participação, também são feitas medidas antropométricas, da composição corporal, posturais, da força muscular e da flexibilidade. Por meio desses dados são feitos ajustes para prescrição de atividade física.
- *Prescrição de atividade física:* a seleção e a administração dos conteúdos da prescrição de atividade decorrem dos dados clínicos e da avaliação pré-participação, os quais analisam obrigatoriamente as capacidades dos participantes em responderem às exigências de um programa de atividade física. Tais exigências envolvem três dimensões essenciais da saúde dos idosos cardiopatas: física, psicológica e social. Os centros de RC buscam trabalhar, principalmente, no âmbito da melhoria da aptidão física, ou seja, na melhoria da dimensão física. Trabalha-se a aptidão física por meio dos desenvolvimentos da força muscular, flexibilidade, aptidão cardiorrespiratória e composição corporal. De forma

geral, a prescrição segue as recomendações dos principais consensos científicos para grupos com complicações cardiovasculares, exceto em casos especiais que não suportam as exigências físicas mínimas recomendadas.

CONSIDERAÇÕES FINAIS

Programas de RC vêm sendo sugeridos como estratégias de tratamento e prevenção cardiovascular, sendo frequentemente elaborados para indivíduos idosos. Para colimação de seus objetivos de reinserção social do paciente, é importante que haja atuação de equipes multidisciplinares tanto na terapia presencial quanto no auxílio para mudanças no estilo de vida após alta. Programas de RC apresentam elevado potencial na melhoria da expectativa e da qualidade de vida de idosos cardiopatas. Portanto, seria importante o investimento na ampliação das oportunidades de engajamento nesse tipo de programa, com a implantação de novos serviços cujo atendimento seja compatível com a demanda de pacientes que deles necessitam.

BIBLIOGRAFIA

American College of Sports Medicine. *ACSM's guidelines for exercise testing and prescription*. 9th ed. Baltimore: Lippincott Williams & Wilkins; 2014.

Cardozo GG, Oliveira RB, Farinatti PTV. Effects of High Intensity Interval versus Moderate Continuous Training on Markers of Ventilatory and Cardiac Efficiency in Coronary Heart Disease Patients. 2015;2015:192479.

Pollock ML, Wilmore JH. *Exercícios na saúde e na doença: avaliação e prescrição para prevenção e reabilitação*. Tradução: Maria Cristina A. de Souza. 2. ed. Rio de Janeiro: Medsi; 1993.

REABILITAÇÃO NEUROMOTORA, ACIDENTE VASCULAR ENCEFÁLICO E ENVELHECIMENTO

CAPÍTULO 5

Wendell Leite Bernardes

INTRODUÇÃO

O acidente vascular encefálico (AVE) é caracterizado por uma síndrome clínica, tendo normalmente origem vascular (isquemia ou hemorragia), que produz alterações neurológicas com manifestações sensitivas, motoras e cognitivas. A ocorrência da doença cerebrovascular (DCV) vem-se tornando cada vez mais frequente e com alta taxa de prevalência e incidência em indivíduos idosos, principalmente na faixa etária entre 60 a 80 anos tanto em homens quanto mulheres. Tal fato ocorre em decorrência do agravamento ou aumento da presença de fatores de risco nesta população, como, por exemplo, a hipertensão arterial sistêmica (HAS), diabetes, obesidade e sedentarismo. Entretanto, grande parte da população acometida por AVE sobrevive, apresentando, contudo, sequelas, dentre as quais se destacam as disfunções neuromusculares.

Estudos têm demonstrado que os prejuízos neuromusculares, vivenciados pelos indivíduos hemiparéticos por sequela de AVE, levam-nos a adotar um estilo de vida sedentário, com consequente diminuição da tolerância ao esforço. Vários são os fatores responsáveis pela diminuição da capacidade funcional desses indivíduos. Dentre eles, destacam-se: a) diminuição do consumo máximo de oxigênio ($VO_{2\,máx}$); b) diminuição do fluxo e diâmetro vascular, com consequentes alterações no metabolismo oxidativo, principalmente nos músculos paréticos; c) diminuição na velocidade de propagação e quantidade de impulsos nervosos e do potencial de recrutamento das unidades motoras (paresia), atrofia muscular, diminuição da capacidade oxidativa muscular; d) déficit no equilíbrio e controle motor; e) fadiga muscular.

A conjuminação desses fatores contribui com o declínio da capacidade de indivíduos hemiparéticos realizarem atividades de vida diária, afetando negativamente a sua qualidade de vida, tanto no aspecto físico quanto emocional. Assim, de maneira geral, aceita-se que alterações vasculares, metabólicas e musculares constituem importantes marcadores fisiológicos, que poderiam justificar os impactos negativos na capacidade funcional de indivíduos hemiparéticos.

AVALIAÇÃO

Com base em avanços tecnológicos, alguns pesquisadores vêm utilizando instrumentos mais precisos para avaliar a hemodinâmica, o metabolismo muscular e o consumo máximo de oxigênio em indivíduos com sequelas neurológicas. Com relação à função hemodinâmica, estudos com ultrassonografia demonstraram que o fluxo sanguíneo, o diâmetro e a velocidade de pico de fluxo apresentam uma redução significativa dessas variáveis no membro inferior parético. Tais achados, também, foram confirmados pela análise do fluxo sanguíneo de repouso e a hiperemia reativa, por meio da plestimografia de oclusão venosa de mercúrio, demonstrando igualmente haver uma redução significativa de fluxo sanguíneo do membro inferior parético, quando comparado com o não parético. Tais alterações no remodelamento vascular estariam associadas à redução da demanda metabólica muscular pela inatividade física após o acidente vascular encefálico.

No que diz respeito às alterações metabólicas, exames de tomografia computadorizada (TC) e DEXA (absormetria radiológica de raios X) indicaram uma importante atrofia muscular e aumento do conteúdo de gordura intramuscular no membro inferior parético, quando comparado ao não parético, alterações confirmadas pela biópsia muscular. O membro parético exibiu mudanças no metabolismo e composição das fibras musculares, com redução da proporção de fibras de contração lenta (metabolismo oxidativo) em relação às fibras de contração rápida. Tais modificações podem estar relacionadas com as alterações neuromusculares que ocorrem após o AVE, ajudando a explicar a fadiga muscular precoce do membro inferior parético durante a realização de exercícios contínuos. Por outro lado, o desuso e a inatividade física poderiam estar na origem da significativa atrofia desta musculatura.

O consumo máximo de oxigênio ($VO_{2\,máx}$) é uma variável fisiológica de extrema importância para quantificar a capacidade cardiorrespiratória, além de ser um importante indicador de saúde cardiovascular na população em geral, e tal marcador fisiológico encontra-se extremamente reduzido em idosos hemiparéticos por sequela de AVE, impactando negativamente na capacidade destes indivíduos em realizarem suas atividades de vida diária com maior independência, gerando grande prejuízo em sua qualidade de vida.

INTERVENÇÃO

A fim de compensar, em parte, essas modificações fisiológicas negativas, estudos vêm indicando determinadas modalidades de exercícios para essa população. O objetivo principal seria promover aumento da força e resistência muscular à fadiga, bem como da capacidade aeróbia e capacidade funcional geral. Apesar de a maioria dos indivíduos acometidos por AVE terem que conviver com a sequela motora, programas de exercícios têm demonstrado ser capazes de gerar melhora da capacidade física, com consequente melhora da autoestima e qualidade de vida, além de proporcionarem redução dos fatores de risco potencialmente capazes de ocasionar um novo evento vascular.

Desta forma, os exercícios aeróbios e resistidos vêm sendo inseridos, sistematicamente, ao programa de reabilitação para esta população, com resultados satisfatórios para melhora do controle glicêmico e resistência insulínica, aumento da capacidade cardiorrespiratória, melhora do equilíbrio e coordenação, aumento da velocidade da marcha, além de induzir maior ativação de áreas cerebrais responsáveis pelo controle da modulação do equilíbrio e automatismo da marcha, sugerindo uma provável ativação da plasticidade neuronal nesta região do cérebro.

Outros estudos poderiam ser mencionados com resultados similares. A título de exemplo, o Quadro 1 ilustra alguns estudos com as atividades comumente prescritas para essa população, com as respectivas adaptações fisiológicas e funcionais ao treinamento.

Enfim, como se pode perceber, a realização de exercícios aeróbios e resistidos parece promover adaptações morfofuncionais vasculares, musculares e cardiorrespiratórias importantes, que contribuem para a melhora do controle motor e redução de fatores de risco agravantes para doença vascular cerebral. Para tanto, em publicação recente, Billinger *et al.* propuseram, como recomendações metodológicas de exercício para esta população, uma frequência semanal de 2 a 3 vezes por semana de exercícios resistidos de uma a três séries com 10 a 15 repetições com exercícios envolvendo os grandes grupamentos musculares a 50-80% de 1RM; exercícios aeróbios de 3 a 5 vezes por semana com duração de 20 a 60 minutos com intensidade de 40 a 70% do VO_2 de reserva ou 55 a 80% da frequência cardíaca de reserva e com uma percepção subjetiva de esforço entre 4 e 6 pela escala de Borg (Borg 0-10); exercícios de flexibilidade 2 a 3 vezes por semana e tais modalidades de exercícios, devendo ser sempre associadas a exercícios neuromusculares de equilíbrio, coordenação e marcha. É importante ressaltar que, dentro do programa de reabilitação destes indivíduos, os objetivos principais são a melhora do controle motor, independência funcional e qualidade de vida.

Quadro 1. Adaptações Fisiológicas às Modalidades de Exercícios em Indivíduos Hemiparéticos Crônicos por Sequela de AVE

Estudo	Modalidade de treinamento	Frequência, intensidade	Resultados
Potempa (1995) (n = 42)	Aeróbico (cicloergômetro)	30 min/2× sem/10 sem 30 a 50% $FC_{máx}$	Aumento da carga de trabalho no cicloergômetro; aumento no tempo de exercício no ciclo; aumento do $VO_{2máx}$
Dean et al. (2000) (n = 12)	Circuito (aeróbico + resistido)	60 min/3× sem/4 sem	Aumento da velocidade da marcha e da resistência muscular; aumento da força muscular de MMII para sentar e levantar
Rimmer et al. (2000) (n = 35)	Aeróbico Resistido Flexibilidade	60 min/3× sem/12 sem	Aumento do $VO_{2\,pico}$ e da força muscular de MMII e da flexibilidade de ísquiotibiais
Kim et al. (2001) (n = 20)	Treinamento Resistido (dinamômetro isocinético)	30 min/3× sem/6 sem	Aumento da força muscular e da velocidade da marcha
Macko et al. (2005) (n = 61)	Aeróbico (esteira ergométrica)	30 min/3× sem/24 sem 60 a 70% FC reserva	Aumento do $VO_{2\,pico}$ e da velocidade da marcha; aumento da distância no TC6
Luft et al. (2008) (n = 71)	Aeróbico (esteira ergométrica)	40 min/3× sem/24 sem 40 a 60% FC reserva	Aumento do $VO_{2\,pico}$ Aumento da velocidade da marcha
Billinger et al. (2010) (n = 12)	Aeróbico e Resistido (isocinético Biodex)	3× sem/4 sem Total 40 séries; 40 repetições/série 60 a 70% FCR	Aumento do fluxo, diâmetro e velocidade de pico de fluxo para grupamento muscular treinado

BIBLIOGRAFIA

Billinger SA, Arena R, Bernhardt J, Eng JJ, Franklin BA, Johnson CM, *et al*. Physical activity and exercise recommendations for stroke survivors: a statement for healthcare professionals from the American Heart Association/American Stroke Association. *Stroke* 2014;45(8):2532-53.

Hafer-Macko CE, Ryan AS, Ivey FM, Macko RF. Skeletal muscle changes after hemiparetic stroke and potential beneficial effects of exercise intervention strategies. *J Rehabil Resear Developm* 2008;45:261-72.

Mackay-Lyons MJ, Howlett J. Exercise capacity and cardiovascular adaptations to aerobic training early after stroke. *Top Stroke Rehabil* 2005;12:31-44.

Strong K, Mather C, Bonita R. Preventing stroke: saving lives around the world. *Lancet Neurol* 2007;6:182-87.

Umphered D. *Reabilitação Neurológica*. São Paulo: Ed Manole; 2004.

Módulo XII

Síndromes na Prática Geriátrica

SÍNDROMES GERIÁTRICAS NA PRÁTICA CLÍNICA

CAPÍTULO 1

Virgílio Garcia Moreira

INTRODUÇÃO

Por síndrome compreendemos um conjunto de sinais e sintomas que se coadunam expressando-se e definindo uma condição clínica. Descritas pela primeira vez em 1969 por Isaacs, as síndromes geriátricas foram sendo reconhecidas e investigadas ao longo das últimas décadas. Atualmente as mesmas são identificadas como um conjunto de condições que não conseguem ser claramente categorizadas e, apesar de extremamente heterogêneas, carregam inúmeras características em comum como sua alta prevalência no envelhecimento, sua associação a desfechos indesejáveis, além de acometerem múltiplos sistemas. Nos idosos, não raramente, tais síndromes estão sobrepostas e o diagnóstico de uma única condição é de difícil realização. Desta forma, complexidade desta identificação exige por parte do terapeuta ainda maior técnica e perspicácia diagnóstica.

Em 2007, Inouye *et al.*, em uma especial reflexão sobre o tema, trouxeram à tona a necessidade específica de fundamentação das síndromes geriátricas, uma vez que, apesar de tão discutidas no cenário do envelhecimento, são pouco esclarecidas sua fisiopatologia e suas medidas de prevenção.

Como observado na Figura 1, as síndromes geriátricas possuem efeitos em múltiplos sistemas, promovendo uma acelerada vulnerabilidade em seu participante. Diferente do jovem que para maioria das síndromes apresenta uma via etiopatogênica em comum, no

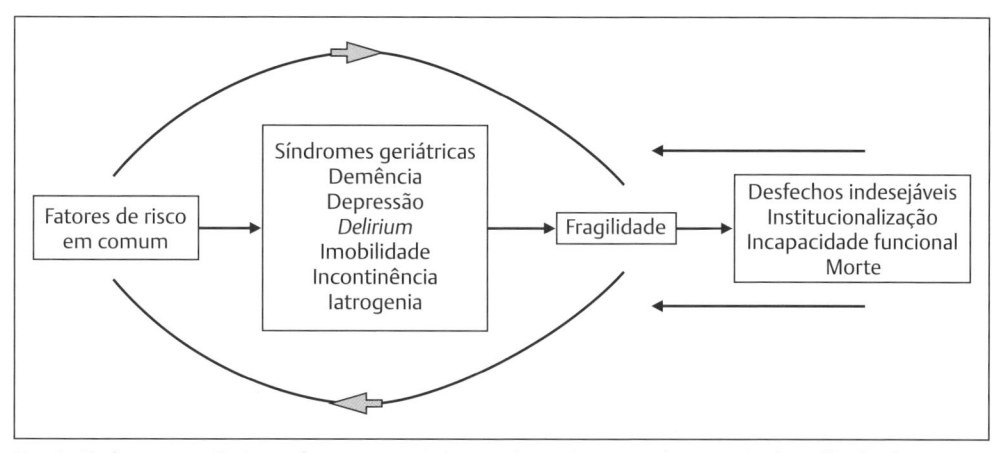

Fig. 1. Síndromes geriátricas e fatores associados coadunando para sobreposição de múltiplos fatores e desfechos indesejáveis.

idoso, tal via é múltipla, dificultando o diagnóstico e a abordagem terapêutica. No Brasil, o reconhecimento e a classificação das síndromes geriátricas vêm permitindo o sistema de saúde organizar as diversas propostas na atenção ao idoso. Na Figura 2, observamos o modelo proposto por Moraes *et al*. Calcado no cerne da Geriatria, autonomia e independência, estes autores propõem que a insuficiência cerebral, instabilidade postural, imobilidade, incontinência, iatrogenia e insuficiência familiar façam parte da investigação peremptória nos sistemas de saúde no Brasil. A aplicação deste modelo é fruto da observação clínica e é vista com grande apreço por parte dos especialistas, além de apresentar um corpo de evidências a seu favor. Entretanto, o rigor da ciência deve pesar sobre o modelo para que, de fato, comprove-se sua eficácia.

SÍNDROMES GERIÁTRICAS

A primeira das síndromes, a insuficiência cerebral, é subdividida em três diagnósticos principais: demência, *delirium* e depressão. Cada uma delas traz sua repercussão na autonomia, independência e qualidade de vida do idoso, uma vez que tais condições podem ser sobrepostas e até mesmo erroneamente confundidas entre si.

A instabilidade postural pode ser de difícil diagnóstico e sua investigação compreende o reconhecimento dos diversos sistemas que podem estar envolvidos, como musculoesquelético, cardiovascular, neurológico, vestibular, visual, além, claro, dos fatores extrínsecos.

A incontinência urinária e fecal são duas condições que se correlacionam entre si. É mais provável o idoso apresentar ambas em conjunto do que, por exemplo, incontinência urinária isolada. Todavia é fundamental sua investigação já que 20% dos idosos acreditam que "perder urina" faz parte do envelhecimento. O simples ato de perguntar se nosso paciente está perdendo urina possui alta sensibilidade em identificar o problema.

A síndrome de imobilidade é uma entidade clínica reconhecida por meio de seus sinais maiores e menores. Geralmente seus portadores encontram-se nas fases mais avançadas das limitações observáveis. Déficit cognitivo moderado a grave e múltiplas contraturas são reconhecidos como sinais maiores. A existência de sofrimento cutâneo com a presen-

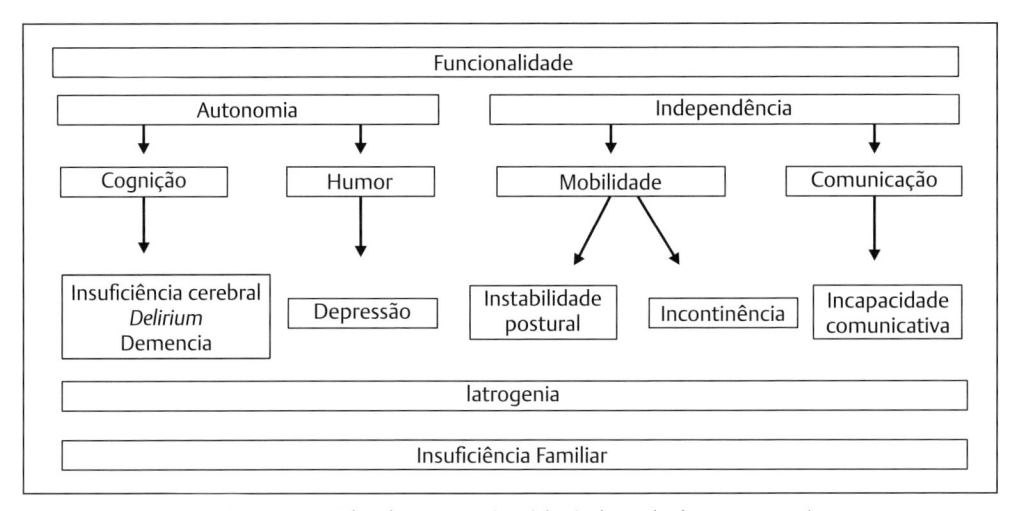

Fig. 2. Síndromes geriátricas em redes de atenção à saúde. (Adaptada de Moraes EN.)

ça de úlceras de pressão, disfagia, afasia ou dupla incontinência são identificados como sinais menores. A presença de um critério maior e dois menores definem a imobilidade.

A ciência busca, por meio do uso de medicações, soluções para inúmeras doenças. Porém seu uso livre e irrestrito, sem o crivo da avaliação criteriosa, é de grande preocupação, em especial naqueles com inúmeras comorbidades. Seus sistemas orgânicos sofrem modificações desde os mecanismos de absorção e eliminação, interferindo diretamente na farmacocinética e dinâmica de cada uma das drogas, podendo gerar grave iatrogenia. Definida no Brasil como o uso de cinco ou mais drogas, a polifarmácia traz repercussões severas onde, muitas das vezes, temos tamanha interação droga a droga que, em algumas situações, seus efeitos podem ser drasticamente aumentados ou até reduzidos. Conhecer o medicamento, o paciente e as relações estabelecidas entre o médico e o paciente são fundamentais para o sucesso terapêutico. Apesar da preocupação quanto ao uso de cinco ou mais medicações, é importante considerar o conceito qualitativo de cada droga. Um idoso jovem portador de patologias, como diabetes, hipertensão arterial, dislipidemia, hiperuricemia, coronariopatia, estará utilizando, em média, cinco ou mais medicações. Entretanto, cada uma destas drogas tem um papel para prevenção ou até mesmo auxiliam em possíveis remodelações orgânicas que se agravariam caso as medicações ali não estivessem.

Cabe ressaltar que, no estudo das síndromes geriátricas, algumas condições estão sendo incluídas, entre elas a síndrome de fragilidade e a **ignorância**. A primeira será pormenorizada em capítulo específico. A segunda refere-se ao fato do profissional de saúde ignorar as modificações biológicas, psicológicas e sociais da senescência. Seu não reconhecimento interfere amplamente na forma como fazemos nossas intervenções, atribuindo melhora ou piora clínica a nossos pacientes.

CONSIDERAÇÕES FINAIS

Cada uma destas síndromes será analisada nos capítulos subsequentes, contudo é importante salientar ao leitor que este é somente um ponto de partida para o futuro aprofundamento sobre o tema. O papel deste capítulo é exclusivamente estimular o leitor quanto a curiosidade investigativa e servir de guia para seu estudo.

BIBLIOGRAFIA

Moraes EN. Atenção à saúde do idoso: aspectos conceituais. Brasília: OPAS; 2012.
Halter JB, Ouslander JG, Sudenski S. Hazzard`s geriatric medicine and gerontology. 17th ed. New York: MacGraw Hill; 2017.
Inouye SK, Studenski S, Tinetti ME, Kuchel GA. Geriatric syndromes: clinical, research, and policy implications of a core geriatric concept. *J Am Geriatr* Soc 2007;55(5):780-91.
Isaacs B. Some characteristics of geriatric patients. Scott Med J 1969;14(7):243-51.
Moraes EN, Marino M, Santos RR. Main geriatric syndromes. *Rev Med Minas Gerais* 2009;20(1):12.

INSTABILIDADE POSTURAL E QUEDAS

CAPÍTULO 2

Flávia Moura Malini Drummond

INTRODUÇÃO
As quedas são eventos frequentes na população idosa e podem ser definidas como um deslocamento não intencional do corpo para um nível inferior à posição inicial do corpo, com incapacidade de correção em tempo hábil, determinado por circunstâncias multifatoriais que comprometem a estabilidade. Aproximadamente 30% dos idosos têm, ao menos, uma queda ao ano, sendo esta prevalência maior após os 75 anos. Entre os idosos que sofrem quedas, um em cada 40 será hospitalizado e, desses, apenas metade estará vivo um ano depois (Quadro 1).

FATORES DE RISCO
As quedas possuem múltiplos fatores de risco, sendo consideradas, portanto, um evento multifatorial. Estes fatores podem ser classificados em intrínsecos, que são os decorrentes de alterações fisiológicas relacionadas com envelhecimento, doenças e efeitos dos fármacos, e extrínsecos, que são fatores relativos às circunstâncias e condições ambientais (Quadro 2).

CONSEQUÊNCIAS DAS QUEDAS EM IDOSOS
- Risco de institucionalização.
- Perda de capacidade funcional.
- Redução da atividade física/descondicionamento.
- Depressão/ansiedade.
- Perda de autoestima.
- Restrição de atividades/isolamento social.
- Medo de quedas.
- Fraturas ou outras lesões.
- Internação hospitalar.
- Morte.

Quadro 1. Circunstâncias Comuns de Quedas
- Cerca de 16% das quedas ocorrem no horário da noite, parte envolvendo uma ida rápida ao banheiro
- Tropeços, escorregões
- Tonteiras
- Durante o banho
- Ao andar, virar ou sentar

Quadro 2. Fatores de Risco para Quedas

Fatores intrínsecos	Fatores extrínsecos
▪ Idade avançada ▪ Sexo feminino ▪ Medo de quedas ▪ Doenças crônicas, como: hipertensão arterial, diabetes, doenças cardíacas ▪ Polifarmácia ▪ Incontinências ▪ Depressão ▪ Sarcopenia/fragilidade ▪ Declínio cognitivo ▪ Hipotensão postural ▪ Alterações sensoriais (visuais, auditivas, vestibulares e somatossensoriais) ▪ Doenças neurológicas (AVE, Parkinson, ataxias, demências) ▪ Uso de drogas psicoativas ▪ Dor ▪ Alterações de marcha/instabilidade postural	▪ Iluminação inadequada ▪ Tapetes ▪ Falta de adaptação ambiental, como corrimões ▪ Calçados inadequados ▪ Animais de estimação ▪ Pisos escorregadios/molhados ▪ Móveis soltos ▪ Desníveis no chão

Para se evitar uma queda é necessário que haja uma complexa interação entre redes neurais, estruturas musculoesqueléticas, regulação adequada de tônus muscular, processamento adequado das informações sensoriais (córtex cerebral, visão, audição, sensibilidade superficial e propriocepção), além de concentração e cognição. Determinar as relativas contribuições de doenças preexistentes, limitações e condições de saúde para o risco de quedas pode auxiliar na elaboração de estratégias de prevenção, tanto em uma abordagem em nível populacional, como individual, na prática clínica.

INSTABILIDADE POSTURAL EM IDOSOS

No processo de envelhecimento, ocorre um declínio das habilidades psicomotoras, o que inclui alterações posturais e de equilíbrio, que irão alterar a marcha. A prevalência destas alterações na população idosa é alta, com estimativas que variam de 8 a 19%. A marcha segura e efetiva é um marcador de independência ao longo dos anos. Os idosos podem apresentar aumento do balanço corporal na posição ortostática, inabilidade de apresentar reações de passo efetivas em situações de perturbações e dificuldade em manter o controle de seu centro de massa e pressão em relação ao seu limite de estabilidade. As reações variam de acordo com as perturbações impostas durante a marcha. O ambiente e a tarefa também influenciam na demanda das reações antecipatórias e compensatórias que devem ocorrer de forma efetiva para que não ocorra uma queda (Quadro 3).

Quadro 3. Características de Alterações de Marcha em Idosos

▪ Diminuição da velocidade ▪ Diminuição do comprimento e da altura do passo ▪ Diminuição da cadência (número de passos por minuto) ▪ Diminuição do tempo de apoio simples	▪ Diminuição do balanço de membros superiores ▪ Aumento da base de apoio ▪ Desvio de linha média ▪ Dificuldade para virar-se ▪ Maior variabilidade

AVALIAÇÃO DO RISCO DE QUEDAS

A avaliação do risco de quedas deve levar em consideração os múltiplos fatores de risco, portanto deve ser realizada por equipe interdisciplinar e ser multidimensional. Deve ser realizada em idosos com histórico de quedas ou que apresentem fatores de risco a quedas. A avaliação deve conter os aspectos apresentados nos Quadros 4 e 5.

O manejo do risco de quedas deve ser fundamentado em uma intervenção multifatorial, com base em alguns pilares: exercícios terapêuticos, manejo clínico, modificações ambientais e prover educação e informação para os idosos e seus cuidadores.

Os exercícios devem focar no treino de equilíbrio, fortalecimento muscular, otimizar a mobilidade, treino de marcha e transferências. Deve-se focar ao menos 50% do tempo de uma sessão de treinamento nos exercícios de equilíbrio, que devem ser instituídos de forma progressiva. O objetivo é que o idoso alcance um nível funcional que o permita ter uma marcha considerada segura e estável. Devem incluir diferentes superfícies de apoio, terrenos irregulares, apoio unipodal, obstáculos, inclinações, giros sobre o próprio corpo e objetos e treino de tarefa dupla. A prática dos exercícios irá permitir que o idoso crie ou aperfeiçoe estratégias sensoriais, aumente sua orientação no espaço e estratégias motoras, permitindo maior controle do seu centro de massa em situações de perturbações externas.

Quadro 4. Avaliação do Risco de Quedas

1. Histórico da queda/avaliação da percepção do indivíduo sobre o seu risco de cair e medo de quedas	▪ Número de quedas, local, como ocorreu, se conseguiu se levantar sem ajuda, sintoma no momento da queda (perda de consciência);
2. Avaliação dos pés e calçados	▪ Consequência da queda: lesão, fratura, procurou serviço de saúde, internação, imobilização
3. Capacidade funcional	▪ Atividades básicas de vida diária (AVD); atividades instrumentais da vida diária (AIVD) e uso de dispositivos de auxílio à marcha (bengala, muletas, andadores)
4. Função neurológica, acuidade visual	▪ Cognição, nervos periféricos de membros inferiores, propriocepção, força muscular, reflexos, tônus, função cortical, extrapiramidal e cerebelar
5. Função cardiovascular	▪ Frequência cardíaca, ritmo, pulso, pressão arterial, hipotensão postural
6. Medicamentos	▪ Prescrição, dosagens e interação medicamentosa, psicotrópicos
7. Avaliação ambiental	▪ Ambiente domiciliar e externo

Quadro 5. Instrumentos para a Avaliação do Equilíbrio, Marcha, Mobilidade e Desempenho Físico

- Teste do Alcance Funcional
- Escala de Equilíbrio de Berg
- *Timed Get up and Go Test* (TGUG)
- *Best Test/Mini Best Test*
- Índice de Marcha Dinâmica
- *Performance Oriented Mobility Assessment* (POMA-BR)
- *Short Physical Performance Battery* (SPPB)
- *Falls Efficacy Scale – International* (FES-I-BR)

BIBLIOGRAFIA

American Geriatrics Society/British Geriatrics Society. Summary of the update American Geriatrics Society/British Geriatrics Society clinical practice guideline for prevention of falls in older persons. *J Am Geriatr Soc* 2011;59:148-57.

Cruz-Jimenez M. Normal changes in gait and mobility problems in the elderly. *Phys Med Rehabil Clin N Am* 2017;28:713-25.

Horak FB. Postural orientation and equilibrium: what do we need to know about neural control of balance to prevent falls? *Age Ageing* 2006;35-S2.

Masud T, Morris RO. Epidemiology of falls. *Age Ageing* 2001 Nov 30;(Suppl 4):3-7.

Nnodium JO, Yung RL. Balance and its clinical assessment in older adults – a review. *J Geriatr Med Gerontol* 2015;1(1).

INSUFICIÊNCIA CEREBRAL – *DELIRIUM* E DEMÊNCIA

CAPÍTULO 3

Luiz Eduardo D'Almeida Machado Sampaio

DELIRIUM

O *delirium* é uma das mais antigas síndromes descritas na literatura médica. O Quadro 1 mostra os atuais critérios diagnósticos baseados no DSM-V.

O *delirium* pode-se manifestar de uma forma hiperativa, hipoativa ou mista. É comum também que o paciente curse com sintomas de delírios e alucinações.

Cerca de 30% dos idosos desenvolvem *delirium* durante uma internação hospitalar. O risco aumenta em idosos submetidos à cirurgia ou internados em Unidade de Terapia Intensiva (UTI), onde a incidência atinge impressionantes 70%. O *delirium* aumenta o tempo de internação, as comorbidades (pneumonia, úlceras de decúbito, quedas), o risco de institucionalização e a mortalidade em até seis meses após o evento. Após dois anos, cerca de 2/3 dos pacientes não conseguem readquirir completa independência e 50% deles abre um quadro de demência.

Em relação à fisiopatologia, a maior parte dos estudos indicam que o *delirium* se desenvolve por meio de uma desregulação de um ou mais neurotransmissores cerebrais (acetilcolina, dopamina, serotonina, entre outros). Isso leva a uma redução da taxa do metabolismo cerebral que se espelha numa lentificação difusa observada no eletroencefalograma (EEG). As múltiplas vias neuronais que podem desencadear o *delirium* explicam em parte sua origem multifatorial.

Existem fatores de risco que aumentam a chance de desenvolver a síndrome (demência, doença de Parkinson, acidente vascular cerebral prévio, idade avançada, câncer avançado e déficit sensorial) e alguns fatores predisponentes que podem por si só desencadear o quadro (introdução de drogas lícitas ou ilícitas, dor, polifarmácia, infecção, desidratação, imobilidade, contenção no leito, sonda vesical, fecaloma, desnutrição, confinamento, abstinência de drogas ou álcool, anemia).

Quadro 1. Critérios Diagnósticos do DSM-V para *Delirium*

A) Alteração na atenção e no alerta
B) Aparecimento súbito (horas a dias) com flutuações ao longo do dia
C) Uma segunda alteração cognitiva (memória, orientação, linguagem, habilidade visuoespacial ou percepção)
D) A e C não se explicam por outra doença preexistente ou coma
E) Há evidência de que a alteração é secundária a outra condição médica, efeito de medicamentos ou múltiplas etiologias

O diagnóstico é essencialmente clínico e fundamentado nos critérios do DSM-V. Além disso, é importante uma boa coleta de história com familiares ou acompanhantes e um exame físico buscando sinais de infecção, de trauma, de embriaguez ou sinais neurológicos. Os exames laboratoriais são essenciais para definir processos infecciosos ou distúrbios hidreletrolíticos. A utilização de tomografia computadorizada, ressonância magnética, punção lombar e EEG se dará apenas em casos específicos (suspeita de AVC, de crise convulsiva, de meningite etc.).

O tratamento passa necessariamente pela tentativa de se controlar (ou, se possível, retirar) os fatores predisponentes. Idealmente deve-se tentar fazer a prevenção do *delirium*. Alguns estudos mostram que uma abordagem multidisciplinar pode reduzir em até 60% a incidência da síndrome por meio de medidas não farmacológicas simples e de baixo custo: reduzir o ruído noturno, manter as próteses auditivas e visuais, evitar sondas vesicais e enterais, evitar a restrição no leito, evitar a escuridão total a noite, manter janelas transparentes no quarto, manter relógios e calendários visíveis, manter boa hidratação, mobilização precoce do leito, manter objetos pessoais no quarto e estimular diariamente a orientação temporoespacial.

Nos casos em que o *delirium* coloca em risco o tratamento do paciente ou a integridade física dos cuidadores ou da equipe médica, é indicado o uso de medicamentos. Na fase aguda do quadro, opta-se pelos antipsicóticos de alta potência (como o haloperidol), em doses baixas e respeitando o tempo de meia-vida. Após o controle dos sintomas, podem ser usados na manutenção os antipsicóticos atípicos de forma oral (quetiapina, risperidona, olanzapina, ziprasidona) pelo menor tempo possível.

DEMÊNCIA (DESORDEM NEUROCOGNITIVA MAIOR)

Com o envelhecimento populacional, a demência provavelmente será a doença que trará maiores desafios para a humanidade no próximo século. Os critérios diagnósticos passaram por mudanças ao longo dos anos. No Quadro 2, vemos os atuais critérios adotados pelo DSM-V, que mudou o termo "demência" para "desordem neurocognitiva maior (DNM)".

Vários são os tipos conhecidos de demência. A mais comum delas é a doença de Alzheimer (DA), que responde por 50 a 75% dos casos. A seguir, temos a demência Vascular, a demência por Corpos de Lewy, a demência Frontotemporal e muitas outras. Como a DA responde pelo maior número de casos, todas as estatísticas se baseiam nela. Hoje, no mundo, temos cerca de 28 milhões de indivíduos com DA (um caso a cada 67 segundos nos Estados Unidos). A prevalência da doença dobra a cada cinco anos a partir dos 65 anos, atingindo cerca de 50% dos indivíduos entre 90-95 anos. O número de casos vem aumentando rapidamente nos países em desenvolvimento, pois estes vêm passando por um acelerado processo de envelhecimento populacional.

Alguns fatores de risco são bem conhecidos para desenvolvimento de demência, principalmente DA: idade avançada, sexo feminino, história familiar em parentes de primeiro

Quadro 2. Critérios Diagnósticos do DSM-V para Desordem Neurocognitiva Maior

- Evidência de declínio cognitivo significativo em relação a um nível prévio, atingindo um ou mais domínios cognitivos (função executiva, memória e aprendizagem, linguagem, atividade motora, cognição social, atenção complexa), fundamentado:
    - Na preocupação do paciente, de um informante confiável ou de um médico
    - Em uma avaliação cognitiva formal
- Os déficits cognitivos interferem com a atividade diária (pelo menos AIVD)
- A alteração não ocorre durante um *delirium*
- Não é mais bem explicada por outra desordem mental

grau, síndrome de Down, traumatismo craniano grave, baixa escolaridade, presença da apolipoproteína E4 (ApoE4), transtorno cognitivo leve, hipertensão arterial, diabetes melito, dislipidemia e tabagismo.

O diagnóstico da demência é essencialmente clínico. Baseia-se principalmente numa boa história clínica, num exame físico e neurológico e alguns exames laboratoriais e de imagem, tentando encontrar pistas para algum diagnóstico diferencial.

O tratamento das demências permanece um desafio. Como até o momento não dispomos de drogas que possam sequer bloquear a evolução do quadro, todas as opções terapêuticas são de caráter paliativo. O tratamento não farmacológico precisa de uma abordagem multidisciplinar, coordenada por um médico capacitado. Entre os diversos profissionais que atuam no tratamento, temos: cuidadores, enfermeiros, fisioterapeutas, fonoaudiólogos, musicoterapeutas, nutricionistas, professores de educação física, psicólogos e terapeutas ocupacionais.

O tratamento farmacológico, além de tentar controlar doenças crônicas concomitantes, visa à melhora cognitiva do paciente, sua melhor socialização, o controle das alterações comportamentais e a tentativa de desacelerar a evolução da doença (algo cuja efetividade ainda é controversa na literatura). Entre as drogas especificas para as demências, dispomos dos anticolinesterásicos (donepezila, galantamina e rivastigmina), cujo efeito é suprimir a ação da enzima acetilcolinesterase e, com isso, aumentar a disponibilidade de acetilcolina no tecido cerebral. Essas drogas têm sua indicação nas fases leve a moderada da doença. Outra droga específica é a memantina, com ação em neurônios glutamatérgicos, antagonizando o receptor N-metil-D-aspartato, evitando que este seja hiperstimulado pelo glutamato (o que levaria a um aumento do influxo de cálcio no neurônio e sua morte). Isso melhora a sinalização elétrica desses neurônios e diminui a toxicidade causada pelo excesso do influxo de cálcio, o que aumenta a sobrevida das células. A memantina é recomendada para as fases moderada a grave da doença e pode ser associada aos anticolinesterásicos.

Com o atual conhecimento adquirido principalmente na doença de Alzheimer, onde se entende que a neurodegeneração se inicia cerca de 20 anos antes da manifestação da doença, as novas pesquisas buscam drogas que tentem bloquear a primeira etapa desse processo: a deposição das placas beta-amiloides. O foco principal reside em medicamentos imunobiológicos que funcionariam como "vacinas" contra a doença. De qualquer modo, não há nenhuma droga revolucionária num horizonte próximo, o que nos leva a reafirmar que, nos dias de hoje, o tratamento das demências não se baseia em remédios, mas em gestos muito mais simples e baratos: amar e cuidar.

BIBLIOGRAFIA
Diagnostic and Statistical Manual of Mental Disorders (*DSM-V*®)
Halter JB, Ouslander JG, Tinetti ME, Studenski S, High KP, Asthana S. Hazzard's geriatric medicine and gerontology. 6th ed. New York: McGraw Hill; 2009.
The diagnosis of dementia due to Alzheimer's disease: Recommendations from the National Institute on Aging-Alzheimer's Association workgroups on diagnostic guidelines for Alzheimer's disease. In: McKhann GM, *et al*. Alzheimer's & Dementia. *J Alzheimer's Associat* 7(3):263-9.
Toward defining the preclinical stages of Alzheimer's disease: Recommendations from the National Institute on Aging-Alzheimer's Association workgroups on diagnostic guidelines for Alzheimer's disease. In: Sperling RA, *et al*. Alzheimer's & Dementia. *J Alzheimer's Associat* 7(3):280-92.
Py L, de Freitas EV. *Tratado de geriatria e gerontologia*. 3. ed. Rio de Janeiro: Guanabara Koogan; 2011.

INCONTINÊNCIA URINÁRIA

Patrícia Cristina dos Santos Ferreira

INTRODUÇÃO

A incontinência urinária (IU) é considerada uma grande síndrome geriátrica, e é definida, segundo a Sociedade Internacional de Continência, como a queixa de qualquer perda de urina de forma involuntária. Pode ser definida, ao mesmo tempo, como sinal, sintoma e condição. É um problema de saúde frequente com consequências sociais negativas, particularmente na população idosa. Tem prevalência de 20 a 50% na população geral. É mais prevalente em mulheres que homens. Em estudo realizado no Brasil, em 2014, a prevalência de IU na população idosa (132 idosas na faixa etária de 60 a 91 anos, com média de idade igual a 68,56 anos [dp ± 6,24]) foi de 40,91%.

A IU está associada, na mulher idosa, a presença de institucionalização, comorbidades, fragilidade, depressão e incontinência fecal, comprometendo a qualidade de vida dos pacientes e dos seus familiares, afetando as atividades sociais e relacionamentos pessoais. Ainda assim, menos de 40% das pacientes com incontinência urinária procuram atendimento médico, uma vez que consideram que o desenvolvimento desta condição seja um fato normal e relacionado com o envelhecimento. A procura de tratamento cresce apenas quando estas pacientes são questionadas sobre esta condição.

A IU é multifatorial, mas algumas questões, como idade avançada, multiparidade, cirurgias prévias e hipoestrogenismo, bem como deformidades pélvicas, contribuem para a perda da função esfincteriana. Além desses fatores, algumas alterações decorrentes do envelhecimento, como a atrofia dos músculos e tecidos, o comprometimento funcional do sistema nervoso e circulatório e a diminuição do volume vesical, podem contribuir para o surgimento da IU, pois reduzem a elasticidade e a contratilidade da bexiga. Doenças, como depressão, acidente vascular cerebral, diabetes, e, ainda, obesidade e limitações funcionais, aumentam consideravelmente as chances de IU. Em associação a fatores psicossociais e questões financeiras, a saúde física e a qualidade de vida dos idosos podem tornar-se ainda mais deficitárias, assumindo proporção relevante para a saúde pública. Dessa forma, a adoção de medidas preventivas, diagnóstico precoce e tratamento adequado podem minimizar as consequências negativas da IU.

INCONTINÊNCIA URINÁRIA POR TRANSBORDAMENTO

Ocorre associada a um esvaziamento vesical inadequado.

- *Causas de obstrução mecânica:* hiperplasia prostática benigna (homem), CA de próstata (homem), hipertonia/esclerose do colo vesical (pós-operatório-homem), dissinergia vesicoesfincteriana (relaxamento inadequado do esfíncter-homem/mulher), estenose

de uretra (homem), cálculos (uretra-homem/mulher), pós-operatório de cirurgias anti-incontinência (IUE-mulher).
- *Causas de obstrução funcional:* hipoatividade vesical, TRM – nível lombossacral, tabes-dorsalis, HTLV-2, tumores, diabetes melito, pacientes idosos (durante internações, UTI, imobilidade).
- *Sintomas:* aumento do resíduo pós-miccional, alterações significativas no jato urinário, frequência aumentada com micções de baixo volume, e, muito frequentemente, os pacientes apresentam queixas apenas relacionadas com a incontinência.
- *Diagnóstico:* anamnese, questionário de sintomas (AUA-7), exame físico, ultrassonografia (avaliar trato urinário superior, volume prostático (homens), volume pós-miccional aumentado), urodinâmica, cistoscopia, uretrocistografia.
- *Tratamento:* tratar as causas. Nos casos de hiperplasia prostática benigna, cirurgia ou medicamentos; nos casos de hipoatividade detrussora (comum em idosos), cateterismo vesical intermitente. Importante evitar o cateterismo de demora e as medicações para hipoatividade.

INCONTINÊNCIA URINÁRIA POR ESFORÇO

Ocorre associada a um esforço e consequente aumento da pressão intra-abdominal.

- *Causas:* deficiência esfincteriana intrínseca em homens, que ocorre geralmente no pós-operatório principalmente de prostatectomia radical ou menos comum de HPB, ou como sequela do tratamento de câncer de próstata, como, por exemplo, a radioterapia. Já em mulheres, tanto a deficiência esfincteriana como hipermotilidade uretral estão relacionadas com envelhecimento, multiparidade e situações que levem ao aumento crônico da pressão abdominal.
- *Sintomas:* perda de urina durante esforços (podendo variar desde mínimos a grandes esforços)
- *Diagnóstico:* anamnese detalhada, diário miccional, exame físico (prolapsos, hipoestrogenismo), EAS, urinocultura, urodinâmica (em casos especiais, como reoperações, urgeincontinência, perda com esforço mínimo – mais severa).
- *Tratamento:* não cirúrgico – estrogenoterapia local (mulheres), anticolinérgicos (quando em associação com hiperatividade vesical), tratamento comportamental, fisioterapia pélvica (reabilitação do assoalho pélvico).
- *Cirúrgico: sling* sintético suburetral é o método mais utilizado atualmente para tratamento da IUE em mulheres, tem simplicidade técnica, grande variação tática e resultados duráveis, e o tratamento cirúrgico "padrão ouro" é o implante do esfíncter urinário artificial.

INCONTINÊNCIA URINÁRIA POR HIPERATIVIDADE DETRUSSORA (VESICAL)

Ocorre associada à contração vesical não inibida. É a IU que traz maior impacto negativo à qualidade de vida dos pacientes.

- *Causas:* trata-se de uma patologia com etiologia multifatorial. Pode ser idiopática, mas algumas causas podem ser destacadas, como medicações, ITU, doenças neurológicas, traumas, diminuição da complacência vesical e obstruções.
- *Sintomas:* urgência miccional, com ou sem incontinência, frequência aumentada, noctúria.
- *Diagnóstico:* anamnese detalhada, diário miccional, exame físico, avaliação neurológica, EAS, urinocultura, urodinâmica, *pad test* (teste da pesagem de fraldas), USG para avaliar resíduo pós-miccional.

- *Tratamento:* mudanças comportamentais e fisioterapia para reabilitação do assoalho pélvico e neuroestimulação podem ser realizadas sozinhas ou em combinação com o tratamento farmacológico (anticolinérgicos/antimuscarínicos) via oral. Deve ser considerada como excelente linha de tratamento a associação entre a fisioterapia e a medicação.
- *Medicações disponíveis no Brasil:* são os antimuscarínicos: Solifenacina, Tolterodina, Darifenacina, Oxibutinina. A medicação deve ser escolhida levando-se em consideração: segurança, interações medicamentosas, efeitos no SNC, efeitos cardiovasculares, eficácia, resolução ou melhora significativa dos sintomas, melhora da qualidade de vida, tolerabilidade, poucos efeitos colaterais. Muitos pacientes descontinuam o tratamento após poucas semanas ou meses, e 80 a 90% descontinuam ao fim do 1º ano. Fatores: percepção da falta de resultados e efeitos adversos. Os principais efeitos adversos são xerostomia (20 a 40%) e constipação (7 a 17%), e também alterações oftalmológicas, como visão turva e xeroftalmia, taquicardia, dispepsia, tontura e sonolência. Bastante preocupantes são as alterações das funções cognitivas. Em pacientes com hiperatividade que combinaram a terapia comportamental com tratamento medicamentoso, observou-se uma ausência de melhora dos sintomas em cerca de 20%. Recentemente está disponível, no Brasil, o medicamento Mirabegrona. Não é um antimuscarínico, é um agonista do receptor β3 adrenérgico, que causa o relaxamento muscular pelo aumento do óxido nítrico e liberação de fatores uroteliais que inibem a contração, passando a ser segunda linha de tratamento medicamentoso.
- *Tratamentos invasivos:* indicado para pacientes refratários, com persistência de sintomas, e poucas opções de manejo: aplicação de toxina botulínica, neuromodulação e cirurgia de ampliação vesical (em casos muito complicados). Em 2012, a Associação Americana de Urologia (AUA) publicou um *Guideline* específico para o diagnóstico e tratamento da Bexiga Hiperativa. Estabeleceram que a BH é um complexo de sintomas e não uma doença, e que devem ser documentados os sinais e sintomas que caracterizem a BH e excluam outras patologias (mínimo: história, exame físico e EAS). Em alguns pacientes, procedimentos adicionais podem ser utilizados para confirmar o diagnóstico e o planejamento terapêutico: avaliação do resíduo pós-miccional, urocultura, diários miccionais e questionários de sintomas. Urodinâmica, cistoscopia e US de vias urinárias são desnecessários no manejo inicial do paciente não complicado. Após a exclusão de doenças, pode-se decidir sobre a melhor forma de manejo para os sintomas, que pode ser inclusive a observação.
- *Tratamento de 1ª linha:* terapia comportamental (+ ou -) antimuscarínicos.
- *Tratamento de 2ª linha:* antimuscarínicos. Recentemente foi incluída a medicação agonista do receptor β3 adrenérgico.
- *Tratamento de 3ª linha:* injeção intradetrusora de onabotulinumtoxinA, neuromodulação sacral, nervo de estimulação tibial e a cirurgia que pode ser considerada em casos graves refratários.

INCONTINÊNCIA URINÁRIA MISTA

Corresponde à combinação dos dois tipos de incontinência descritos acima. Causas, sintomas e métodos diagnósticos são os mesmos da IU de esforço e da IU por bexiga hiperativa (Quadro 1).

Tratamento

Sempre individualizado levando em consideração por tratar primeiro a IU de maior incomodo e impacto na qualidade de vida para os pacientes.

Quadro 1. Incontinência Urinária Mista

Sintomas	Bexiga hiperativa	Incontinência urinária de esforço
Urgência	Sim	Não
Frequência com urgência	Sim	Raramente
Perda urinária com atividade física, tosse, espirro	Não	Sim
Quantidade de urina na perda	Grande	Pequena
Habilidade para chegar ao toalete no momento do desejo miccional	Não	Sim
Incontinência noturna	Sim	Raramente
Nictúria	Sim	Às vezes

(MISTA)

BIBLIOGRAFIA
Abrams P, Cardozo L, Fall M, *et al*. *Neurol Urodyn* 2002;21:167-8.
AUA. In: Gormley AE, *et al*. *J Urol* 2012;188 (Suppl):2455-63.
Carvalho MP, *et al*. *Rev Bras Geriatr Gerontol Rio de Janeiro* 2014;17(4):721-30.
Ellsworth P. Overactive bladder. *Medscape Update* 2011 March 25.
Vinker S, Kaplan B, Nakar S, *et al*. *Isr Med Assoc J* 2001;3(9):663-6.

ALTERAÇÕES FARMACOLÓGICAS DO ENVELHECIMENTO E PRESCRIÇÃO SEGURA

CAPÍTULO 5

Mariangela Perez

INTRODUÇÃO

O envelhecimento ocasiona um conjunto de alterações nos múltiplos sistemas do corpo humano que acabam por alterar o modo como os medicamentos são processados pelo organismo. Tais alterações têm impacto nas várias etapas da farmacologia, determinando o aumento do risco de iatrogenia nos idosos.

REAÇÕES ADVERSAS AOS MEDICAMENTOS

As reações adversas aos medicamentos (RAM) são muito prevalentes entre os idosos e determinam vários desfechos negativos de saúde como hospitalizações, aumento do tempo de internação, quedas, *delirium*, entre outros. Segundo dados da literatura, cerca de 10% das internações de emergência nos idosos são devidas às RAM, sendo as hemorragias gastrointestinais, a hipoglicemia com confusão mental, quedas e alterações hidreletrolíticas as condições mais frequentes. Por outro lado, cerca de 40% dos pacientes idosos apresentam RAM, mas não as identificam como tal e equivocadamente as interpretam como uma nova condição de saúde. Para citar exemplos, o déficit cognitivo e a incontinência urinária são síndromes geriátricas, podendo ser de causa iatrogênica, pelo uso de anticolinérgicos e diuréticos, respectivamente.

ALTERAÇÕES FARMACOLÓGICAS DO ENVELHECIMENTO

O aumento do risco de iatrogenia com medicamentos nos idosos decorre das alterações farmacológicas determinadas pelo envelhecimento, especialmente relacionadas com a farmacocinética. O aumento da meia vida, que é o tempo para que se tenha metade da concentração da droga no organismo, é um dos principais determinantes de RAM, por causa da redução da filtração glomerular pelos rins e, consequentemente, da excreção da droga. Fato que se soma à redução do efeito da primeira passagem pelo fígado, com o aumento da concentração na corrente sanguínea, e ainda à alteração da distribuição do fármaco, especialmente dos lipossolúveis, determinada pelo aumento do acúmulo de gordura na composição corporal do idoso. A absorção também pode estar alterada especialmente naqueles medicamentos que necessitam da acidez gástrica nessa etapa, em decorrência da grande frequência de gastrite atrófica nesta faixa etária.

A farmacodinâmica, que é o mecanismo de ação no organismo e a sua relação com a concentração, é pouco alterada com o envelhecimento, exceto pelo aumento da sensibilidade a alguns fármacos, como, por exemplo, os benzodiazepínicos, a warfarina, os hipotensores e os anticolinérgicos

POLIFARMÁCIA

A polifarmácia é o uso concomitante de múltiplos medicamentos. Estudos mostram que a utilização de cinco ou mais fármacos está associada ao risco de RAM, hospitalizações, quedas, declínio funcional, déficit cognitivo, má aderência e morte. Fatores como o número de comorbidades, a idade mais avançada e a frequência de consultas médicas são positivamente associados à polifarmácia, que, por sua vez, relaciona-se ao risco de iatrogenia. Caso, entre os medicamentos utilizados, esteja algum considerado como inapropriado para idosos, o risco de RAM aumenta consideravelmente.

MEDICAMENTOS INAPROPRIADOS PARA OS IDOSOS

Os medicamentos potencialmente inapropriados para os idosos (MPII) são aqueles com uma alta razão risco/benefício ou pouco efetivos, que devem ser evitados pelo seu alto potencial iatrogênico. Há dois métodos principais para identificação de MPII, o explícito, que consiste em consultar as listas realizadas em consensos de especialistas, e o implícito. Esse diz respeito à identificação de duplicidades terapêuticas, de presença de cascata iatrogênica (medicamento para controle de efeito adverso de outra droga) e de potenciais interações medicamentosas.

Há várias listas para consulta disponíveis na literatura, sendo os critérios de *Beers*, americano, e o *Screening Tool for Older People's Prescription (STOPP)*, irlandês, os mais citados. Essas listas foram confeccionadas a partir de evidências científicas da indicação de uma determinada droga para tratar uma condição específica, *vis-à-vis* o melhor perfil de segurança para o idoso.

Rastrear drogas prescritas que sejam potencialmente inapropriadas é uma forma de prevenir eventos como *delirium*, hemorragias gastrointestinais, quedas e fraturas. Identificar alternativas mais seguras de tratamento deve ser uma prática rotineira no cuidado do idoso.

DESPRESCRIÇÃO

É a intervenção médica que consiste no processo de suspensão de um medicamento inapropriado, com o objetivo de mitigar a polifarmácia e melhorar desfechos no paciente idoso.

A seguir, é apresentado um protocolo de desprescrição em cinco passos:

1. Listar todos os medicamentos em uso e a sua indicação.
2. Considerar o risco iatrogênico para determinar a intensidade da desprescrição:
   - Em relação à droga: quantidade, presença de medicamento inapropriado, toxicidade.
   - Em relação ao paciente: 80+, déficit cognitivo, comorbidades, múltiplos médicos.
3. Avaliar o potencial de desprescrição de cada droga:
   - Existe a evidência para o uso?
   - Faz parte de cascata iatrogênica?
   - O risco é maior do que o benefício?
   - O medicamento ainda se faz necessário?
   - Ainda há indicação de drogas para prevenção ante o tempo de sobrevida do paciente?
4. Priorizar as drogas a serem suspensas.
5. Implementar a desprescrição e monitorar sintomas – observar abstinência ou piora clínica.

PRESCRIÇÃO SEGURA

Fazer uma prescrição mais segura para o paciente idoso é um desafio, porém constitui boa prática profissional. A seguir são apresentados alguns tópicos que devem ser considerados antes da decisão de prescrever.

1. Diante de um novo sintoma pensar em reação adversa de algum medicamento.
2. Listar todos os medicamentos em uso pelo paciente (prescritos ou não).
3. Rever a indicação de cada droga, mediante a confirmação dos critérios diagnósticos estabelecidos.
4. Avaliar se a droga prescrita é a mais eficaz e segura para determinada doença.
5. Determinar a expectativa de vida do paciente para definir os objetivos terapêuticos.
6. Evitar medicar os efeitos adversos das medicações – cascata iatrogênica.
7. Considerar terapêutica não farmacológica.
8. Ao iniciar um novo medicamento, começar com a menor dose possível e progredir lentamente.
9. Iniciar um medicamento de cada vez.
10. Respeitar o princípio "menos é mais".

BIBLIOGRAFIA

American Geriatrics Society updated Beers Criteria for potentially inappropriate medication use in older adults. *J Am Geriat Society* 2012;60(4):616-31. Epub 2012/03/02.

Budnitz DS, Lovegrove MC, Shehab N, Richards CL. Emergency hospitalizations for adverse drug events in older Americans. *New Engl J Med* 2011;365(21):2002-12. Epub 2011/11/25.

Chang CB, Chen JH, Wen CJ, Kuo HK, Lu IS, Chiu LS, *et al*. Potentially inappropriate medications in geriatric outpatients with polypharmacy: application of six sets of published explicit criteria. *Brit J Clin Pharmacol* 2011;72(3):482-9.

O'Mahony D, O'Sullivan D, Byrne S, O'Connor MN, Ryan C, Gallagher P. STOPP/START criteria for potentially inappropriate prescribing in older people: version 2. *Age Ageing* 2015;44(2):213-8. Epub 2014/10/18.

Scott IA, Hilmer SN, Reeve E, Potter K, Le Couteur D, Rigby D, *et al*. Reducing inappropriate polypharmacy: the process of deprescribing. *JAMA* 2015;175(5):827-34. Epub 2015/03/24.

Módulo XIII Distúrbios Neuropsiquiátricos em Idosos

MANEJO TERAPÊUTICO DAS SÍNDROMES DEMENCIAIS

Virgílio Garcia Moreira

INTRODUÇÃO

Algumas doenças observadas durante envelhecimento podem ser curadas, desde que um diagnóstico precoce possa ser estabelecido. As ações preventivas têm um papel fundamental no compartilhamento de informações e intervenções a todos nós que envelhecemos. Entretanto, algumas condições clínicas apresentam dificuldades diagnósticas dadas suas expressões sutis nas fases mais incipientes. Entre elas encontra-se a síndrome demencial.

O principal fator de risco para o surgimento da síndrome demencial é a idade. Com o crescimento populacional e o aumento da expectativa de vida em todo o mundo, infelizmente, essa condição clínica é muito frequente. Estudos apontam que sua prevalência varia de 7 a 70% de acordo com a faixa etária analisada e seus cenários de investigação. Hoje, à luz da ciência, ela é caracterizada por uma deterioração inexorável da habilidade cognitiva com o comprometimento evolutivo da independência funcional de seu portador. E, mais do que isso, traz um impacto sócio emocional devastador para seus participantes. Há uma desconstrução do indivíduo e da família se um cuidado amplo não é realizado.

O objetivo deste capítulo é apresentar uma visão panorâmica da abordagem terapêutica multiprofissional no cuidado do idoso portador da síndrome demencial, priorizando a abordagem não farmacológica e respeitando as intervenções de cada especialidade.

ABORDAGEM MULTIPROFISSIONAL

É notório que, após o estabelecimento do diagnóstico da síndrome demencial, é papel do médico identificar a possível ou provável etiologia da condição. Reconhecer as causas potencialmente reversíveis é prioridade dado o seu potencial de cura. Todavia, as doenças neurodegenerativas, como Alzheimer, demência frontotemporal, demência de Pick, paralisia supranuclear progressiva, entre outras, merecem individualizações em sua abordagem farmacológica. Teremos, no presente texto, o olhar sobre o protótipo da principal etiologia neurodegenerativa que é a doença de Alzheimer.

Há mais de cinco décadas, em especial nas três últimas, a ciência investiga peremptoriamente os "como" e "porquês" da doença de Alzheimer. De forma simplificada, na atualidade, é reconhecido que alterações em duas proteínas são responsáveis pela hecatombe cognitiva observada nesta doença. A proteína TAU – elemento ligante responsável pela estruturação neuronal – perde suas funções e promove uma desorganização da arquitetura desta célula. De outro lado, a presença da proteína beta-amiloide – subproduto da membrana neuronal - deposita-se no sistema nervoso central impedindo a adequada comunicação entre as células. De forma lenta, gradativa e progressiva, estas duas proteínas deflagram uma catástrofe no sistema nervoso central, levando a um comprometimento das funções corticais superiores. Estas duas substâncias depositam-se em áreas nobres responsáveis pela memória recente, comportamento e adjacências anatômicas. À medida que estas proteínas se depositam, maior é a severidade dos distúrbios observados. Apesar da ciência conhecer um pouco mais sobre a fisiopatologia da doença, nenhuma droga foi capaz de atuar diretamente em supostas vias patogênicas. No mundo existem duas classes de drogas que atuam promovendo uma maior conexão neuronal. Um conjunto delas atua na inibição da acetilcolinesterase – enzima responsável pela quebra da acetilcolina – e outra atua diretamente nos canais de comunicação responsáveis pela recepção de informação de um neurônio a outro. O que ambas fazem é promover um maior estímulo de neurotransmissores na fenda sináptica. Todavia, infelizmente, nenhuma delas atua na causa do problema e a doença acaba por evoluir ao longo do tempo.

É importante salientar que a primeira intervenção para o manejo terapêutico das síndromes demenciais, após selado seu diagnóstico, é não farmacológico. Para tanto, a etapa fundamental é munir os familiares e cuidadores com informações sobre o curso da condição clínica. Esta é uma etapa fundamental do tratamento. Uma vez estabelecido o diagnóstico, o "corpo familiar" é quem adoece. Filhos, conjugues e cuidadores devem estar adequadamente preparados para o suporte diante das possíveis flutuações comportamentais e orgânicas a serem observadas.

Existem alguns instrumentos que podem ser utilizados para a avaliação cognitiva, promovendo ao avaliador objetividade e quantificação da intensidade de sintomas. Entre eles, destacamos a BEHAVE-AD – escala de avaliação de comportamentos patológicos na doença de Alzheimer – e o NPI – inventário neuropsiquiátrico. A primeira pontua 25 sintomas agrupados em sete domínios neuropsiquátricos: 1. ideação paranoide e delirante; 2. alucinações; 3. distúrbios da atividade; 4. agressividade; 5. distúrbio do ritmo circadiano; 6. distúrbios da afetividade; 7. ansiedade e fobias. As informações são coletadas quanto ao recordatórios das duas últimas semanas e, para cada sintoma, são quatro alternativas em ordem crescente de intensidade, com pontuação que varia de 0 a 75 pontos. O NPI avalia 12 domínios distintos: 1. delírios; 2. alucinações; 3. agitação; 4. depressão/disforia; 5. ansiedade; 6. euforia/elação; 7. apatia/indiferença; 8. desinibição; 9. irritabilidade/labilidade; 10. comportamento motor aberrante; 11. comportamentos noturnos; 12. apetite/alterações alimentares. Cada item é avaliado em relação à sua frequência (1 = ausente a 4 = muito frequente) e intensidade (1 = leve a 3 = acentuada). A pontuação final é feita por meio da multiplicação da frequência pela intensidade, podendo variar de 0 a 144 pontos.

Depressão, agitação, agressividade, perambulação, questionamentos repetitivos, comportamento sexual inadequado e a não identificação são algumas das características comumente observadas ao curso da doença. Reconhecer quais atividades o idoso tinha afinidade no passado e adaptá-las a seu atual nível funcional é medida importante e deve ser implementada na maioria dos casos. De acordo com o sítio de acometimento neuronal, dadas as alterações biológicas previamente descritas, a informação que o indivíduo demenciado partilha é, para ele, real. Confrontar a realidade que é partilhada por alguém que está confuso pode, muitas das vezes, trazer piora comportamental e impulsos de agressividade. Cabe a quem cuida a tentativa de trazer o doente para o que efetivamente está acontecendo e, caso isso não seja possível, protegê-lo da melhor maneira possível. Para isso, evitar confrontos e distrair gentilmente sua atenção são medidas simples e eficazes em sua manutenção. A **psicoeducação** do cuidador é uma técnica efetiva que consiste em fomentar ao mesmo o conhecimento da doença, suas etapas e preocupações, além de como proceder diante dos principais distúrbios comportamentais.

Um dos enfrentamentos mais difíceis para quem cuida de um indivíduo portador de demência é o manejo da agressividade e agitação. Publicações evidenciam que esta alteração comportamental está presente em até 60% dos casos em um curso de três anos de evolução da doença. Estabelecer uma rotina e que ela seja o mais estável possível traz, para o cérebro doente, o reconhecimento e redução de novas informações que podem ser traduzidas em medo e estresse. A **síndrome do pôr do sol**, comumente observada nos portadores de demência, surge ao final do dia, e simplificar as atividades do idoso, evitando estímulos diversos, é uma estratégia pertinente para redução deste evento.

Antes da utilização de drogas, nos casos de piora comportamental, a ação de intervenções terapêuticas, como a aromoterapia e/ou musicoterapia trazem bons resultados e ambos já apresentam níveis de evidência adequados para sua adoção na prática clínica. Porém, dada a dificuldade e disponibilidade de profissionais que dominem estas técnicas em diferentes cenários, é fundamental que a equipe de cuidados adote algumas posturas como: o uso da voz gentil e suave, manter o paciente distante de situações provocativas e o uso da terapia do toque como forma de abordar este distúrbio. A colaboração de quem cuida é fundamental, levantando alguns pontos como: o que ocorreu antes da agitação? Com que frequência está ocorrendo? Em que momento? Em qual local? Na presença de quem? Existe algum gatilho? Um cuidador devidamente treinado é a principal estratégia para a proteção do idoso portador de demência. O uso de uma comunicação adequada é a base para a abordagem de todos os idosos portadores de demência: fale com brandura, calma e cordialidade; posicione-se a favor do paciente – evite ficar contra o indivíduo; sempre procure dar esperanças; sentar-se defronte ao idoso; olhos nos olhos; fala clara e simples; ambiente silencioso e evitar eventos/estímulos que distraiam sua atenção. No Quadro 1, é possível observar algumas intervenções não farmacológicas para o manejo da agitação.

Uma vez que as intervenções descritas anteriormente forem infrutíferas é o momento de propostas medicamentosas. O papel das drogas é evitar a autoagressão e/ou heteroagressão. Além disso, é importante salientar que a eficácia das intervenções medicamentosas hoje utilizadas são questionáveis uma vez que ensaios clínicos não conseguem, efetivamente, demostrar sua eficácia. A prescrição de drogas em idosos deve obedecer ao critério de *"start slow, go slow"*, respeitando também propostas de drogas potencialmente agressivas para idosos (critérios de Beers). Neurolépticos, antidepressivos, benzodiazepínicos, psicoestimulantes, estabilizadores do humor, anticolinesterásicos estão entre as drogas que podem ser utilizadas. Cada uma delas deve ser escolhida à luz da evidência e de acordo com o fenômeno comportamental observado. Recomendações quanto às medicações devem ser observadas:

- Identificar os fatores que estão potencialmente aumentando a agitação.
- Definir os alvos da medicação (introdução e retirada).
- Auditoria de medicações – reavaliação e reajustes medicamentosos periodicamente.
- Avaliar sempre o risco-benefício da medicação.

CONSIDERAÇÕES FINAIS

Proteger o idoso portador de demência é papel terapêutico a ser desempenhado por todos aqueles que exercem o cuidado e participam do processo.

Quadro 1. Medidas Gerais Não Farmacológicas para o Manejo da Agitação no Paciente Portador de Síndrome Demencial

Domínio	Estratégia
Inquietação	▪ Criar rotina diária ▪ Preservar habilidades e atividades de interesse ▪ Agregar o paciente em atividades repetitivas
Perguntas repetidas e fala incessante	▪ Voz calma e relaxante com o paciente ▪ Evitar palavras negativas ▪ Auxiliar o paciente com afasia na expressão de sua fala ▪ Distrair o paciente de perguntas inquietantes ▪ Evitar contrariar o paciente
Perambulação	▪ Supervisão 24 horas do paciente ▪ Caminhadas junto ao paciente ▪ Fechadura em todos os ambientes ▪ Cartão de identificação do idoso
Alteração do ciclo sono-vigília	▪ Higiene do sono ▪ Iluminação noturna ▪ Evitar cochilos diurnos ▪ Música calma e serena
Comportamento sexual inadequado	▪ Evitar confrontos ▪ Distrair o paciente

Fonte: Adaptado de Hazzard, 2016.

BIBLIOGRAFIA

Freitas E, Py L. *Tratado de geriatria e gerontologia*. 4ª ed. Rio de Janeiro: Gen; 2017.
Halter JB, Ouslander JG, Sudenski S. *Hazzard's geriatric medicine and gerontology*. 17th ed. New York: MacGraw Hill; 2017.

DIAGNÓSTICO DA SÍNDROME DEMENCIAL E DA DEMÊNCIA DE ALZHEIMER

Roberto Alves Lourenço

INTRODUÇÃO

Faz parte do envelhecimento cognitivo normativo algum nível de redução na capacidade de relembrar nomes, de achar as palavras corretas, de localizar objetos e de concentrar-se para executar determinadas atividades. Tais alterações têm, habitualmente, um conteúdo benigno, e a maior parte dos indivíduos não desenvolve quadros demenciais.

O comprometimento cognitivo é comum entre indivíduos idosos e a demência é a sua expressão mais grave e a principal causa de incapacidade nessa população.

SÍNDROME DEMENCIAL

Demência é uma síndrome caracterizada pelo desenvolvimento de múltiplos déficits cognitivos, em decorrência dos efeitos fisiológicos diretos de uma condição médica geral, dos efeitos persistentes de uma substância ou de múltiplas etiologias.

Os principais critérios diagnósticos de demência foram propostos na Classificação Internacional de Doenças – 10ª revisão (CID-10) e no Manual Diagnóstico e Estatístico de Distúrbios Mentais – 4ª e 5ª edições (DSM-IV e DSM-V, respectivamente).

O DSM-IV define demência como o comprometimento da memória associado a pelo menos uma outra função cognitiva, ou seja, afasia (distúrbio da linguagem), agnosia (reconhecimento de objetos), apraxia (execução de atividades motoras), funções executivas e comprometimento de atividade social e/ou ocupacional. O DSM-V prefere o termo transtorno neurocognitivo maior e não prioriza os distúrbios de memória, colocando-o apenas como um dos itens que compõem o critério.

Do ponto de vista etiológico, a síndrome demencial pode-se apresentar como: 1. doenças neurodegenerativas: doença de Alzheimer, doença de Pick, síndromes do lobo frontal, demência com corpos de Lewy, demência na doença de Parkinson e paralisia supranuclear progressiva; 2. demência vascular: múltiplos infartos, infarto estratégico, estado lacunar, doença de Binswanger e mista; 3. ingestão tóxica de álcool e metais pesados; 4. infecções pelo vírus da imunodeficiência adquirida, síndrome pós-encefalítica, neurosífilis, doença de Lyme e doença de Creutzfeldt-Jakob; 5. outras condições: anormalidades estruturais do cérebro, hidrocefalia de pressão normal, hematoma subdural crônico e tumores cerebrais.

O hipotireoidismo, a hidrocefalia de pressão normal, o hematoma subdural crônico, a deficiência de vitamina B12 e os tumores cerebrais são potencialmente reversíveis.

O diagnóstico de demência/transtorno cognitivo maior deverá ser estabelecido por meio de história detalhada, colhida do paciente e informante próximo – familiar ou cuidador profissional –, em busca de sinais e sintomas relacionados com a cognição, as atividades de vida diária e o estado mental.

Na avaliação clínica deverá constar um relato das dificuldades cognitivas relacionadas com áreas de memória (esquecimento), linguagem (afasia), reconhecimento visual, auditivo e táctil de objetos (agnosia), capacidade de executar movimentos e gestos vinculados a objetivo específico (apraxia) e gestão dos processos cognitivos, como memória de trabalho, raciocínio, planejamento e flexibilidade na execução de tarefas e resolução de problemas (função executiva).

A avaliação do desempenho funcional deverá levar em consideração a preservação das atividades básicas, instrumentais e avançadas de vida diária.

Quanto aos distúrbios comportamentais, há de se investigar a presença de depressão e apatia, de ansiedade, de alucinações e delírios, os distúrbios do sono e a agitação psicomotora.

O exame do estado mental inicia-se por uma avaliação subjetiva da aparência e comportamento do paciente, tendo em vista se ele está desperto, atento e cooperativo; se sua fala é fluente ou se tem dificuldades e utiliza muitas paráfrases; se está apropriadamente vestido e limpo e é socialmente adequado. Esta avaliação subjetiva deve ser sucedida por testes objetivos de avaliação cognitiva; estes testes podem, inicialmente, por serem breves, ter um caráter de rastreamento – por exemplo, o miniexame do estado mental, o teste do desenho do relógio, os testes de fluência verbal. Na impossibilidade de definição diagnóstica com estes testes de aplicação rápida, o paciente deverá ser submetido a uma avaliação neuropsicológica formal, composta por baterias que acessem, de maneira específica, os vários domínios cognitivos.

O exame físico do indivíduo idoso, sob suspeição de comprometimento cognitivo, compreende um exame físico geral, aplicável a todo paciente durante uma consulta médica, além do exame neurológico detalhado em busca de déficits focais – característicos de demência vascular, de rigidez e outros sinais extrapiramidais – presentes na demência vascular, na doença de Parkinson e na demência com corpos de Lewy; de distúrbios da marcha – vistos na hidrocefalia de pressão normal, na paralisia supranuclear progressiva e na doença de Parkinson.

O diagnóstico de demência torna obrigatória a busca de uma etiologia provável. No sangue, deve-se dosar o hemograma completo, a bioquímica, a vitamina B12, o ácido fólico, o TSH e, em casos selecionados, a genotipagem da apolipoproteína E, em busca da presença da APOE4. Em alguns casos, a punção lombar auxiliará na detecção da sífilis, de infecções primárias do SNC, da desmielinização, da doença de Creutzfeldt-Jakob e do dano neuronal (proteínas β-amiloide e tau). Como parte do diagnóstico diferencial da síndrome demencial, a neuroimagem – ressonância magnética ou tomografia computadorizada – de crânio impõe-se, sobretudo, nos casos onde a dúvida persiste, apesar dos procedimentos anteriormente citados.

DOENÇA DE ALZHEIMER (DA)

A DA de início tardio ou esporádica compreende 97% de todos os casos. O fator de risco mais importante é o envelhecimento; porém, hipercolesterolemia, diabetes melito, hipertensão arterial, hiper-homocisteinemia, obesidade, marcadores inflamatórios elevados, trauma craniano e depressão, além do nível educacional, são também fatores de risco bem estabelecidos. A presença do alelo ε4 da apolipoproteína E (APOE) aumenta em até quatro vezes a prevalência da doença.

De um ponto de vista neuropatológico, o exame do cérebro de portadores de DA esporádica evidencia depósitos de proteína β-amiloide e proteína tau, presentes nas placas amiloides e emaranhados neurofibrilares, respectivamente.

Apresentação Clínica Típica

A maioria dos pacientes com DA apresenta distúrbios de memória, lentamente progressivos. Até 40% dos pacientes também apresentam sintomas não relacionados com a memória, como distúrbios de linguagem, sintomas depressivos, alterações de personalidade e déficits visuoespaciais.

Tipicamente, o paciente com DA apresenta esquecimento de eventos recentes, que progride ao longo de anos, posteriormente atingindo, também, eventos antigos. Diferentemente do envelhecimento normal, o paciente portador de DA tem dificuldades crescentes de lembrar conversas, datas e compromissos recentes, erra o lugar de objetos em casa, sintomas que passam a interferir com as suas atividades de vida diária. Uma outra característica importante da DA é a anosognosia ou incapacidade de reconhecer o próprio déficit.

A segunda apresentação clínica mais comum é o déficit de linguagem, presente em 40% dos pacientes, no formato de afasia expressiva, receptiva ou global.

As alterações de personalidade geram passividade, perda de interesse, inquietação e hiperatividade. A apatia não deve ser confundida com depressão, embora ambas possam estar presentes.

Nas fases avançadas da DA, em geral, aumenta a confusão e a disfagia, piora a marcha e aparecem quedas de repetição. Alguns pacientes apresentam comportamentos disruptivos, com agressão, agitação psicomotora e hostilidade física ou verbal. Em outros, os sintomas comportamentais melhoram com a progressão da doença. A doença evolui com aumento da vulnerabilidade do paciente, dependência para autocuidados e incontinência urinária e fecal. Em estágios mais avançados, a imobilidade e restrição ao leito produzem úlceras de pressão, desnutrição e desidratação.

A sobrevida é, geralmente, de 8 a 10 anos, e a morte sobrevém, habitualmente, por pneumonia, sépsis urinária, desidratação, lesões por pressão, fraturas e desnutrição.

Critérios Diagnósticos da Doença de Alzheimer

O DSM-IV define que para o diagnóstico de DA deve-se ter, em primeiro lugar, os critérios descritos anteriormente para demência, isto é, comprometimento da memória e de pelo menos outra função cognitiva. Porém, o início deve ser gradual e o declínio cognitivo contínuo, não ocorrendo exclusivamente durante episódios de *delirium*, e o distúrbio não ser mais bem explicado por depressão ou esquizofrenia.

O *National Institute of Neurological and Communicative Disorders and Stroke – Alzheimer's Disease and Related Disorders Association* (NINCDS-ADRDA) classifica a DA em definida, provável, possível e improvável. A DA **definida** deve agregar aos critérios clínicos de DA provável, e evidências histopatológicas de DA, por biópsia ou autópsia. A DA será considerada **provável** quando o diagnóstico de demência tiver sido estabelecido por exame clínico e documentado por escalas, e confirmado por teste neuropsicológico. A DA **possível** é aquela de início recente em suas manifestações de demência, com apresentação ou evolução atípicos, sem etiologia conhecida. A DA **improvável** é aquela de início súbito, com sinais neurológicos focais e presença precoce no curso da doença de convulsões ou distúrbios de marcha.

CONSIDERAÇÕES FINAIS

A identificação de biomarcadores confiáveis foi a principal responsável por alterações conceituais que levaram a proposição de novos critérios diagnósticos de DA. O *International Working Group on the Research Criteria for Alzheimer's Disease* e o *National Institute of*

Aging/American Association for Alzheimer's Disease introduziram baixos níveis de proteína β-amilóide[1-42] e altos níveis de proteína tau no líquido cefalorraquidiano, assim como retenção alta de marcador de amiloide na tomografia por emissão de pósitron, em um sistema classificatório, propondo o diagnóstico de DA na sua fase pré-clínica. Tais critérios ainda são de difícil utilização, por causa da não disponibilidade desses biomarcadores na maior parte dos ambientes clínicos.

BIBLIOGRAFIA
American Psychiatric Association. *Diagnostic and statistical manual of mental disorders.* 4th ed. Washington (DC); 1994.
Carlsson CM, Gleason CE, Puglielli L, Asthana S. Dementia including Alzheimer Disease. In: Halter JB, Ouslander JB, Studenski S, High KP, Asthana S, Ritchie CS, Supiano MA, editors. *Hazzard's geriatric medicine and gerontology.* 7th ed. New York: McGraw-Hill; 2017.
Organização Mundial da Saúde. *Classificação estatística internacional de doenças e problemas relacionados à saúde.* 10a rev. São Paulo: Universidade de São Paulo; 1997. vol.1. 5.
Dubois B, Filippi M, Waldemar G. The diagnosis of Alzheimer's Disease: assessmeant and criteria. In: Michael JP, Beattie BL, Martin FC, Walston, JD, editors. *Oxford textbook of geriatric medicine.* 3th ed. Oxford: Oxford University Press; 2018.
Lourenço RA, Veras RP. Mini-mental state examination: psychometric characteristics in elderly outpatients. *Rev Saúde Púb* 2006;40(4):712-9.

DESORDENS DO MOVIMENTO: DOENÇA DE PARKINSON E OUTRAS SÍNDROMES

CAPÍTULO 3

Mariangela Perez

INTRODUÇÃO

As desordens do movimento (DM) são síndromes caracterizadas tanto pelo excesso como pela redução de movimentos automáticos ou voluntários de seguimentos corporais. Têm causas diversas, mas, de uma forma geral, envolvem alterações das estruturas que compõem o sistema extrapiramidal, especialmente os núcleos da base. São condições que têm grande impacto negativo, seja na capacidade funcional ou na qualidade de vida da pessoa idosa. Podem ser classificadas como síndromes hipercinéticas e hipocinéticas. O Quadro 1 apresenta as DMs, do tipo hipercinético, mais frequentes entre os idosos.

A síndrome hipocinética é caracterizada basicamente pelo parkinsonismo, composta por, pelo menos, dois dos três critérios a seguir: bradicinesia, obrigatória para o diagnóstico; rigidez e tremor. A instabilidade postural também compõe a síndrome, mas, habitualmente, surge mais tardiamente.

O parkinsonismo tem causas variadas, podendo ser classificado como primário e secundário. A seguir, são listadas as principais causas dessa síndrome (Quadro 2).

Quadro 1. Descrição das Principais Síndromes Hipercinéticas

Síndromes hipercinéticas	Localização
Atetose: movimentos lentos, serpenginosos e contínuos	Musculatura distal dos membros
Balismo: movimentos de grande amplitude, violentos e de arremesso	Musculatura apendicular proximal e axial. A forma dimidiada é mais frequente
Coreia: movimentos abruptos, breves, de baixa amplitude e não rítmicos	Musculatura distal, mas com um fluxo de uma parte do corpo para outra; lembra uma dança
Distonia: movimentos repetitivos ocasionados por contrações musculares breves ou torções. Podem provocar posturas anormais, quando persistentes	Musculatura orbicular, oromandibular, cervical, de membros superiores. Pode acometer mais de um seguimento corporal
Tremor essencial: movimentos oscilantes, de alta frequência e rítmicos	Musculatura das extremidades distais apendiculares, simétricos, região cefálica, mandíbula

Quadro 2. Principais Causas do Parkinsonismo

Parkinsonismo primário	Parkinsonismo secundário	Drogas (bloqueadores do receptor da dopamina)	Síndromes Parkinson-*plus*
▪ Doença de Parkinson	▪ Vascular ▪ Traumatismo ▪ Tumor ▪ Toxinas ▪ Pós-encefalite ▪ Hidrocefalina normobárica	▪ Antipsicóticos ▪ Antieméticos ▪ Antivertiginosos	▪ Paralisia supranuclear progressiva ▪ Atrofia de múltiplos sistemas ▪ Degeneração corticobasal ▪ Doença por corpos de Lewy

Fonte: Adaptado de Hazzard's, 2009.

DOENÇA DE PARKINSON

É a segunda doença neurodegenerativa mais prevalente entre os idosos, ficando atrás, somente, da doença de Alzheimer; tem evolução lenta e progressiva. Seu substrato patológico é o depósito da proteína alfa-sinucleína fosforilada no citoplasma dos neurônios, causando sua destruição. O quadro clínico da doença de Parkinson é composto por manifestações motoras e não motoras, podendo essas ocorrer em qualquer momento da evolução da doença. Sabe-se que o início da doença pode preceder, em décadas, as manifestações motoras. A hiposmia e o distúrbio do sono são exemplos de manifestações precoces.

Manifestações Não Motoras da Doença de Parkinson

- Depressão.
- Disfagia.
- Constipação intestinal.
- Disautonomia.
- Demência.

Manifestações Motoras da Doença de Parkinson

- *Bradicinesia:* lentificação para iniciar um movimento voluntário, com progressiva redução da velocidade e da amplitude das tarefas repetitivas. Tem grande impacto na capacidade funcional do indivíduo, com a diminuição da velocidade da marcha, redução do volume da voz, dificuldade no ato de se virar na cama, por exemplo.
- *Rigidez:* aumento do tônus muscular, inicialmente, mais evidente em musculatura apendicular e de forma dimidiada e assimétrica. Pode causar mialgia e cãibras. Tipicamente apresenta-se como rigidez em canivete ou roda denteada.
- *Tremor de repouso:* assimétrico e apendicular, tendendo a diminuir com a movimentação do membro, no quadro inicial. Embora seja a condição que mais estigmatiza o paciente, causa menos impacto funcional que as condições anteriores. Pode estar ausente em torno de 30% dos casos.

Manifestações da Doença de Parkinson em Fase Avançada

À medida que a doença progride surgem manifestações clínicas mais complexas e de difícil manejo. São elas:

1. Instabilidade postural que se manifesta com a postura do tronco em semiflexão, com deslocamento do centro de gravidade, decomposição do movimento na virada com movimentação em bloco.
2. Fenômeno de "congelamento", em que há o bloqueio motor durante uma ação.
3. Flutuações motoras em decorrência do fenômeno de "liga/desliga" relacionado com o efeito de final da dose da levodopa.

4. Discinesias, movimentos involuntários e repetitivos do tipo torção, ocasionadas pelo efeito da levodopa.
5. Disfagia, que pode ocasionar pneumonia por broncoaspiração; sialorreia.
6. Quedas.
7. Demência.
8. Hipotensão postural pela disautonomia.

Abordagem Terapêutica da Doença de Parkinson

É recomentada a intervenção multidisciplinar no paciente com doença de Parkinson desde o momento do diagnóstico. Intervenções de fisioterapia, de fonoterapia, da nutrição, da terapia ocupacional e da psicologia contribuem para manter o *status* funcional e a qualidade de vida do idoso, além de prevenir as complicações da doença.

As estratégias farmacológicas variam de acordo com o estágio da doença, como descrito no Quadro 3.

A abordagem cirúrgica está indicada em alguns casos, especialmente quando surgem as complicações do uso prolongado da levodopa, como as discinesias e as flutuações motoras. Atualmente, a técnica de estimulação cerebral profunda é a mais utilizada. É importante ressaltar que a cirurgia é útil no controle de alguns sintomas motores, como o tremor e a rigidez, mas não atua nos sintomas não motores.

O diagnóstico das desordens do movimento é feito com base na história clínica do paciente, especialmente na cronologia do aparecimento dos sintomas, e no exame físico e neurológico minuciosos, impondo um grande desafio. O Quadro 4 apresenta alguns aspectos que podem auxiliar no diagnóstico diferencial.

Quadro 3. Estratégias Farmacológicas nas Fases da Doença de Parkinson

Fase inicial	Fase tardia
Aumento da oferta de dopamina	Controle das flutuações motoras e das discinesias
Levodopa	Associação de diferentes preparações da Levodopa (como a de liberação lenta)
Agonistas dopaminérgicos (Pramipexol)	Agonista dopaminérgico (Pramipexol ou Rotigotina)
Inibidores da monoaminoxidase B (Rasagilina)	Inibidores da monoaminoxidase B (Rasagilina)
	Inibidores da catecol-O-metiltranferase (Entacapone)

Quadro 4. Aspectos Diferenciais das Desordens do Movimento

Sinais/sintomas	PSP	AMS	DCL	DP
Tremor	Assimétrico	Ausente	Assimétrico	Assimétrico
Rigidez	Axial	Apendicular	Apendicular	Apendicular
Disautonomia	Precoce	Precoce	Precoce	Tardia
Queda	Precoce	Precoce	Precoce	Tardia
Déficit cognitivo	Precoce	Tardio	Precoce	Tardio
Resposta à L-Dopa	Discreta	Discreta	Moderada	Dramática

PSP: paralisia supranuclear progressiva; AMS: atrofia de múltiplos sistemas; DCL: doença por corpos de Lewy; DP: doença de Parkinson.

BIBLIOGRAFIA

Duncan GW, Yarnall AJ, Marrinan S, Burn DJ. New horizons in the pathogenesis, assessment and management of movement disorders. *Age Ageing* 2013;42(1):2-10.

Fahn S. Parkinson's disease and related disorders. In: Halter J, Ouslande JG, editors. *Hazzard's geriatric medicine and gerontology*. 6th ed. USA: The McGraw-Hill Companies; 2009.

Galifianakis NB, Ghazinouri A. Doença de Parkinson e tremor essencial. In: Williams BA *et al.*, editors. *Current geriatria: diagnóstico e tratamento*. 2. ed. Porto Alegre: e-PUB; 2015.

Höglinger GU, Kassubek J, Csoti I, Ehret R, Herbst H, Wellach I, Winkler J, Jost WH. Differentiation of atypical Parkinson syndromes. *J Neural Transm* 2017;124(8):997-1004.

Maranhão-Filho P, Martins M, Góes C. Desordens do movimento: 40 aspectos e muitas dicas. *Rev Bras Neurol* 2013;49(1):3-12.

DEPRESSÃO E ANSIEDADE NO IDOSO

CAPÍTULO 4

Ana Cláudia Becattini-Oliveira

INTRODUÇÃO

As doenças mentais e neurológicas têm significativo impacto na qualidade de vida e na capacidade funcional dos idosos. Segundo a Organização Mundial da Saúde, essas condições geram incapacidade em 6,6% dessa população, resultando em um alto peso social e econômico em países de todo o mundo. Aproximadamente 15% dos idosos são afetados por doenças mentais. A depressão é a segunda causa depois das demências, acometendo cerca de 7% dos idosos. A ansiedade também tem alta prevalência nessa população com taxas em torno de 3,8%.

O estigma em torno das doenças mentais dificulta o seu reconhecimento e a busca por tratamento por parte do próprio paciente. Os sintomas também são, muitas vezes, atribuídos ao processo normal de envelhecimento, o que dificulta ainda mais a sua detecção. Dentre os idosos atendidos nas unidades básicas de saúde, menos da metade é adequadamente diagnosticada e tratada.

Os fatores de risco para doenças mentais podem ser um sinal de alerta, auxiliando na sua detecção precoce. A abordagem daqueles fatores potencialmente modificáveis pode prevenir o desenvolvimento ou evitar o agravamento de muitas dessas doenças. O Quadro 1 lista alguns desses fatores de risco.

DEPRESSÃO NO IDOSO

Os transtornos depressivos constituem um grupo de doenças que apresentam em comum o humor deprimido. O Manual Diagnóstico e Estatístico de Transtornos Mentais (DSM-5) agrupou os transtornos depressivos de acordo com o seu mecanismo fisiopatológico, abolindo as antigas denominações de depressão unipolar e bipolar.

Quadro 1. Fatores de Risco para Doenças Mentais em Idosos

Não modificáveis	Potencialmente modificáveis
Idade avançada	Situação de sobrecarga
Sexo feminino	Exposição à violência
História prévia de doença mental	Ausência de rede de apoio familiar
Presença de múltiplas doenças crônicas	Aposentadoria
Presença de limitação física	Isolamento social

No idoso os transtornos depressivos podem ocorrer como consequência do prolongamento de um episódio iniciado na fase adulta ou como recidiva de um episódio prévio. O termo Transtorno Depressivo de Início Tardio é utilizado quando o primeiro episódio ocorre após os 60 anos de idade. Nesse caso, a genética não tem um papel tão preponderante e podem ocorrer eventos estressores físicos (p. ex., déficit sensorial) e/ou psicológicos (p. ex., aposentadoria). A distinção quanto ao início do quadro e a identificação dos eventos estressores é importante para estabelecer a melhor estratégia terapêutica em cada caso.

Dentre as perdas que podem ocorrer ao longo do processo de envelhecimento, o luto merece especial atenção. O luto é definido como uma reação comum a perda de um ente querido. A sua presença pode ser, no entanto, um fator estressor significativamente importante a ponto de ser experimentado de forma patológica. Nesse caso, o sofrimento psíquico grave gerado pelo luto necessita de atenção adequada, incluindo a terapêutica medicamentosa quando indicada.

O Transtorno Depressivo Maior é uma condição menos frequente entre os idosos, porém severa o bastante para gerar limitações e agravar doenças preexistentes. O diagnóstico requer a presença de sintomas há pelo menos 2 semanas e seus critérios estão listados no Quadro 2.

O Transtorno Depressivo Persistente é caracterizado pela presença de um quadro crônico com sintomas depressivos há pelo menos 1 ano, mas que não preenchem os critérios para Depressão Maior. Nos idosos, os sintomas depressivos podem-se manifestar por queixas somáticas que são facilmente confundidas com outras doenças, dificultando o seu diagnóstico.

A abordagem dos transtornos depressivos pode requerer a terapêutica medicamentosa. Dentre os medicamentos antidepressivos, a classe dos Inibidores Seletivos de Recaptação de Serotonina (ISRS) é a mais indicada por apresentar menos reações adversas em idosos. Outras classes de antidepressivos também podem ser utilizadas desde que consideradas as condições clínicas. Além dos medicamentos antidepressivos, os antipsicóticos e ansiolíticos podem ser indicados, dependendo de cada caso.

A terapêutica não medicamentosa inclui uma ampla variedade de intervenções cuja indicação depende de cada caso. Nos transtornos depressivos associados a eventos estressores específicos, abordagens psicoterápicas, como a terapia cognitivo-comportamental, podem ter um bom resultado. A prática regular de atividade física apresenta eficácia e

Quadro 2. Critérios para Transtorno Depressivo Maior (DSM-5)

Presença de humor deprimido e/ou perda de interesse ou prazer há pelo menos 2 semanas associada a no mínimo quatro dos seguintes sintomas:
Alteração do apetite com perda ou ganho de peso
Alteração do sono com insônia ou hipertonia
Retardo ou agitação psicomotora
Fadiga ou perda de energia
Sentimento de culpa ou inutilidade
Redução da capacidade de concentração
Pensamento de morte ou tentativa de suicídio

efetividade comprovadas no tratamento da depressão, fazendo parte de diversas diretrizes. Nos casos muito graves com refratariedade ou intolerância ao tratamento medicamentoso, a eletroconvulsoterapia (ECT) tem sido utilizada com bom resultado. A ECT apresenta, no entanto, contraindicações e reações adversas, sendo um procedimento de alto custo empregado apenas em situações especiais.

ANSIEDADE NO IDOSO

Os transtornos de ansiedade constituem um grupo de doenças cujos sintomas se alicerçam em dois pilares. O pilar psicológico caracteriza-se por pensamentos persistentes manifestados por medo, inquietação, irritação entre outros. O pilar físico caracteriza-se por sintomas relacionados com reações adrenérgicas, como palpitação, tremor, diarreia etc. A presença de um ou mais fatores estressores é capaz de deflagrar os sintomas, desencadeando o episódio.

O Transtorno de Ansiedade de Início Tardio caracteriza-se pela presença do primeiro episódio após os 60 anos de idade sem que haja história prévia da doença. A frequente presença de queixas somáticas faz com que muitos desses pacientes sejam encaminhados a especialistas e/ou tratados com medicamentos sintomáticos sem que o fator estressor desencadeador do quadro seja abordado. Além disso, estudos recentes demonstram uma relação entre os transtornos de ansiedade em idosos e a presença de déficit cognitivo, demência e doenças cardiovasculares.

O Transtorno de Ansiedade Generalizado é caracterizado por ansiedade ou preocupação excessiva, quase todos os dias, por 6 meses ou mais. O paciente tem dificuldade de controlar a apreensão ou preocupação relacionada com as circunstâncias habituais da vida. O Quadro 3 lista os seus critérios diagnósticos.

O Transtorno do Pânico é caracterizado por episódios de pânico recorrentes e inesperados, sendo pelo menos um dos ataques seguidos de um mês com preocupação persistente com ataques adicionais. Pode ocorrer preocupação com as consequências dos ataques. O DSM-5 ainda coloca o Ataque de Pânico como especificador para todos os demais transtornos mentais.

Os transtornos fóbicos consistem em condições cujos episódios de medo excessivo ou irracional são desencadeados por um ou mais objetos ou eventos fóbicos. O diagnóstico requer que os sintomas persistam por mais de seis meses, mas o paciente não precisa reconhecer a sua presença. Fazem parte dessa categoria a Fobia Específica e o Transtorno de Ansiedade Social.

Quadro 3. Critérios para Transtorno de Ansiedade Generalizado (DSM-5)

Presença de ansiedade e preocupação excessivas, ocorrendo na maioria dos dias, por pelo menos 6 meses, com diversos eventos ou atividades, associadas a três ou mais dos seguintes sintomas:
Inquietação
Fatigabilidade
Dificuldade de concentração
Irritabilidade
Tensão muscular
Alteração do sono

A maioria das terapêuticas medicamentosas utilizadas nos tratamentos dos transtornos de ansiedade apresentam restrições em idosos por causa das reações adversas. Dentre os ansiolíticos, os benzodiazepímicos de meia-vida curta são a melhor escolha. Os medicamentos antidepressivos também podem ser empregados, dependendo de cada caso.

Algumas terapêuticas não medicamentosas tem sido empregadas com bons resultados nos transtornos de ansiedade em idosos. Essas envolvem desde psicoterapia até técnicas de relaxamento e de meditação.

CONSIDERAÇÕES FINAIS

Nos idosos, a apresentação das doenças mentais possui diversas peculiaridades, dificultando a sua detecção precoce. A identificação de fatores de risco potencialmente modificáveis é o primeiro passo na sua abordagem. O diagnóstico e a seleção da terapêutica adequada podem melhorar a capacidade funcional e a qualidade de vida dos idosos portadores de doenças mentais.

BIBLIOGRAFIA

American Psychiatric Association. *Diagnostic and statistical manual of mental disorders*. 5th ed. Arlingon, VA: American Psychiatric Publishing; 2013.

Lenze EJ, Wetherell JL. Anxiety disorders: new developments in old age. *Am J Geriatr Psychiatry* 2011;19(4):301-4.

Sachdev PS, Mohan A, Taylor L, Jeste DV. DSM-5 and mental disorders in older individuals: an overview. *Harv Rev Psychiatry* 2015;23(5):320-8.

CUIDADOS PALIATIVOS E O DEBATE SOBRE A MORTE

CAPÍTULO 5

Virgílio Garcia Moreira

"Falar sobre morrer é muito difícil. Tememos que falar sobre isso possa atrair a morte. Todos nós sabemos que a morte é inevitável; a morte nos fascina e nos perturba; mas não queremos que ela aconteça. Talvez – pensamos – se não falarmos sobre a morte ela não nos perceba. Talvez se ignorarmos a morte possamos retardá-la ou mesmo escapar dela."
David Kuhl, paliativista canadense

INTRODUÇÃO

O envelhecimento populacional trouxe consigo uma série de reflexões quanto à qualidade e à quantidade de vida experienciadas por cada um de nós. Nessa discussão, refletir sobre como vivemos e como morremos é parte essencial da formação do profissional que lida com a senescência. A morte é alvo de amplo e necessário debate. Por razões inúmeras, para alguns historiadores, a civilização ocidental escondeu a morte nos últimos trezentos anos. Ao longo deste período, para os mesmos, discutir sobre o inevitável tornou-se algo que foi disfarçado, pouco interessante e quase nada partilhado. Felizmente, nos últimos 30 anos, o debate sobre este necessário tema retomou força e expressão em todo campo social e da saúde.

Paliar, mitigar, aliviar, proteger são sinônimos para expressar o campo da ciência onde os Cuidados Paliativos estão inseridos. Este texto tem como objetivo apresentar ao profissional de saúde um contexto geral das reflexões sobre o tema com o interesse de estimular a curiosidade do leitor sobre este crescente campo de atuação.

CUIDADOS AO FIM DA VIDA

Embora o movimento dos Cuidados Paliativos date da segunda metade do século XX, suas raízes têm origem nos primórdios da Medicina: Hipócrates ensinava que o médico devia *"curar quando possível, aliviar quando a cura não for possível e consolar quando não houver mais nada a fazer."* A tentativa de minimizar a dor durante o processo de morte permeia textos clássicos, como a Ilíada e a Odisseia. Com a modificação do pensamento ocidental, floresceu a discussão filosófica sobre o tema. Pensadores como Montaigne, Spinoza, Heidegger e Hegel – cada um com diferentes percepções a respeito do "refletir sobre a morte" – divergem e complementam a discussão sobre a morte, compondo a multifacetada complexidade de nossa existência.

Para compreender o pensamento atual sobre os cuidados ao fim da vida, é útil conhecer o modo como as sociedades lidaram com a morte ao longo dos últimos séculos. O tanatologista francês Philippe Ariès dedicou-se a esse estudo, produzindo uma obra importante na qual delimita quatro atitudes diante da morte, cada uma correspondendo a um período histórico. O primeiro, o da "morte domada", tem relação com um sentimento antigo de familiaridade com a morte. O moribundo está resignado: sabe que vai morrer e aceita o seu destino, como os cavaleiros dos mais antigos romances medievais que se deitavam com a cabeça voltada para o oriente ao pressentirem a aproximação da morte.

O quarto do moribundo está repleto de familiares, amigos e vizinhos, que tomam parte em sua cerimônia pública de despedida. O segundo período inicia-se na segunda metade da Idade Média e foi denominado "a morte de si mesmo", quando o processo de morrer assume uma conotação ligeiramente mais sombria. O Juízo Final transfere-se para a cabeceira do moribundo, como ilustram as gravuras do *Ars Moriendi*, e seu comportamento nos momentos derradeiros será vital para definir se ele merece o Céu ou o Inferno.

A morte assume um caráter dramático que antes não possuía. É também o período do surgimento do cadáver decomposto na arte e na literatura e da individualização das sepulturas, com a preocupação em conservar a identidade do homem após a morte. O terceiro período, "a morte do outro", começa a partir do século XVIII, com intensa exaltação da morte, manifestações familiares exageradas de luto e o culto às sepulturas. Cada vez mais, a morte se distancia de um acontecimento do cotidiano para se tornar motivo de transtorno.

O quarto e último período sugerido por Ariès é o da "morte interdita", que vem desde a segunda metade do século XIX até os dias de hoje, com exacerbação após as duas Grandes Guerras. A morte é encarada como vergonhosa, um assunto proibido que desbanca o sexo como o principal tabu das sociedades. Não se diz ao moribundo que ele está prestes a morrer. Existe um pacto de silêncio que busca ocultar a proximidade da morte a qualquer custo. Já não se morre em casa, mas nos hospitais, longe dos familiares – o moribundo perdeu a capacidade de presidir sua cerimônia ritualística.

O trabalho de Ariès sofreu críticas (como a de Norbert Elias, que o considera excessivamente romântico), mas ainda se sustenta como uma visão abrangente da transformação da forma de lidar com a morte. Outros observadores confirmam suas impressões sobre a morte nos tempos modernos. A psiquiatra norte-americana Elisabeth Kübler-Ross lançou, em 1969, um livro essencial chamado "Sobre a Morte e o Morrer" no qual apresenta suas conclusões após entrevistas com pacientes portadores de doenças terminais. Ela propõe cinco fases distintas que seriam atravessadas pelo doente: negação, raiva, barganha, depressão e aceitação. Foi um trabalho pioneiro, não apenas pela sugestão das fases (até hoje muito discutidas), mas principalmente por colocar em evidência um tema tão controverso.

Como reação à morte solitária e asséptica em hospitais, surgiram os *hospices*. O termo *hospice* remonta às construções que ficavam no caminho das caravanas de peregrinos no século IV. Não eram propriamente hospitais, pois recebiam todos viajantes, sãos e doentes, funcionando como abrigos regidos por religiosos. No entanto, como as condições dos deslocamentos eram por vezes brutais, muitos chegavam a esses *hospices* já moribundos. O movimento moderno dos *hospices* inicia-se em 1842 em Lions, França, sob a orientação de Mme. Jeanne Garnier. Passam a ser, a partir de então, instituições voltadas para o cuidado exclusivamente de pessoas doentes. Outros *hospices* foram surgindo pela Europa, como o Our Lady's Hospice (Dublin, 1879) e o St. Joseph's Hospice (Londres, 1905). Em 1893, o Dr. Howard Barrett começa um trabalho notável no St. Luke's Home for the Dying Poor (Londres), com os primeiros indícios de uma aproximação maior entre os profissionais de saúde e o moribundo: *"Não pensamos em nossos residentes como "casos". Nós percebe-*

mos cada um deles como um microcosmo, com suas próprias características, suas alegrias e tristezas, esperanças e medos, sua própria história de vida, profundamente importante para si mesmo e para um pequeno círculo que o cerca."

Foram esses os antecedentes históricos da lendária Dame Cicely Saunders (1918-2005), enfermeira, assistente social e médica, considerada a figura principal do *hospice* moderno. Percebendo que as necessidades dos moribundos não estavam sendo atendidas nos hospitais tradicionais ingleses e após um contato transformador com um de seus pacientes, Saunders reuniu esforços para fundar, em Londres, o St. Christopher's Hospice (1967), que se tornou a instituição de referência no campo dos Cuidados Paliativos. Saunders impulsionou os estudos na área da Paliação, abordando a otimização da analgesia, o suporte dos familiares e o atendimento domiciliar. Era um novo conceito de tratamento de doentes em fase terminal, com ênfase na qualidade de vida, embasada no princípio de valorização da identidade pessoal: *"você importa porque você é você, e você importa até o último momento de sua vida. Nós faremos o que pudermos para ajudar você a morrer em paz, mas também a viver até o momento da morte."* Saunders cunhou também a expressão "dor total", um sintoma intolerável que acomete os moribundos. Não é somente dor física, mas também psicológica, espiritual e até social – exigindo um tratamento holístico para atingir "a melhor morte possível".

Os conceitos de Cuidados Paliativos difundiram-se pelo mundo, com grandes centros localizados na França, no Canadá e nos Estados Unidos. Atualmente, a Organização Mundial da Saúde define Cuidados Paliativos como "uma abordagem que melhora a qualidade de vida de pacientes e suas famílias, encarando uma doença que ameaça a vida, por meio da prevenção e do alívio do sofrimento pela identificação precoce e avaliação e tratamento da dor e de outros problemas físicos, sociais e espirituais." Em 1987, a Medicina Paliativa – que é um ramo dos Cuidados – foi reconhecida como especialidade médica no Reino Unido. Existe uma forte tendência de crescimento nessa área, o que traduz a inquietação da sociedade, e sobretudo dos profissionais de saúde, no que diz respeito a como lidar com a morte no dia a dia.

O movimento tomou grande impulso com as partilhas dentro do campo da saúde e, principalmente, pelo envolvimento de toda a sociedade na demanda crescente da população que necessita, também, de uma morte digna.

Até 2010, o Brasil era o terceiro pior país para se morrer no mundo. Entre os indicadores que nos davam esta colocação encontravam-se o precário ensino sobre os cuidados paliativos, o difícil acesso a medicações simples, porém necessárias para o manejo da fase final de vida, e a ausência de Políticas Públicas desenhadas para toda a população. Em 2015, a partir do grande movimento de profissionais da saúde que abraçaram a causa, em um *ranking* de mais de 80 países, o Brasil melhorou sua qualificação e ocupa, hoje, a quadragésima segunda posição. A conquista mais recente, em 2018, foi a criação da Política Nacional de Cuidados Paliativos para o SUS, aprovada na oitava reunião Ordinária da Comissão Intergestores Tripartite. Esta resolução aponta que os Cuidados Paliativos serão oferecidos com base em evidência científica, seguindo a definição da Organização Mundial da Saúde para toda a Rede de Atenção à Saúde.

CONSIDERAÇÕES FINAIS
Os cuidados paliativos oferecem uma assistência técnica e humanista aos pacientes que enfrentam uma doença grave, ativa, progressiva, avançada e com prognóstico de tempo limitado de vida, com foco na qualidade de vida. Assim, pacientes podem viver suas vidas da melhor forma, dentro de suas possibilidades, até o fim.

BIBLIOGRAFIA

Ariès P. *História da morte no Ocidente*. Rio de Janeiro: Ediouro; 2003.
Elias N. *A solidão dos moribundos*. Rio de Janeiro: Jorge Zahar Ed; 2001.
Freitas E, Py L. *Tratado de geriatria e gerontologia*. 4. ed. Rio de Janeiro: Gen; 2017.
Saunders C. Foreword. In: Hanks G, Cherny NI, Calman K, Doyle D, editors. *Oxford textbook of palliative medicine*. 2nd ed. New York: University Press Inc; 1999.

Módulo XIV

Tópicos Especiais em Gerontologia

CUIDADO EM FAMÍLIA NO CONTEXTO GERONTOLÓGICO

CAPÍTULO 1

Ivone Renor da Silva Conceição

INTRODUÇÃO

O acelerado crescimento populacional de idosos tem evidenciado o aumento de doenças crônicas e consequentemente o crescimento do número de pessoas dependentes de cuidados. Tal quadro também denuncia a carência de serviços especializados e a fragilidade do sistema previdenciário, impactando especialmente as famílias menos abastadas.

Paralelas a esta realidade, as transformações da estrutura familiar também vão refletir na forma de cuidado, possível de ser ofertado, a esta pessoa idosa doente e dependente, tornando relevante a reflexão e atenção de todos que compõe à equipe multidisciplinar na geriatria e gerontologia.

Diante da abrangência deste tema, abordaremos aspectos da atenção domiciliar pelo estado, o cuidado familiar e a sobrecarga do cuidador.

CUIDADO E FAMÍLIA

Cuidar é um conjunto de ações que visam o atendimento das necessidades de outra pessoa, de forma antecipada e preventiva ou de forma responsiva e resolutiva.

Entretanto, Caldas vai um pouco além, quando diz que, cuidar de uma pessoa, especialmente daquele com quem se tem um vínculo afetivo, transcende o atendimento às necessidades básicas. É um compromisso entre ambos, que pode proporcionar a quem cuida uma oportunidade de crescimento pessoal por meio desta prática. Geralmente, a primeira experiência com o cuidado é no seio familiar na primeira infância, mas se apresenta em todas as fases da vida de formas diversas.

ATENÇÃO DOMICILIAR

Diante de uma doença crônica, com necessidades de cuidados contínuos, as pessoas que integram o núcleo familiar são atravessadas pelas mudanças de papéis, e aquele que cuidava passa a ser cuidado, auxiliado ou, no mínimo, supervisionado. Isso requer uma reestruturação nas funções, distribuições de atividades, responsabilidades e recursos humanos, físicos, emocionais e financeiros.

No contexto de transição epidemiológica, originado pela transição demográfica, largamente citado na literatura, a situação de dependência funcional de pessoas idosas tem-se tornado um problema de saúde pública. Diante deste quadro, a Atenção Domiciliar tem sido incorporada à agenda do governo. Desde 1994, com a lei nº 8.842, Projetos e Programas têm sido criados e aperfeiçoados com o objetivo de atender à crescente demanda. O Quadro 1 apresenta uma breve contextualização das diversas modalidades de atenção à pessoa idosa em domicílio.

Quadro 1. Modalidade de Atenção à Pessoa Idosa no Brasil

Atenção Domiciliar: termo genérico que envolve ações de promoção à saúde, prevenção, tratamento de doenças e reabilitação desenvolvidas em domicílio

Assistência Domiciliar: conjunto de atividades de caráter ambulatorial, programadas e continuadas, desenvolvidas em domicílio

Admissão em Atenção Domiciliar: processo que se caracteriza pelas seguintes etapas: indicação, elaboração do Plano de Atenção Domiciliar e início da prestação da assistência ou internação domiciliar

Plano de Atenção Domiciliar – PAD: documento que contempla um conjunto de medidas que orienta a atuação de todos os profissionais envolvidos de maneira direta e ou indireta na assistência a cada paciente em seu domicílio, desde sua admissão até a alta

Serviço de Atenção Domiciliar – SAD: instituição pública ou privada responsável pelo gerenciamento e operacionalização de assistência e/ou internação domiciliar

Equipe Multiprofissional de Atenção Domiciliar – EMAD: profissionais que compõem a equipe técnica da atenção domiciliar, com a função de prestar assistência clínico-terapêutica e psicossocial ao paciente em seu domicílio

Internação Domiciliar: conjunto de atividades prestadas no domicílio, caracterizadas pela atenção em tempo integral ao paciente com quadro clínico mais complexo e com necessidade de tecnologia especializada

Alta da Atenção Domiciliar: ato que determina o encerramento da prestação de serviços de atenção domiciliar em função de internação hospitalar, alcance da estabilidade clínica, cura, a pedido do paciente e/ou responsável, óbito

Brasil, 2012 *Caderno de Atenção Domiciliar.*

Em todas estas modalidades de atenção, o principal objetivo é apoiar a família em busca de minimizar as perdas, manter e recuperar a funcionalidade da pessoa idosa em seu maior potencial, instrumentalizando a família com tecnologias duras e leves de cuidado. Cada profissional da equipe deverá ocupar singularmente seu papel em cada caso, individualmente.

Apesar dos programas já existentes, na prática, a população ainda sente a carência de maior abrangência destes programas e de sua baixa capilaridade nas regiões interioranas, concentrando-se, paradoxalmente, naquelas regiões que ainda têm mais recursos acessíveis.

CUIDADO DO IDOSO PELA FAMÍLIA

A partir das diversas concepções de família e de nossa própria vivência, entendemos família como um sistema inserido em diversos contextos e constituído por pessoas que compartilham sentimentos e valores. Formam laços de interesse, solidariedade e reciprocidade, com especificidade e funcionamento próprios, consanguíneos ou não.

Segundo o Estatuto do Idoso, lei nº 10.741, de 1º de outubro de 2003, Art. 3º, é obrigação da família, da comunidade, da sociedade e do Poder Público assegurar ao idoso, com absoluta prioridade, a efetivação do direito à vida, à saúde, à alimentação, à educação, à cultura, ao esporte, ao lazer, ao trabalho, à cidadania, à liberdade, à dignidade, ao respeito e à convivência familiar e comunitária. Existem concepções ideológicas que debatem acerca deste artigo, pela colocação da família em primeiro plano, na obrigação de cuidar do seu idoso, colocando o estado em terceiro plano nesta função.

A constatação da necessidade de cuidado prolongado, por tempo indeterminado, de um ente familiar não é uma tarefa simples, sendo frequentemente uma situação estressante para a maioria das famílias que terão que lidar com sua reestruturação em diversos aspectos. Trata-se de um momento de transição, quando mudanças serão fundamentais.

Segundo Caldas, as escolhas para assumir os cuidados de um idoso dependente na família são, em parte, conscientes e baseadas em aspectos da dinâmica familiar. Estes processos frequentemente obedecem aos seguintes padrões: grau de parentesco, frequentemente cônjuge, seguido de filhos; gênero, predominantemente mulheres; proximidade física, morar na mesma casa; proximidade afetiva, destacando a relação conjugal seguida da parental. A mesma autora ainda afirma que algumas famílias conseguem lidar com alto nível de estresse, e, em alguns casos, até se fortalecer com a necessidade de restruturação de recursos materiais/físicos e emocionais.

Caldas, baseada na teoria de enfermagem da adaptação do estresse familiar de Lo Biondo-Wood, propõe os aspectos da transição apresentados no Quadro 2, enfrentados no momento da adaptação da família ao estresse, causado pela necessidade de cuidados de um idoso dependente.

A interpretação subjetiva que a família faz do efeito do estressor é fundamental. Se o estressor é considerado como um problema impossível de lidar, ele tem o potencial de desestruturar a família.

A família com boa adaptação utiliza estratégias de superação e manejo da crise para aceitar e entender o sentido dela. Esta compreensão dá à família a sensação de equilíbrio e coerência, segundo esta teoria.

Proposta de abordagem familiar:

- Investir em informações relevantes.
- Hierarquizar as necessidades de abordagem em equipe e com o idoso e/ou família.
- Valorizar as prioridades do binômio família-idoso.
- Facilitar a expressão das percepções da família sobre os estressores.
- Evitar pré-julgamentos.
- Incentivar a proposição de soluções pelos próprios envolvidos.
- Contribuir com ferramentas em vez de conselhos.
- Estabelecer, em conjunto, alvos realistas de alcance gradativo.
- Reconhecer os limites da equipe.

Quadro 2. Aspectos da Transição

▪ Imperativo ético	▪ Redução padrão de vida
▪ Revolta	▪ Frustração × Gratidão
▪ Resignação	▪ Hostilidade
▪ Desconhecimento	▪ Sentido de vida
▪ Embaraço	▪ Desesperança
▪ Medo	▪ Isolamento
▪ Raiva do idoso	▪ Culpa
▪ Raiva de si mesmo	
▪ Solidão	

Fonte: Caldas; 2004.

SOBRECARGA DO CUIDADOR FAMILIAR

A necessidade de prestar cuidados a um familiar sem ter preparo profissional, alegado pela maioria, é uma situação na existência de uma pessoa que se reveste de uma série de subjetividades. Pode-se destacar a mudança de papéis, relações afetivas prévias, necessidade de abrir mão de desejos, compromissos e funções, resgate de sentimentos positivos e negativos (gratidão e vingança), exploração, autossatisfação, sentido de vida, resignação, retribuição, entre outros.

Os profissionais de saúde deverão estar sempre atentos aos sinais de sobrecarga emitidos pelos familiares cuidadores de idosos dependentes. Deve-se atentar para os aspectos biopsicossociais, como: aparência desleixada, ausência de autocuidado de saúde, abuso de substâncias psicoativas, automedicação, poliqueixas, dores crônicas, insônia, falta de lazer, conflitos conjugais, conflitos com filhos, tristeza, ansiedade, falta de apetite, incapacidade de pedir ajuda, isolamento social, entre outros indicadores de sofrimento físico e emocional.

É fundamental a avaliação sistemática daqueles que cuidam de idosos dependentes, especialmente com demência e alterações de comportamento, acamados. Convém lembrar que a sobrecarga pode ser um fator gerador de negligência e violência direcionada ao idoso. Estudos têm apontado que cuidadores que recebem suporte educativo e treinamento da equipe de saúde, aqueles com melhor escolaridade, participantes de grupos de mútua ajuda e orientações têm mais capacidade de enfrentamento das demandas, são mais abertos a buscar ajuda e até de se resignificar ao papel de cuidador.

CONSIDERAÇÕES FINAIS

Diante de todos os diversos desafios enfrentados por aqueles que têm a delicada função de prestar cuidados a familiares, a equipe deve permanecer atenta a estes e outros aspectos desta relação permeada de tantas subjetividades que atravessaram toda uma existência.

BIBLIOGRAFIA

Brasil. Ministério da Saúde. Secretaria de Atenção à Saúde. Departamento de Atenção Básica. Caderno de atenção domiciliar / Ministério da Saúde, Secretaria de Atenção à Saúde, Departamento de Atenção Básica. Brasília: Ministério da Saúde; 2012.

Caldas CP, Assuero LS. (Organizadores). Saúde do idoso: a arte de cuidar. 2. ed. Interciência; 2004.

Lo Biondo-Wood G. Theory of family stress and adaptation. In: Smith MJ, Liehr PR. *Middle range theory for nursing*. 2nd ed. New York: Springer Publishing Company; 2008.

Menezes MR, *et al. Enfermagem gerontológica: um olhar diferenciado no cuidado biopsicossocial e cultural.* São Paulo: Martinari; 2016.

Simionato MAW, Oliveira RG. Funções e transformações da família ao longo da história. I Encontro Paranaense de Psicopedagogia – ABPppr – nov./2003.

VIOLÊNCIA CONTRA A PESSOA IDOSA

CAPÍTULO 2

Danielli Santos do Carmo

INTRODUÇÃO

O aumento da população idosa no Brasil vem demandando, de estudiosos e profissionais de saúde, qualificação constante para atuar sobre as questões do envelhecimento, em função do aumento dos agravos à saúde e a necessidade de maior uso dos equipamentos de saúde por consequência do adoecimento dessa população e mudança do perfil em decorrência de doenças crônicas não transmissíveis, o cuidado com idosos dependentes, bem como a questão da violência contra a pessoa idosa.

O crescimento do segmento populacional de idosos traz a cena pública questões pouco discutidas, como o tema da violência. Embora sempre estivesse presente em grupos socialmente mais fragilizados, somente no século XX, no pós-guerra, a questão da violência passa a ser desnaturalizada e ganha expressão pública. Documentos como a Declaração dos Direitos do Homem, Declaração dos Direitos da Criança e das Mulheres, na década de sessenta e setenta, tornam pública a questão. Surgem nesse período os primeiros estudos sobre o tema. Inicialmente, a violência foi identificada como problema social e da idade, para posteriormente ser assumida como problema de saúde pública e de justiça criminal, e, atualmente, emerge como uma questão de direitos humanos. O avanço e publicização desse fenômeno pela mídia faz com que organizações como a OMS desenvolvam orientações para enfrentamento da questão em todo mundo.

NOÇÃO DE VIOLÊNCIA SOBRE O IDOSO DEFINIDA PELA OMS

"Uma ação única ou repetida, ou ainda a ausência de uma ação devida, que causa sofrimento ou angústia, e que ocorre em uma relação em que haja expectativa de confiança."

Contudo a violência não se constitui apenas como um ato, mas também como uma relação de poder.

Segundo Faleiros

"Um processo relacional complexo e diverso. É relacional, pois deve ser entendido na estruturação da própria sociedade e das relações interpessoais, institucionais e familiares (...), é complexa por envolver relações de poder tanto no contexto social mais geral como nas relações particulares numa perspectiva histórica e dinâmica (...), e é diversificada nas manifestações familiares, individuais e coletivas (...) entre os diferentes grupos e segmentos e atinge o corpo físico e a psique."

TIPIFICANDO FORMAS DE VIOLÊNCIA

- *Violência estrutural:* caracteriza-se pela desigualdade social e está presente nas manifestações de pobreza, miséria e discriminação. Como exemplo de violência estrutural, podemos citar o desrespeito dos motoristas de ônibus com os idosos, o valor das aposentadorias insuficientes para cobrir as necessidades sociais desse segmento populacional, o desmonte e falência da saúde pública.
- *Violência interpessoal:* manifesta-se nas formas de comunicação e interação cotidiana.
- *Violência institucional:* ocorre por meio da gestão de políticas públicas pelo Estado e instituições assistenciais onde predominam relações assimétricas de poder, domínio e discriminação. Negligência do Estado, da família e das instituições públicas.
- *Violência cultural:* também muito presente em nossa sociedade. O idoso é visto como um peso social. Nada mais atual do que as publicações de notícias referentes ao impacto das aposentadorias em contexto neoliberal, onde são desvalorizadas as contribuições sociais e culturais desse segmento para o país. Somam-se a tal realidade, todas as formas de preconceito e desvalorização à idade e importância social: não valorização do conhecimento e da experiência; concepção de velhice como "decadência"; desaprovação da sexualidade na velhice; incompreensão/desrespeito ao tempo dos mais velhos.

TIPOLOGIAS CONCEITUADAS INTERNACIONALMENTE

- *Abuso financeiro e econômico:* consiste na exploração imprópria ou ilegal dos idosos ou ao uso não consentido por eles de seus recursos financeiros e patrimoniais. Esse tipo de violência ocorre, sobretudo, no âmbito familiar com a apropriação indevida de proventos, dinheiro, bens e propriedades.
- *Negligência:* refere-se à recusa ou à omissão de cuidados devidos e necessários aos idosos, por parte dos responsáveis familiares ou institucionais. A negligência é uma das formas de violência contra os idosos mais presente no país. Ela se manifesta, frequentemente, associada a outros abusos que geram lesões e traumas físicos, emocionais e sociais, em particular, para quem se encontra em situação de múltipla dependência ou incapacidade. Pode ser ativa (intencional) ou passiva (não intencional).
- *Abandono:* é uma forma de violência que se manifesta pela ausência ou deserção dos responsáveis governamentais, institucionais ou familiares de prestarem socorro a uma pessoa idosa que necessite de proteção.
- *Autonegligência:* conduta da pessoa idosa que ameaça sua saúde e segurança pela recusa de prover a si própria os cuidados adequados.

FATORES DE RISCO PARA VIOLÊNCIA

Na maioria das situações, o cuidado é exercido pela família, no domicílio, tendo em vista a proximidade física e afetiva. As funções do cuidador abrangem desde a supervisão e auxílio nas atividades da vida diária (banho, apoio emocional e medicação), bem como organização/administração de finanças da família.

Os cuidados informais são considerados aqueles que são desempenhados pela família, amigos, vizinhança e grupos religiosos e que estão relacionados com as tarefas de cuidado e apoio para suprir as necessidades dos idosos no domicílio. Trata-se de atividade exercida por força das circunstâncias e não por opção, em que o familiar se vê na condição de cuidador principal por falta de recursos financeiros e/ou obrigação moral baseada em aspectos culturais e religiosos.

Nesse sentido, fatores como dependência material em relação ao idoso, dependência de álcool ou drogas, transtorno mental, desinformação e a qualidade da relação mantida pelo cuidador com os idosos, como estresse do cuidador, podem contribuir para o surgimento de uma situação de violência.

Quando nos deparamos com idosos com incapacidade funcional, configurando fragilidade, alteração cognitiva, incontinência e distúrbio do sono, esses podem estar mais suscetíveis às situações de violência. O ambiente marcado por insuficiência de recursos materiais, isolamento social e violência corroboram situações de grande risco.

INTERVENÇÃO DA EQUIPE DE SAÚDE NOS CASOS DE VIOLÊNCIA

Maus Tratos × Cuidado (Prevenção?)

O conhecimento das doenças e síndromes que mais comumente afetam os idosos no seu processo saúde-doença e cuidado facilita a rápida identificação de suas causas, bem como agiliza a busca de uma solução. Este conhecimento propicia maior segurança e torna mais rápida a atuação da equipe de saúde responsável pelo acompanhamento.

Outro aspecto a ser considerado é o apoio e estímulo à solidariedade familiar e comunitária. A presença da família e de uma rede de amigos possibilita a construção de uma rede de suporte social que pode dividir tarefas e compartilhar o cuidado de idosos.

A equipe deve reforçar sempre os direitos dos idosos e orientar de forma a dar suporte a sua plena efetivação.

Papel da Equipe de Saúde

Os Profissionais devem ser capacitados para reconhecer a situação de fragilidade/vulnerabilidade de idosos por meio de abordagem multi/interprofissional. Também devem estar aptos a compartilhar a tomada de decisões e agir de maneira cuidadosa para evitar expor o idoso a maior risco possível.

A equipe deve mobilizar/articular suporte comunitário para compartilhar o cuidado necessário a cada perfil de idoso, e oferecer suporte e orientação familiar a fim de possibilitar canais para redefinir relações. (Família em sofrimento.)

Em casos de constatação de situação de maus tratos, deve-se realizar a notificação da ocorrência de acordo com o Estatuto do Idoso. É importante salientar que o uso da lei deve ser visto como recurso articulador e não apenas punitivo (SOS idoso, Delegacia do Idoso, Ministério Público, Conselhos Estadual e Municipal do Idoso), no sentido de garantir a proteção necessária ao idoso.

CONSIDERAÇÕES FINAIS

Acreditamos ser fundamental para o tratamento da questão social que envolve o envelhecimento a participação do Estado, da família e da sociedade, contribuindo juntos, dentro da prerrogativa de cada um, para garantia de direitos e políticas públicas que favoreçam o segmento populacional, bem como contribuam para a plena condição de cidadania.

Do ponto de vista do Estado, temos a garantia de justiça social para os cidadãos, políticas públicas efetivas, efetivação de direitos e cidadania, construção de redes socioassistenciais, cumprimento das legislações existentes, principalmente no campo do envelhecimento, tendo em vista a proteção do cidadão e a garantia de condições dignas de vida.

À família caberia a recriação de laços, a proteção aos membros mais vulneráveis, com o suporte de políticas públicas que favoreçam a proteção e o cuidado, e possibilidade de reconstruir histórias.

A construção da rede seria aquela em que as políticas públicas se articulassem sem sobreposição de funções. Acreditamos que os conselhos de direitos dos idosos, bem como as conferências, constituem fatores fundamentais para articulação desta rede.

A prevenção da violência e dos maus tratos em idosos articula-se ao processo de construção da cidadania na sociedade brasileira e à busca pela efetiva viabilização dos direitos sociais dos idosos. O engajamento político desse segmento, bem como dos profissionais e estudiosos do tema, traz a cena pública a necessidade de um olhar mais amplo sobre este segmento e suas necessidades sociais.

BIBLIOGRAFIA

Faleiros VP. *Violência contra a pessoa idosa. Ocorrências, vítimas e agressores*. Brasília: Universa; 2007.

Krug EG et al. *World report on violence and health*. Geneva: World Health Organization; 2002.

Minayo MCS. Violência: um problema para a saúde dos brasileiros. In: Brasil. Ministério da Saúde. Secretaria de Vigilância em Saúde. *Impacto da violência na saúde dos brasileiros*. Brasília: Ministério da Saúde; 2005. p. 9-41.

Minayo MC. Violência contra idosos: prevenir reconhecendo direitos e aumentando os cuidados. In: Caldas C, Assueiro LS, *Saúde do Idoso: a arte de cuidar*. Rio de Janeiro: Interciência; 2004.

Minayo MC. *Violência contra idosos: relevância para um velho problema*. Cadernos de Saúde Pública 2003 Jun; v. 19, n. 3.

TECNOLOGIAS DE CUIDADO A DISTÂNCIA NO CONTEXTO DA GERIATRIA E GERONTOLOGIA

André da Silva Brites
Ivone Renor da Silva Conceição

INTRODUÇÃO

A prestação de cuidados de saúde a distância por meio de dispositivos tecnológicos representa um novo modelo de atenção em saúde, podendo contribuir com o suporte a familiares e cuidadores e a comunicação com os profissionais envolvidos no plano terapêutico do paciente.

As Tecnologias de Cuidado a Distância (TCDs) traduzem-se na integração do conceito de saúde móvel às tecnologias móveis e representam o uso de sistemas de monitoramento remoto de pessoas com doenças crônicas com necessidade de acompanhamento clínico por equipe de saúde de referência. São exemplos de TCDs: tecnologias de assistência (teleassistência), sistemas de monitoramento via telefone (telemonitoramento), *smartphones* (aplicativos móveis em saúde) e dispositivos vestíveis (*wearable*), entre outros.

O cuidar da pessoa idosa gera demandas complexas para a família, resultando em acúmulo de funções e desgaste físico e emocional. Deste modo, no campo da Geriatria e Gerontologia encontramos diversas tecnologias desenvolvidas para auxiliar familiares, cuidadores e pacientes, e, dentre elas, destacam-se:

- Aplicativos móveis para cuidadores de idosos.
- Botão de alarme (pulseiras, cordões, relógios) para acionamento de centrais de emergência.
- Lembrete de medicações.
- Lembrete de consultas.
- Aplicativos de controle de glicemia e monitoramento de ECG.
- Jogos de estimulação cognitiva.
- Sensores para prevenção de quedas.
- Sistema de Posicionamento Global (GPS) instalado em calçados.

GERONTECNOLOGIA – CONCEITO E APLICAÇÕES

A Gerontecnologia representa uma área de conhecimento interdisciplinar que combina gerontologia e tecnologia. É definida como o estudo do envelhecimento por meio da busca de soluções na tecnologia com o objetivo de melhorar a vida diária dos idosos. O termo foi utilizado pela primeira vez em 1980 por pesquisadores da Universidade de Eindhoven, na Holanda, tendo como principais aplicações:

- Melhoria das ferramentas tecnológicas para o estudo do envelhecimento.
- Prevenção dos efeitos do declínio da força, flexibilidade e resistência associadas à idade.

- Aumento da *performance* das novas funções a serem assumidas decorrentes do envelhecimento.
- Compensação do declínio das capacidades associado ao envelhecimento.
- Assistência aos cuidadores.

DEFINIÇÕES DE TELEMEDICINA E TELESSAÚDE

Segundo a Organização Mundial da Saúde (OMS), a Telemedicina é compreendida como a prestação de cuidados à saúde nos casos em que a distância é um fator crítico; tais serviços são prestados por profissionais de saúde, usando as tecnologias da informação e comunicação para o intercâmbio de informações válidas para o diagnóstico, prevenção e tratamento de doenças e a contínua educação de prestadores de serviços em saúde, assim como para fins de pesquisas e avaliações.

A telessaúde, por sua vez, engloba um conceito mais abrangente, sendo descrita na literatura como uma nova maneira de pensar os processos de saúde ao se quebrar a barreira da distância por meio do uso destas tecnologias. Os conceitos de telemedicina e telessaúde complementam-se sendo, portanto, indissociáveis. Outros termos, como informática médica, informática em saúde, telecuidado (*telecare*), e-saúde (*e-health*) e saúde móvel (*m-health*), têm sido associados, não sendo sinônimos, apesar de estarem interligados.

BREVE HISTÓRICO DE TELEMEDICINA E TELESSAÚDE

A telemedicina foi inaugurada por meio da Telepsiquiatria em 1959, interligando o Hospital Estadual de Norfolk ao Instituto de Psiquiatria de Nebraska, nos Estados Unidos, separados por uma distância de 180 km, por meio de um circuito bidirecional de televisão. Em 1968, o Hospital Geral de Massachusetts implantou um sistema de telemedicina que oferecia avaliações clínicas, remotamente, a passageiros e trabalhadores do Aeroporto Internacional de Logan, em Boston (EUA).

Entretanto, a indústria da telemedicina alavancou no início da década de 1990 a partir do desenvolvimento científico e tecnológico. No Brasil, os primórdios da telemedicina surgiram em 1994 por meio da Telecárdio, empresa especializada em realizar exames de Eletrocardiograma (ECG) a distância.

Em 1998, foi inaugurada a disciplina de Telemedicina da Faculdade de Medicina da USP e, em 2002, foi criado o Conselho Brasileiro de Telemedicina e Telessaúde. Em 2003, foi organizado o I Congresso Brasileiro de Telemedicina e Telessaúde e a criado o Núcleo de Telessaúde da UERJ. Em 2006, foi criada a RUTE (Rede Universitária de Telemedicina), uma iniciativa do Ministério da Ciência, Tecnologia e Inovação, que objetivou a implantação da infraestrutura necessária para a instalação de núcleos e laboratórios de telemedicina em hospitais universitários. Esse projeto foi considerado de grande importância para a expansão territorial da telemedicina no país e integração profissional e acadêmica. Wen destaca as principais áreas de atuação da Telemedicina e Telessaúde (Quadro 1).

Em 2007, o Ministério da Saúde instituiu o Programa Nacional de Telessaúde (Portaria MS nº 35), que foi ampliado em 2011 (Portaria MS nº 2.546) e renomeado para Programa Nacional Telessaúde Brasil Redes. O programa visa ao fortalecimento e à melhoria da qualidade do atendimento da Atenção Básica no Sistema Único de Saúde (SUS), integrando Educação Permanente em Saúde (EPS) e apoio assistencial por meio de ferramentas como a telemedicina e telessaúde. Atualmente, o programa Telessaúde Brasil Redes está presente em 23 estados, com um total de 8.097 pontos, atendendo a 3.417 municípios e oferecendo serviços como teleconsultoria, segunda opinião formativa, teleducação e telediagnóstico.

Quadro 1. Áreas de Atuação de Telemedicina e Telessaúde

Teleducação interativa e rede de aprendizagem colaborativa	São termos que designam o uso de tecnologias interativas para ampliar as possibilidades de construção de conhecimentos, seja aumentando as facilidades de acesso a materiais educacionais de qualidade, seja permitindo acesso a centros de referência ou a estruturação de novas sistemáticas educacionais (por meio de educação a distância ou por tecnologias de apoio à educação presencial)
Teleassistência/regulação e vigilância epidemiológica	Desenvolvimento de atividades com fins assistenciais a distância, como a segunda opinião especializada. Podem ser desenvolvidos sistemas para permitir a integração de atividades assistenciais com educação, vigilância epidemiológica e gestão de processos em saúde
Pesquisa multicêntrica/ colaboração de centros de excelência e da rede de "teleciência"	Integração de diversos centros de pesquisa permitindo a otimização de tempo e de custos por meio do compartilhamento de dados, da capacitação e da padronização de métodos

A Figura 1 apresenta uma proposta de modelo de atenção à saúde com base na tecnologia da computação em nuvem, integrando os níveis de atenção do sistema de saúde e incluindo os serviços oferecidos pelo programa Telessaúde Brasil Redes.

No entanto, cabe ressaltar que esse modelo de atenção à saúde ainda não é uma realidade em um país de grande dimensão territorial, onde os benefícios da expansão e popularização da telemedicina e telessaúde seriam em grande escala. Dentre os principais desafios para a implantação a nível nacional, destacam-se os problemas relacionados com infraestrutura e custo dos serviços de telecomunicação, implementação da interoperabilidade semântica (capacidade de comunicação entre os diferentes sistemas de informação em saúde), segurança da informação, privacidade e armazenamento de dados.

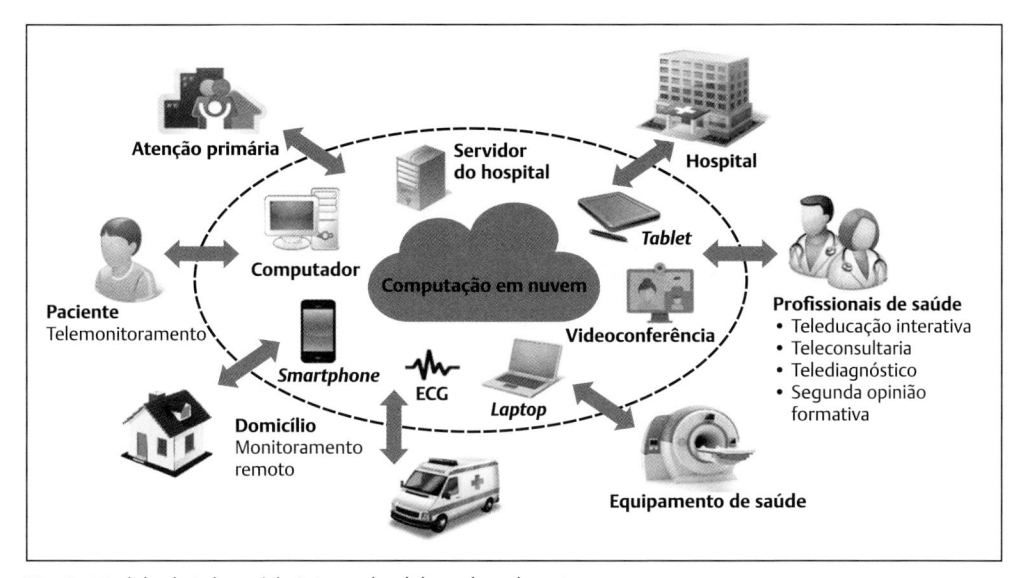

Fig. 1. Modelo de telessaúde integrado elaborado pelo autor.

CONSIDERAÇÕES FINAIS

Os programas de telemedicina e telessaúde dependem da colaboração multicêntrica e da integração multiprofissional para que continuem avançando e capacitando mais profissionais, bem como oferecendo assistência de saúde de qualidade à população. A pesquisa sobre soluções tecnológicas é dominada principalmente por doença pulmonar obstrutiva crônica, diabetes melito, insuficiência cardíaca e outras condições crônicas, mas também por dispositivos auxiliares para pacientes vítimas de acidente vascular cerebral e sistemas para monitorar sintomas clínicos.

As TCDs destacam-se no contexto da assistência de saúde ao idoso dependente, encurtando distâncias geográficas entre familiares cuidadores e equipes de saúde, fortalecendo o vínculo e promovendo segurança no cuidar. O uso destas tecnologias no gerenciamento de pessoas com doenças crônicas é um campo de estudo em crescimento. Portanto, o desenvolvimento destes dispositivos para o público de idosos dependentes e seus cuidadores deve considerar as necessidades específicas desta população.

BIBLIOGRAFIA

Caldas CP. Envelhecimento com dependência: responsabilidades e demandas da família. *Cad Saúde Pública* 2003;19:773-781.

Silva AB. *Telessaúde no Brasil – conceitos e aplicações*. Rio de Janeiro: Editora DOC; 2014.

Vercruyssen M, Graafmans JAM, Fozard JL, Bouma H, Rietsema J. Gerontechnology. In: Birren JE, editor-in-chief. *Encyclopedia of gerontology*. v. I (A-K). Los Angeles: Academic Press; 1996. p. 593-603.

Wen CL. Telemedicina e telessaúde: inovação e sustentabilidade. In: Mathias I, Monteiro A, organizadores. *Gold book: inovação tecnológica em educação e saúde*. Rio de Janeiro: EdUERJ; 2012.

World Health Organization. *Telemedicine: opportunities and developments in Member States: report on the second global survey on eHealth*. Geneva: World Health Organization; 2009. (Global Observatory for eHealth Series, 2).

CUIDADOS DE LONGA DURAÇÃO

CAPÍTULO 4

Romulo Delvalle

INTRODUÇÃO
Cuidados de longa duração fazem parte de uma política transversal que inclui um conjunto de serviços para pessoas que dependam de ajuda para atividades básicas de vida diárias (ABVD) por um longo período de tempo. É um conjunto de serviços de saúde, sociais e pessoais prestados por um período contínuo de tempo a pessoas que perderam ou nunca tiveram certo grau de capacidade funcional e autonomia.

Nos programas de cuidados devem ser incluídos reabilitação, serviços médicos básicos, abrigamento/residência e outros serviços, como transporte e alimentação, além de ajuda para a realização das ABVD. Existem diferentes modalidades de cuidados de longa duração a institucionalização em Instituições de longa permanência para idosos (ILPI) que fazem parte dos cuidados de longa duração para idosos dependentes, com dificuldades de realizar o seu auto cuidado, por deficiência física ou cognitiva ou por motivos econômicos.

BREVE HISTÓRICO DOS ASILOS PARA IDOSOS NO MUNDO E NO BRASIL
Asilo (do grego *ásylos*, pelo latim *asylu*) é definido como casa de assistência social em que são recolhidas, para sustento ou também para educação, pessoas pobres e desamparadas, como mendigos, crianças abandonadas, órfãos e velhos.

No Brasil colônia, o conde de Resende, quinto vice-rei do Brasil, defendeu que os soldados idosos, que estavam bastante velhos e debilitados pela velhice, mereciam chegar à idade avançada descansados e com dignidade. Em 1794, no Rio de Janeiro, começou então a funcionar a Casa dos Inválidos, não como ação de caridade, mas como reconhecimento àqueles que prestaram serviço à Pátria, para que tivessem uma velhice tranquila. (O asilo era inspirado no *Hotel des Invalides* que foi construído com a missão de dar abrigo aos inválidos dos seus exércitos.) Sua história foi curta, tendo sido seus residentes transferidos, no início do século seguinte, para a Santa Casa.

O primeiro asilo exclusivo para a população idosa que se têm notícias, o Asilo São Luiz para a velhice Desamparada, foi criado em 04 de setembro de 1890, na cidade do Rio de Janeiro, no Bairro do Caju, pelo Visconde Luiz Augusto Ferreira D'Almeida.

Nas primeiras décadas do século XX, o Asilo São Luiz tornou-se uma instituição modelar, alcançando uma relevante visibilidade social na sociedade. Os jornais, naquele tempo, apoiavam a obra do asilo, e sensibilizavam a comunidade, a sociedade a contribuir para o sustento da instituição. Tais notícias revelavam não apenas a maneira como era socialmente representado o asilo, mas também imagens sobre a própria "velhice". Em nenhum lugar da cidade, a velhice estava reunida como no São Luiz, e, nesse sentido, o asilo parece ter-se tornado um lócus privilegiado para a elaboração das representações sociais sobre o envelhecimento. A institucionalização da velhice foi acompanhada de muita divulgação e, por meio dos jornais, ultrapassou os muros do asilo, incorporando-se ao imaginário social.

Um dado histórico importante é que ainda hoje o Asilo São Luiz funciona abrigando idosos e idosas de modo filantrópico no mesmo bairro e nas mesmas estruturas como em 1890.

Apesar de as instituições asilares constituírem a modalidade mais comum de cuidado ao idoso dependente fora do âmbito familiar, é comumente associada a imagens negativas e preconceitos em todo o mundo. A sua história remonta à Grécia Antiga e sua trajetória no ocidente explica grande parte do preconceito que ainda cerca este tipo de instituição. Essa trajetória é fruto da caridade cristã europeia, o que resultou na associação de asilos com pobreza, negligência e abandono do idoso pelas famílias. Algumas das percepções existentes na origem dos asilos encontram-se presentes, ainda hoje, em maior ou menor grau.

Isto se deve, em parte, à predominância das instituições filantrópicas no conjunto das instituições brasileiras, que constituem quase dois terços delas.

Além disso, é intensa a participação das associações religiosas, filantrópicas e de imigrantes nesta atividade.

Instituições asilares públicas financiadas pelo governo sempre foram desfavorecidas e ainda são até os dias atuais. Das várias críticas a essa forma de cuidar, uma delas, mais tradicional, argumenta que essa modalidade é caracterizada pela prática de restrição e controle, em que os residentes têm de obedecer a normas estritas. Outra refere-se à visão de que elas favorecem o isolamento do idoso, sua inatividade física e mental, provocando consequências negativas para sua qualidade de vida.

Para Born, na sociedade brasileira, os asilos lembram pobreza, negligência e abandono do idoso pelas famílias. Sentimentos recorrentes de culpa e fracasso são enfrentados por famílias que conduziram seus idosos para residir neste tipo de instituição.

Viver em um asilo significava romper laços com a sociedade e com o mundo exterior, e também significava estar, por muitas vezes, isento da execução das leis, que ficavam agora sobre a regência de "leis próprias do asilo", costumes e punições dos profissionais que ali trabalham.

Leis utilizadas como parâmetros normativos em institucionalização de idosos no Brasil e no Estado do Rio de Janeiro: Política nacional do idoso, lei nº 8.841 de janeiro de 1994, lei nº 8.842 de 4 de janeiro de 1994, lei nº 10.741 de 1º de outubro de 2003. E, no Estado do Rio de Janeiro, temos legislações especificas sobre essa temática, como a lei nº 8.049/2018 e a lei nº 8.136/2018.

Em 2005 surge a Resolução de Diretoria Colegiada – RDC nº 283, de 26 de setembro de 2005 da Agencia Nacional de Vigilância Sanitária – ANVISA. Esta RDC discorre sobre muitos aspectos de funcionamento de uma instituição de longa permanência para idosos (ILPI), como recursos humanos, infraestrutura física, processos operacionais gerais, processos operacionais de saúde, processos operacionais de alimentação, processos operacionais de lavagem e processamento e guarda de roupas, processos operacionais de limpeza, notificação compulsória e monitoramento e avaliação do funcionamento das instituições, responsabilidade técnica e uma série de outros detalhes técnicos.

Como se pode notar neste período em que surge a RDC nº 283/05 surge o também o termo ILPI, e esse termo foi cunhado para expressar a nova função híbrida destas instituições, que são hibridas tanto na rede de assistência social quanto na rede de assistência a saúde, pois o envelhecimento populacional e o aumento da sobrevivência de pessoas com redução da capacidade cognitiva, física ou mental estão requerendo que as instituições ofereçam mais que abrigo ou residência. Esse termo foi sugerido pela Sociedade Brasileira de Geriatria e Gerontologia. Essa expressão é uma adaptação do termo utilizado pela Organização Mundial da Saúde *Long-Term Care Institution*.

Esta nova nomenclatura também era necessária para retirar a ideia de asilo, onde os idosos ficavam isolados da sociedade, vivendo em um mundo a parte, e também para retirar o caráter social e beneficente dos asilos. Com a adoção do termo ILPI quer-se diminuir as barreiras entre as ILPIs e a sociedade e também demonstrar profissionalização da equipe que atua na ILPI para oferecer cuidados dignos aos idosos que ali estão institucionalizados.

A definição de ILPI segundo a RDC nº 283/05:

"3.6 – Instituições de Longa Permanência para idosos (ILPI) – instituições governamentais ou não governamentais, de caráter residencial, destinadas a domicilio coletivo de pessoas com idade igual ou superior a 60 anos, com ou sem suporte familiar, em condição de liberdade e dignidade e cidadania."

ESPECIFICIDADES DA INSTITUCIONALIZAÇÃO NO ESTADO DO RIO DE JANEIRO

Segundo dados do Ministério Público do Estado do Rio de Janeiro (MPRJ), existem cerca de 380 ILPIs no estado do Rio de Janeiro. Esse número é ascendente, e cerca de 260 delas (70%) estão situadas no município do Rio de Janeiro.

Com esse rastreio da ILPIs do Estado do Rio de Janeiro, o MPRJ conseguiu verificar algumas dúvidas prevalentes em grande maioria das ILPIs do Estado, e, em sua publicação institucional, produziu um roteiro de atuação: O Ministério Público e a fiscalização do serviço de acolhimento institucional de longa permanência para idosos. Foi possível dar luz a essas dúvidas tão relevantes nas ILPIs do Estado, como:

- Realizar a classificação do grau de dependência.
- Realizar a tabela de eventos sentinelas.
- Realizar o Plano de Atenção Íntegra à Saúde do Idoso – PAISI.

CLASSIFICAÇÃO DO GRAU DE DEPENDÊNCIA EM ILPIs PELA RDC Nº 283/05

- *Grau de dependência I:* idosos independentes.
- *Grau de dependência II:* idosos dependentes em até 3 AVDs, sem comprometimento cognitivo ou alteração cognitiva controlada.
- *Grau de dependência III:* idosos com dependência em todas as AVDs e/ou com comprometimento cognitivo.

Porém, havia muita heterogenia e nenhum método de avaliação objetiva para esse fim, dependendo muito de observações subjetivas do avaliador, e não havia método científico nesta classificação. A RDC nº 283/05 traz 2 parâmetros para classificação do grau de dependência em ILPIs: um deles seriam as AVDs e outro parâmetro seria o comprometimento cognitivo.

Para trazer uma métrica objetiva para essas classificações e dispondo de método cientifico, foram utilizadas escalas gerontogeriatricas para realizar esse tipo de classificação, e foram sugeridas as escalas de AVDs de Katz e o Miniexame Mental (MEEM).

Um recurso importante para definir o grau de dependência consiste na aplicação de Escalas (Quadro 1).

Quadro 1. Escalas Utilizadas para Avaliar o Grau de Dependência conforme Definições da RDC 283/2005

Definição da RDC 283/2005	Valor da escala de KATZ (AVDs)	Valor MEEM + 1 ano de escolaridade	Valor MEEM analfabeto
Grau de dependência I	6 Pontos	24-30 Pontos	18-19 Pontos
Grau de dependência II	5-3 Pontos	< 24 Pontos	< 18 Pontos
Grau de dependência III	< 3 Pontos	< 24 Pontos	< 18 Pontos

BIBLIOGRAFIA

Born T, Boechat NS. A qualidade dos cuidados ao idoso institucionalizado. In: Freitas EV, Py L, editors. *Tratado de geriatria e gerontologia*. Rio de Janeiro: Guanabara Koogan; 2011.

Camarano AA, Mello JL. Cuidados de longa duração no Brasil: arcabouço legal e as ações governamentais. In: Camarano AA. *Cuidados de longa duração para a população idosa: um novo risco social a ser assumido?* Rio de Janeiro: IPEA; 2010. p. 67-91.

Goffman E. Manicômios, prisões e conventos. 7. ed. São Paulo: Perspectiva; 2007.

Groisman D. Asilos de velhos: passado e presente. Estud interdiscip envelhec 86 [Internet]. 1999 [cited 22 Mar 2017];2:67-87. Available from: http://www.seer.ufrgs.br/index.php/RevEnvelhecer/article/view/5476/3111.

Roteiro de atuação: o Ministério Público e a fiscalização do serviço de acolhimento institucional de longa permanência para idosos/Ministério Público do Estado do Rio de Janeiro, Centro de Apoio Operacional das Promotorias de Justiça de Proteção ao Idoso e à Pessoa com Deficiência, Grupo de Apoio Técnico Especializado. Rio de Janeiro; 2015.

SEXUALIDADE E ENVELHECIMENTO

CAPÍTULO 5

Claudia Feio da Maia Lima

INTRODUÇÃO
O objetivo desta produção é apresentar, de maneira breve, o conteúdo abordado no Curso de Especialização em Geriatria e Gerontologia, cuja temática envolve a Sexualidade e o Envelhecimento. Inicia com um apanhado demográfico geral no mundo e no Brasil, acerca do envelhecimento populacional. Em seguida, contextualizam-se aspectos voltados ao conceito, às dimensões e funções, aos fatores de interferência e algumas condições especiais da sexualidade ao longo do processo de envelhecimento e na própria velhice. Ao final, levanta-se a importância do papel dos profissionais de saúde da geriatria e gerontologia, representando, assim, o foco desta descrição teórica.

ENVELHECIMENTO DA POPULAÇÃO BRASILEIRA
A população brasileira manteve a tendência de envelhecimento dos últimos anos e ganhou 4,8 milhões de idosos desde 2012, superando a marca dos 30,2 milhões em 2017, segundo a Pesquisa Nacional por Amostra de Domicílios Contínua – Características dos Moradores e Domicílios, divulgada hoje pelo IBGE.

Em 2012, a população com 60 anos ou mais era de 25,4 milhões. Os 4,8 milhões de novos idosos em cinco anos correspondem a um crescimento de 18% desse grupo etário, que tem-se tornado cada vez mais representativo no Brasil. As mulheres são maioria expressiva nesse grupo, com 16,9 milhões (56% dos idosos), enquanto os homens idosos são 13,3 milhões (44% do grupo).

O envelhecimento é um processo único e individual, com alterações biológicas, no comportamento, na experiência pessoal e, sobretudo, no desempenho de papéis sociais, influenciadas por fatores extrínsecos e intrínsecos, variando de um órgão a outro, como também entre indivíduos de mesma idade. Nesse sentido é fundamental ressaltar a importância de se compreender a diferença que há entre idade biológica, cronológica e vivencial, com um olhar sobre o envelhecimento ativo e saudável.

SEXUALIDADE
Mesmo quando as condições de saúde são favoráveis ou não à adaptação dessas alterações, os sujeitos que envelhecem possuem, ainda, necessidade de expressar e vivenciar a sua sexualidade, que se manifesta de forma diferente nas fases do desenvolvimento humano, e sua expressão é determinada pela maturidade orgânica e mental. A sexualidade é uma forma de comunicação que visa prazer e bem-estar, autoestima e a busca de uma relação íntima, compartilhando amor e desejo com a outra pessoa, para criar laços de união mais intensos.

Na área da sexualidade, há conceitos estabelecidos que se complementam no sentido da valorização das relações, direitos sociais igualitários e prevenção do risco à violência e adoecimento. Contudo, por uma questão de olhar pessoal, a definição da Organização Mundial da Saúde (OMS) estabelece a complexidade e a multidimensionalidade necessárias no contexto de vida e conexão sexual, sobremaneira, de sujeitos que envelhecem.

Sexualidade é um aspecto central do ser humano do começo ao fim da vida e circunda sexo, identidade de gênero e papel, orientação sexual, erotismo, prazer, intimidade e reprodução. É vivida e expressada em pensamentos, fantasias, desejos, crenças, atitudes, valores, comportamentos, práticas, papéis e relacionamentos. A sexualidade pode incluir todas estas dimensões, mas nem todas são sempre vividas ou expressadas. A sexualidade é influenciada pela interação de fatores biológicos, psicológicos, sociais, econômicos, políticos, culturais, éticos, legais, históricos, religiosos e espirituais.

Assim, sexualidade e envelhecimento devem ser compreendidos por meio de um novo ponto de vista, que não se limite apenas aos seus aspectos biológicos, mas atente para os emocionais que envolvem as vivências sexuais, com ênfase à visibilidade e condução do idoso para o lugar de sujeito desejante.

O interesse na vida sexual de idosos é recente, talvez incentivado pela expectativa de vida aumentada, consequência do processo de envelhecimento demográfico. Os estudos quanto à sexualidade de sujeitos que envelhecem ainda estão muito vinculados à perspectiva biomédica, condicionada a concepções patológicas, decorrentes de alterações meramente fisiológicas. Aspectos psicossociais que também influenciam a satisfação de idosos, no tocante à sua sexualidade e afetividade, de maneira geral, são ainda pouco compreendidos.

As mudanças fisiológicas esperadas no processo do envelhecimento podem influenciar, expressivamente, a resposta sexual dos que envelhecem, seja no sexo masculino ou feminino. No homem, mesmo não ocorrendo de maneira uniforme, as transformações fisiológicas sexuais caracterizam-se pela ereção mais flácida, com maior tempo para o orgasmo; redução de ereções involuntárias à noite; ejaculação retardada e redução do líquido pré-ejaculatório. Na mulher, as queixas sexuais são prevalentes durante toda a vida reprodutiva, mas durante o climatério as mulheres podem ficar mais vulneráveis à disfunção sexual feminina, em decorrência da interação multifatorial, incluindo a questão hormonal, que causam efeitos importantes nos órgãos genitais e no sistema nervoso central (SNC).

O desejo sexual hipoativo entre mulheres brasileiras de meia-idade foi o problema sexual encontrado com maior prevalência, seguido da disfunção da excitação e orgasmo. Ademais, a atrofia vulvovaginal, por deficiência estrogênica, gera afinamento do epitélio vaginal, perda de elasticidade, aumento do pH vaginal, redução da lubrificação e alterações na sensação genital, ressecamento vaginal e dispareunia. Assim, há impacto significativo no funcionamento sexual, incluindo o desejo sexual. Ressalta-se que outros sintomas, os efeitos sistêmicos, ocorrem (sintomas vasomotores, insônia, alteração do humor, sentimentos negativos, sintomas depressivos), podendo piorar a função sexual na mulher em processo de envelhecimento.

Outros elementos desencadeadores de alterações no funcionamento sexual de idosos estão relacionados com os fatores relativos à beleza corporal, interferindo na feminilidade; padrão anterior da função sexual; ausência de parceiro fixo pela viuvez e abstinência sexual, com maior incidência para as mulheres; presença de enfermidades (doença arterial coronariana - DAC, disfunção erétil, incontinência urinária, câncer de bexiga, doença renal, dor pélvica crônica). Os distúrbios na função sexual envolvem o tabagismo, lesões de nervos periféricos por diabetes melito, depressão e uso de medicamentos para tratamento de doenças crônicas, realidade muito característica e frequente de idosos atendidos nos serviços de geriatria e gerontologia.

As evidências são claras quanto ao impacto de variáveis biológicas e de alguns aspectos psicossociais e relacionais sobre a função sexual feminina e masculina, todavia hoje já está bem estabelecido que a regularidade da atividade sexual garante o bem-estar físico e psicológico, além de contribuir para a redução de problemas biopsíquicos associados ao envelhecimento, sobremaneira, quando é livre o exercício da sexualidade.

Alguns aspectos essenciais à manutenção da sexualidade humana, como a capacidade de encantar, o interesse sexual, a comunicação, o afeto, a sensibilidade, a empatia e a valorização de carícias corporais, não diminuem com o avançar da idade, mesmo que seja necessário o ajustamento pelas alterações fisiológicas ou patológicas. O ato sexual é viável, desde que o desejo permaneça e haja um novo modo de viver a relação sexual. Embora o corpo envelheça e a própria fisiologia apresente alterações marcantes, a capacidade de amar e desenvolver afetividade mantém-se até o fim da vida.

Vale ressaltar que compreender as relações de gênero ao longo da vida e de relações estabelecidas nessa concepção é fundamental para avaliação da função sexual na velhice, pois as atitudes relacionais podem cooperar para aproximação ou não, a depender das experiências anteriores. Códigos sociais apontam para a diferença de papéis sociais que se organizam ao longo da vida, por vezes maiores do que as evidentes diferenças biológicas. De fato, as mulheres ainda continuam a dar maior valor à sua vida sexual no que tange aos problemas relacionais do que de fato à atividade sexual, preocupação mais frequente aos homens.

Decerto, a frequência sexual tende a reduzir com a idade, mas, na realidade de cenários atuais, muitos idosos têm permanecido sexualmente ativos ou redescobrindo o sexo como canal de funcionalidade pessoal e afetiva. Nesse sentido, a função sexual torna-se cada vez mais importante para esse grupo etário, incluindo também o universo de sujeitos que desenvolvem patologias de outras naturezas, como a demência e as doenças adquiridas pelo contato sexual.

As novas possibilidades de se viver a sexualidade entre sujeitos de mais idade, torna-os mais vulneráveis às infecções sexualmente transmissíveis (IST) e, concomitantemente, ao risco de maior incidência do HIV/Aids. Sem dúvida, o preconceito e a falta de informação são fatores que contribuem para uma vivência sexual problemática, sobretudo quando o olhar da sociedade é absorto na velhice assexuada.

Na demência, os prejuízos da função cognitiva são comumente acompanhados e, ocasionalmente, precedidos por deterioração do controle emocional, do comportamento social ou da motivação. Na relação de conjugalidade, a sexualidade de sujeitos que envelhecem juntos sofre efeitos não apenas da convivência prolongada, como das diversas adequações inevitáveis geradas pelas perdas cognitivas. A depender do nível de adaptação, há forte tendência à desorganização familiar e individual, com consequências negativas à manutenção da sexualidade do casal.

CONSIDERAÇÕES FINAIS

Alerta-se, ao final, portanto, a necessidade de se despertar para as novas configurações possíveis à sexualidade de homens, mulheres e casais envelhecidos, diante de demandas cada vez mais frequentes no atendimento de saúde em geriatria e gerontologia. Cabe aos profissionais de saúde estabelecer relações de ajuda por meio da empatia, escuta sensível, respeito, conhecimento e desenvolvimento de atividades e espaços que favoreçam o exercício da sexualidade.

Intervenções voltadas à sexualidade e envelhecimento devem considerar contextos de educação; leis, políticas públicas e direitos humanos; sociedade e cultura; economia e sistema de saúde, juntamente a ações de outros setores. A compreensão das particularidades envolvidas no âmbito da sexualidade e do envelhecimento traz a convicção de que o cuidado é desenvolvido de maneira humanizada e integral, respeitando a premissa maior de direitos humanos e proteção à vida.

BIBLIOGRAFIA

Alencar DL, Marques APO, Leal MCC, Vieira JCM. Fatores que interferem na sexualidade de idosos: uma revisão integrativa. Rio de Janeiro: Ciência & Saúde Coletiva; 2014. v. 19, n. 8, p. 3533-3542. Disponível em: http://www.scielo.br/scielo.php?script=sci_arttext&pid=S1413-81232014000803533&lng=en.

Alzheimer Disease International. World Alzheimer report 2018. London: Alzheimer Disease International, 2018. 48 p. Disponível em: https://www.alz.co.uk/research/world-report-2018.

Fleury HJ, Abdo CHN. Envelhecimento, doenças crônicas e função sexual. Diagnóstico e tratamento. São Paulo 2012 Out/Dez;17(4):201-5. Disponível em: http://seer.upf.br/index.php/rbceh/article/view/5054/pdf.

Instituto Brasileiro de Geografia e Estatística. Estatísticas sociais, Agência de notícias, 2018. Disponível em: https://agenciadenoticias.ibge.gov.br/agencia-quem-somos.html.

Queiroz MAC, Lourenço RME, Coelho MMF, Miranda KCL, Barbosa RGB, Bezerra STF. Representações sociais da sexualidade entre idosos. *Rev Bras Enferm*, Brasília, 2015 Ago;68(4):662-7. Disponível em <http://www.scielo.br/scielo.php?script=sci_arttext&pid=S0034-71672015000400662&lng=pt&nrm=iso>.

ÍNDICE REMISSIVO

Entradas acompanhadas por um **q** em **negrito** indicam quadros.

A
Acidente vascular encefálico
   e envelhecimento, 247
      avaliação, 247
      intervenção, 248
Agência Nacional de Vigilância Sanitária, 144
Alimentação Saudável
   promoção da, 105
Alzheimer
   doença de, 263
Anabolismo, 167
Antropometria, 202
   avaliação da composição corporal, 204
   circunferências, 204
   estatura, 202
   IMC, 203
   peso corporal, 202
Aposentadoria(s)
   especiais, 37
   por idade, 37
   por invalidez em qualquer idade, 37
   por tempo de contribuição, 37
   privadas, 38
   rural, 37
Assistência domiciliar, 66
Atenção, 213
   funções da, 214
      executivas, 214
      introdução, 213
Atenção Básica, 64
   importância da, 109
   no SUS, 63
   qualificação da, 63
Atendimento Integral Institucional
   modalidade de, 32
Aterosclerose
   e envelhecimento, 177
      biomarcadores, 180

      características, 177
      definição, 177
      fatores de risco, 177
      prevenção, 180
Atividades Básicas da Vida Diária (ABVD), 5
Atividades da Vida Diária (AVD), 5
Autofagia, 167
Autorização de Internação Hospitalar, 42
Avaliação Geriátrica Ampla (AGA), 109
   conceito e estruturas operacionais, 87
      componentes básicos, 87
      história, 87
      instrumentos de avaliação, 88
      modelos de aplicação e estruturas
         operacionais, 89
      objetivos, 88
      roteiro, 88
   em ambiente multidiciplinar, 91
      instrumentos utilizados
      mecanismos, **92q**
      plano de cuidados, 92
      prática, 91
      proposta, 93
Avaliação Geriátrica Funcional, 73, 79
   domínios da, **80q**

B
Bateria Breve
   de rastreio cognitivo, 225, 226, **227q**
      causas, **225q**
Benefício de Prestação Continuada (BPC), 38

C
Câncer
   de mama
      rastreamento com mamografia, 119
   e envelhecimento, 173
      associação, 173

prevenção do
  e promoção da alimentação saudável, 105
  por que a população não adere às recomendações?, 105
  prevenção com o avançar da idade, 107
Cardiovascular Health Study, 76
Casa-Lar
  modalidade de cuidado, 32
Centro de Convivência, 182
  uma modalidade de integração social, 183
    definição, 183
    preâmbulo e contexto situacional, 183
  UNATI/UERJ
    e seu modelo de atuação, 184
Competência da Colaboração Interprofissional, 21
Competências Interprofissionais
  no cuidado em saúde, 21
Conferência Internacional de Promoção da Saúde, 97
Contingências Previsíveis
  versus contingências imprevisíveis, 36
Coortes
  estudos de, 124
Córtex Cerebral
  classificação anatômica, funcional e estrutural do, 209
Cuidado de Custódia, 187
Cuidado Restaurador, 187
Cuidados de Longa Duração, 309
  breve histórico dos asilos no Brasil e no mundo, 309
  classificação do grau de dependência, 311
  especificidades da institucionalização no Estado do Rio de Janeiro, 311
Cuidados Paliativos, 291
  conceitos de, 293

D

Declínio cognitivo, 198
Demência, 262
  definição, 262
  diagnóstico, 263
  fatores de risco, 262
  tipos de, 262
  tratamento
    farmacológico, 263
Delirium, 261
  critérios diagnóstico, **261q**
  definição, 261
  diagnóstico, 262
  fatores de risco, 261
  fisiopatologia, 261
  manifestações, 261
Demografia e Epidemiologia
  noções introdutórias de demografia, 27
    alguns conceitos básicos, 27
    composição da população, 28
    envelhecimento individual e populacional, 29
    o que é?, 27
    transição, 30
Densidade Mineral Óssea (DMO), 239
Depressão e Ansiedade
  no idoso, 287
Desenho do Relógio
  teste do, 85
    aplicação, 85
    pontuação, 85
Desenhos de Estudos Epidemiológicos, 123
  abordagens, 123
  definição, 123
  objetivos, 123
    recapitulando os, 123
      de caso-controle, 124
        desvantagens, 125
        vantagens, 125
      de coortes, 124
        desvantagens, 124
        vantagens, 124
      de intervenção, 124
      seccionais, 125
Diabetes
  e envelhecimento, 169
Doença de Alzheimer, 263, 280
  apresentação clínica típica, 280
  causas, 280
  critérios diagnóstico, 281
  fator de risco, 280
Doença de Parkinson
  e outras síndromes, 283
    abordagem terapêutica, 285
    aspectos diferenciais, **285q**
    causas, **284q**
    definição, 283
    estratégias farmacológicas, **285q**
    manifestações em fase avançada, 284
    manifestações motoras, 284
    manifestações não motoras, 284
    principais síndromes hipercinéticas, **283q**

E

Economia da Saúde
  introdução à, 139
    tipos de análises de custo, 140

Enfermagem Gerontológica
  no contexto interdisciplinar, 187
    papel da enfermagem
      cuidado bem-sucedido, 189
      enfermeiro e cuidado familiar, 189
      equipe multidisciplinar, 188
      na manutenção da funcionalidade da pessoa idosa, 187
      tópicos, 189
Ensaios Clínicos Randomizados (ECR), 148
Envelhecimento
  ações educativas
    em promoção da saúde, 113
      uma experiência com idosos no NAI/UNATI, 113
      modalidades, 114
    alterações farmacológicas do
    e prescrição segura, 269
      desprescrição, 270
        protocolo de, 270
      medicamentos inapropriados, 170
      polifarmácia, 270
        definição, 271
        fatores, 271
      prescrição segura, 271
        tópicos para, 271
      reações adversas a medicamentos, 269
  aspectos psicológicos do
    processo de desenvolvimento, 15
      introdução, 15
      personalidade por toda vida, 16
      qual o sentido da velhice, 18
  aterosclerose e, 177
  conceitos básicos no, 3
    atividades básicas
      e instrumentais da vida diária, 5
    autonomia
      dependência e independência, **5q**
    envelhecimento ativo, 5
    gerontologia e geriatria
      conceitos, 3
      ramos da, **4q**
    iatrogenia e polifarmácia, 6
    idades
      biológica, psicológica e social, 4
    introdução, 3
    principais teorias psicológicas do envelhecimento, 6
  desenvolvimento humano e, 7
    introdução, 7
    teorias psicológicas sobre o, 7
      clássicas, 8
      contemporâneas, 9
      de transição, 9
  e câncer, 173
  epidemiologia do, 25
  exercício, força muscular e, 235
    perda de massa muscular, 235
  exercício, potência aeróbia e, 231
  memória no, 198
  metabolismo, inflamação, diabetes e, 169
    mediadores inflamatórios, 169
    restrição calórica, 170
  reabilitação cardiopulmonar e, 243
    características da prevenção e do tratamento, 243
  reabilitação neuromotora
    acidente vascular encefálico e, 247
  reabilitação osteoarticular e, 239
  saúde, qualidade de vida e, 97, 98
    capacidade funcional, 98
  sexualidade e, 313
  teorias biológicas para o, 160
Equipes
  e trabalho em equipe, 22
Escala de Katz, 88
Estado mental
  miniexame do, 85
Estatuto do Idoso, 31
Estratégia Saúde da Família (ESF), 63
Estudo Longitudinal de Saúde dos Idosos Brasileiros, 42

F

Família Acolhedora
  modalidade de cuidado, 32
Fluência verbal
  teste de, 85
Fontes de informação
  acesso às, 127
Fragilidade
  rastreamento, diagnóstico e tratamento da em idosos
    conceitos atuais, 75
      definição, fisiopatologia e apresentação clínica, 75
      diagnóstico clínico e escalas de avaliação, 76
      intervenções terapêuticas, 77
Funções Executivas, 221
  frias e quentes, 223
  modelos explicativos, 221
    flexibilidade cognitiva, 223
    inibição, 223
    memória de trabalho, 223
Fundo de Assistência Social, 38

G

Gerodinâmica, 18
Gerontologia
  cuidado em família no contexto, 297
    atenção domiciliar, 297
    cuidado do idoso pela família, 298
    sobrecarga do cuidador familiar, 300
  desenvolvimento histórico e teórico da, 11
    e a história da velhice, 11
    e desafios contemporâneos, 13
    introdução, 11
    o que é, 11
    surgimento das ciências sobre o envelhecimento, 12
  e geriatria
    conceitos, 3
      definição, 3
      foco de atuação, **4q**
      ramos da, **4q**
  tecnologias de cuidado a distância
    no contexto da, 305
      áreas de atuação, **307q**
      breve histórico, 306
      definições de telemedicina e telessaúde, 306
      gerontecnologia, 305
  tendência em pesquisa no campo da, 191
    áreas onde são publicadas as pesquisas, 192
    assuntos mais pesquisados, 193
    países que mais pesquisam, 193
Grupo de Qualidade de Vida da Divisão de Saúde Mental, 151

H

Health Maintenance, 61
Herpes-zóster
  vacina do, 110

I

Idoso(s)
  as instâncias intermediárias e os modelos contemporâneos de cuidados com o, 69
    novos modelos, 69
    uma instância de promoção de saúde, 71
  avaliação funcional no, 81
  avaliação nutricional no, 201
    anamnese nutricional, 202
    antropometria, 202
    avaliação bioquímica, 204
    diagnóstico nutricional, 205
    exame físico, 204
  depressão e ansiedade no, 287, 289
    fatores de risco, **287q**
  modelos de atenção à saúde do
    desafios para a prática assistencial, 51
      conceitos essenciais, 53
      desafios na prática assistencial, 53
      modelos, 51
        características de, **52q**
  política nacional de saúde do
    desafios atuais, 65
  políticas de atenção ao, 49
  prevenção e promoção na assistência ao, 109
  promoção da saúde e atenção ao, 101
  rastreamento, diagnóstico e tratamento da fragilidade em, 75
    definição, fisiopatologia e apresentação clínica, 75
    diagnóstico clínico e escalas de avaliação, 76
    intervenções terapêuticas, 77
  risco de quedas no
    sistema osteomuscular e sua correlação com o, 165
  trabalho colaborativo interprofissional
    atenção, 21
    introdução, 21
    marcos teóricos necessários, 21
Incontinência Urinária, 265
  associação, 265
  definição, 265
  por esforço, 266
    causas, 266
    diagnóstico, 266
    sintomas, 266
    tratamento, 266
  mista, 267
    tratamento, 267
  por hiperatividade detrussora, 266
    causas, 266
    diagnóstico, 266
    sintomas, 266
    tratamentos, 267
      invasivos, 267
      medicações disponíveis no Brasil, 267
  por transbordamento, 265
  prevalência, 265
Infarto Agudo do Miocárdio (IAM), 243
Influenza
  vacina contra, 110
Instabilidade Postural
  e quedas, 257
    avaliação do risco de, 259
    consequências, 257
    em idosos, 258

ÍNDICE REMISSIVO

fatores de risco, 257, **258q**
Instrumentos
 de rastreio cognitivo, 84
Insuficiência cerebral
 delirium e demência, 261
Intervenção
 estudos de, 124

K

Katz
 escala de, 88

L

Lei Orgânica da Saúde, 41
Luria
 Classificação Funcional de, 210

M

Mama
 rastreamento de câncer de
  com mamografia, 119
   benefícios, 119
   conclusão da evidência, 119
   danos, 119
   devo submeter-me ao, 120
Managed Care, 62
 definição, 62
Manual Diagnóstico e Estatístico de Transtornos Mentais, 287
Massa Muscular, 166
Massa Óssea
 do adulto, 165
Medicina Baseada em Evidência, 118
 alternativas que devem ser superadas, 120
 cuidado com a qualidade dos estudos publicados, 120
 cuidado com práticas-padrão, 120
 definição, 120
 hierarquia da, 121
 médico e paciente, 121
 prática, 121
 rastreamento de câncer de mama com mamografia, 119
Memória, 217
 codificação, 217
 de longo prazo, 219
 de trabalho, 218
 evocação, 218
 retenção, 218
Memória e Otimização Cognitiva, 197
 no envelhecimento, 198
 normalidade e transtornos, 199
 otimização, 199
Método Qualitativo e Quantitativo
 introdução ao, 129
  características, 130
  grupo focal, 131
  tipos de, 130
Mini-Cog, 84
 aplicação do teste, 84
 indicações, 84
 pontuação, 84
Modelo de Desenvolvimento: Plasticidade Comportamental/Capacidade Adaptativa, 15-16
Modelo de Manutenção da Saúde, 61
Montreal Cognitive Assessement, 86
Morte
 cuidados paliativos e o debate sobre a morte, 291
 ao fim da vida, 291

N

NAI/UnATI
 uma experiência com idosos do, 113
  modalidades de ações educativas , 114
  projeto promoção da saúde, 113
Neuralgia Herpética, 110

O

Organização das Nações Unidas (ONU), 3, 27
Organização Mundial da Saúde (OMS), 3, 21, 97, 105, 151, 156, 205, 287
Organizações de Manutenção da Saúde (HMOS), 61, 110
 e gerenciamento da assistência à saúde, 61
 atenção básica à saúde no Brasil no SUS e na saúde suplementar, 63
 estabelecimento de preços pelo governo, 62
 managed care, 62
 o advento do modelo de manutenção da saúde, 61
Osteoartrose (AO), 240
Osteoporose
 tratamento da, 241
Otimização cognitiva, 200

P

Pacientes crônicos
 gerenciamento de
  visão econômica, 155
  programas, 156
Papéis e Responsabilidade
 no cuidado em saúde, 22

Paradigma Dialético e Desenvolvimento ao
  Longo da Vida, 15
Parkinson
  doença de, 283
Pesquisa Bibliográfica
  e suas diferentes formas
    acesso do pesquisador às fontes de
      informação, 127
Pesquisa Nacional de Saúde (PNS), 33, 42
Pick
  demência de, 275
Pirâmide populacional, 28
Política Nacional de Saúde do Idoso
  desafios atuais
    conceitos e práticas assistenciais, 65
      assistência domiciliar, 66
      introdução, 65
Política Nacional do Idoso, 31
Políticas de Renda
  seguridade social, 35
    aspectos básicos de custeio, 37
    aspectos gerais, 35
      clientela universal *versus* clientela
        restrita, 36
      compulsoriedade *versus* poupança
        voluntária, 36
      contingências previsíveis *versus*
        contingências imprevisíveis, 36
      seguro e equidade individual *versus*
        redistribuição, 35
      taxa de reposição, 36
      vínculo contributivo, 36
    benefícios em vigor, 37
    previdência social, 35
      subdivisão da, 35
População Idosa
  família e proteção social para a, 31
    introdução, 31
    mecanismos de proteção social
      para idosos frágeis
        famílias, 33
        políticas de cuidados de longa
          duração, 32
      políticas, mitos e estereótipos, 31
      quem precisa?, 31
  informação em saúde da, 41
    exemplos de pesquisas epidemiológicas
      sobre a saúde dos idosos, 43
    introdução, 41
    para estudos epidemiológicos no Brasil, 41
    problemáticas relevantes na área
      epidemiológica, 43

Prevenção e Promoção
  na assistência ao idoso, 109
  principal aliada, 109
Promoção da Saúde
  e atenção ao idoso, 101
  campos centrais, 101

Q

Qualidade de vida
  e análises de custo-utilidade, 151
Qual o sentido da velhice?, 18
Quedas
  e instabilidade postural, 257

R

Rastreamento cognitivo
  e seus instrumentos, 83
    condições que podem afetar a cognição,
      83q
    definição, 83
    instrumentos de rastreio cognitivo, 83
      mini-cog, 84
      miniexame do estado mental, 85
      Montreal Cognitive Assessement, 86
      teste de fluência verbal, 85
      teste do desenho do relógio, 85
Reabilitação Cardiopulmonar
  e envelhecimento, 243
    benefícios da, 243
    características da prevenção e do
      tratamento, 243
    recomendações metodológicas, 244
Reabilitação neuromotora
  acidente vascular encefálico e
    envelhecimento, 247
  avaliação, 247
  intervenção, 248
Reabilitação osteoarticular
  e envelhecimento, 239
    alterações articulares, 240
    alterações esqueléticas, 239
    alterações musculares, 240
    tratamento, 241
Rede(s) de Atenção a Idosos (RAI), 51
  implementação de uma, 53
Rede de Atenção à Saúde (RAS), 51
Restrição calórica
  e envelhecimento, 170
  sem desnutrição, 171
Retinopatia, 110

S

Sarcopenia, 240
Saúde Suplementar, 53
Seccionais
  estudos, 125
Seguridade Social
  políticas de renda, 35
Serviços de Saúde
  qualidade em
    algumas metáforas, 57
      atributos dos serviços, 59
      característica do pessoal da linha de frente, 60
      definindo qualidade, 58
        abordagem transcendental, 58
        baseada em valor, 58
        baseada na manufatura, 58
        baseada no produto, 58
        baseada no usuário, 58
      introdução, 57
      metáfora da corrente, 60
      qualidade em serviços, 58
Sexualidade
  e envelhecimento, 313
    da população brasileira, 313
Síndrome(s) Demencial(is)
  diagnóstico da, 279
  manejo terapêutico das, 275
    abordagem multiprofissional, 275
Síndromes Geriátricas, 254
  na prática clínica, 253
Sistema de Informações Hospitalares do SUS, 42
Sistema de Informações sobre Mortalidade do Ministério da Saúde, 41
Sistema Nacional de Informação em Saúde, 41
Sistema Nervoso
  e organização do córtex cerebral, 209
    classificação, **210q**
    hemisférios cerebrais, 211
    sistema límbico, 211
    tecido nervoso, 209
Sistema Osteomuscular
  e sua correlação com o risco de quedas no idoso, 165
    massa muscular, 166
    massa óssea, 165
Sistema Único de Saúde (SUS), 51, 98, 144
  atenção básica à saúde no Brasil no, 63
Sociedade São Vicente de Paulo, 33

T

Taxa de Reposição, 36
Tecnologias em Saúde
  avaliações de, 143
    revisão da literatura para, 147
      busca da evidência, 149
      cenário e questão clínica, 148
Teorias Psicológicas
  sobre o envelhecimento, 8
    clássicas, 8
    contemporâneas, 9
    de transição, 9
Teste de Fluência Verbal, 85
  categoria animais, 85
    aplicação, 85
    pontuação, 85
Teste de Rastreio
  principais propriedades de um, **84q**
Teste do Desenho do Relógio, 85
  aplicação, 85
  pontuação, 85
Tinetti
  protocolo de, 88
Trabalho de Conclusão de Curso
  como preparar o, 133
    definindo o desenho final, 135
    elaboração do texto, 134
    partindo para a construção, 134
    primeiros passos, 133
Transição Demográfica, 30
Transtorno de Ansiedade de Início Tardio, 289
  no idoso, 289
Transtorno de Ansiedade Generalizado, 289
  no idoso, 289
    critérios para, **289q**
Transtorno Depressivo Maior
  no idoso, 288
    critérios para, **288q**
Transtorno Depressivo Persistente
  no idoso, 288
Transtorno do Pânico
  no idoso, 289
Transtornos Fóbicos, 289
  no idoso, 289
Tríplice Bacteriana
  vacinação contra, 110

U

UnATI/UERJ, 71
  e seu modelo de atuação, 184
    atividades oferecidas, **185q**

V

Valores e Ética, 21

Velhice
    conceito de, **5q**
    história da
        gerontologia e a, 11
Vínculo Contributivo, 36
Violência
    contra a pessoa idosa, 301
        fatores de risco, 302
        intervenção da equipe de saúde, 303
    noção de violência, 301
    tipificando formas de, 302
    tipologias conceituadas
        internacionalmente, 302

W

Wernicke
    áreas de, 211